수술교정에서

마이크로 임플란트의 역할과 활용

Role and Use of Microimplant in Surgical Orthodontics

박 효 상(교수, 경북대학교 치의학전문대학원 치과교정학 교실)

명문출판사

서 문

마이크로 임플란트는 교정치료를 혁신적으로 변화시킨 고정원임은 이미 주지되어 있으며 교정임상에서 없어서는 안될 치료법이 되었다. 1999년 상하악 소구치 발치증례에 직경 1.2mm 외과용 스크류를 상하악 소구치 및 구치부 치간 사이에 식립한 후 상악 전치를 후방 견인한 증례에서 전치뿐아니라 구치 또한 후방 이동시킨 증례를 보고하여 작은 스크류가 전치열을 후방이동시킬 수 확인하였다. 이후 발치증례에서 단순한 역계로서 전치를 후방이동시키는 치료법을 개발하였고, 구치압하를 통한 수직조절의 치료법을 개발하여 개교환자의 치료 뿐아니라 수직조절에 의한 안모개선 효과를 얻을 수 있었고 악교정 수술의 일부를 대체하는 치료법으로 발전하였다. 또 구치를 후방이동시켜 전치부 밀집을 해소하거나 전치열을 후방이동시켜 안모개선을 유도하는 비발치 치료에도 사용되었다. 상실된 대구치 공간으로 구치부의 전방이동, 구치브 가위교합(scissors bite) 치료, 대합치의 상실로 인한 정출된 구치의 압하, 무치악 부위로 쓰러진 구치부 직립 등 보철을 위한 교정치료에서도 마이크로 임플란트는 없어서는 안될 중요한 요소가 되었다.

이를 뛰어넘어 마이크로 임플란트는 악교정 수술에서도 반드시 필요한 고정원이 되었다. 수술 교정에서 마이크로 임플란트가 어떻게 활용될 수 있는지 그리고 수술 효과를 최대화하기 위한 마이크로 임플란트의 활용에 대하여 보고하고자 한다.

이 책을 집필하는데 많은 도움을 준 경북대학교 치의학전문대학원 치과교정학교실 의국원께 감사의 말씀을 전합니다.

2015. 2.

저자 박효상

CONTENTS

제 1 장

삼차원 CT분석을 통한 악교정수술 환자 치료계획 수립 7

안모비대칭 환자의 삼차원 분석 9

제 2 장

골격성 III급 부정교합 악교정수술시 마이크로 임플란트의 활용 19

골격성 III급 부정교합자의 술전 탈보상 치료 20

수술 후 안정적인 교합을 얻는 전략 23

교합평면의 기울기 변경에 따른 효과 24

증례 25

요약 36

제 3 장

술후 교정치료에서 수술오차 극복 37

악교정 수술 후 수술오차를 극복하는 방법 38

증례 42

고찰 58

요약 59

제 4 장

안면비대칭의 악교정수술시 마이크로 임플란트의 활용 61

안면비대칭 환자의 골격적 특징 및 치열보상 62

안면비대칭 환자의 상악골 수술에 의한 상악교합평면 치료의 효과 및 문제점 64

상악교합평면 및 보상 치열의 마이크로 임플란트를 이용한 탈보상 치료 64

수술 후 골치유기간 동안의 골편의 위치 조작 및 교합 안정시 마이크로 임플란트의 역할 68

증례 1 69

증례 2 84

고찰 100

요약 100

CONTENTS

제 5장 선수술 양악수술과 술전교정후 하악 편악 수술의 비교 103
안모비대칭 선수술 양악 수술환자와 하악 편악 수술환자의 비교 105
증례 112
고찰 123

제 6장 선수술 교정에서의 마이크로 임플란트의 역할 127
선수술 교정에서의 마이크로 임플란트의 역할 128
증례 132
고찰 144
요약 145

제 7장 전방 분절 골절단술(Anterior Segmental Osteotomy)에서 마이크로 임플란트의 활용 147
마이크로 임플란트를 이용한 전방 분절골의 후방 견인 148
마이크로 임플란트를 이용한 치근 후방이동 149
증례 150
고찰 163
요약 165

제 8장 골신장술(Distraction Osteogenesis)에서 마이크로 임플란트의 활용 167
골신장술(Distraction osteogenesis)에서 마이크로 임플란트를 이용한 신장되는 골편의 방향 조절 168
골신장술(Distraction osteogenesis) 후 교합완성 169
증례 170
고찰 182
요약 183

제 1 장

삼차원 CT분석을 통한 악교정수술 환자 치료계획 수립

제 1 장 삼차원 CT분석을 통한 악교정수술 환자 치료계획 수립

전후적인 문제가 주된 치료의 목적인 비대칭을 동반하지 않은 골격성 III급 부정교합의 악교정수술은 측모 두부방사선 사진 분석을 통한 STO로서 비교적 치료 결과를 정확히 분석할 수 있어 CT를 이용한 분석의 유용성이 떨어진다 할 수 있다. 또한 구순과 비부, 그리고 이부의 전후적 위치에 대한 분석은 이루어지고 있으나 비부 주위, 관골부 등의 삼차원적인 분석은 개인의 취향, 종족의 차이, 문화적 차이 등에 의하여 기준이 변할 수 있어 현재까지 받아들여지는 정확한 기준이 없어 삼차원적 분석의 의미가 크지 않다.

그러나 안모비대칭을 동반한 환자의 경우에는 측모 두부방사선을 이용한 이차원적인 분석으로 치료계획을 세울 수 없을 뿐 아니라 정모 두부방사선 사진을 이용한 분석으로도 정확한 치료계획의 수립이 어렵다. 이유는 정모 두부방사선 사진은 촬영시 두부의 위치 변화에 따라 방사선사진의 왜곡이 많이 일어나기 때문이다.[1-3] 따라서 CT를 이용한 삼차원적 분석이 반드시 필요하다고 할 수 있으며, 연조직과 경조직을 동시에 평가할 수 있는 장점도 있다.[4] 대부분의 CT를 이용한 분석은 정모 분석에 집중되어 있다. 또한 비대칭 치료의

연조직 비율	– 수직적 – 전후적 – 수평적 (좌우 대칭성)
골격적인 위치	– 수직적 – 전후적 – 수평적 (좌우 대칭성)
치 열	– 상악 전치의 수직, 전후적 위치 및 순설측 경사도 – 하악 전치의 수직, 전후적 위치 및 순설측 경사도 – 좌우측 상악 구치의 수직, 수평위치, 협설측 경사도 – 좌우측 상악 견치의 수직 수평 위치 및 협설측 경사도 – 좌우측 하악 구치의 수직 수평 위치 및 협설측 경사도 – 좌우측 하악 견치의 수직 수평 위치 및 협설측 경사도 – 상하악 구치간 폭경 – 상하악 악궁의 형태

목표는 대칭성의 회복이므로 명확한 치료기준과 목표가 설정되어 있다고 볼 수 있어 삼차원적 분석의 당위성이 높다고 할 수 있다.

제 1장에서는 삼차원 CT를 이용한 분석으로 얻을 수 있는 정보를 제시하고 안모비대칭으로 발생하는 치열의 보상을 탈보상하는 치료에서 마이크로 임플란트의 이용을, 제 4장 (안면비대칭의 악교정수술시 마이크로 임플란트의 활용)에 제시하고 증례를 통하여 고찰해 보고자 한다.

악교정 수술 교정치료의 주목적은 저작 기능의 회복 혹은 개선을 전제로 연조직 심미성의 개선을 추구하며 치료 후 안정성을 높이는 것이다. 따라서 악교정 수술 환자에서 치료계획 수립시 가장 먼저 고려되어야 할 부분이 연조직의 위치 및 비율이다. 연조직의 위치를 고려하고 이를 얻기 위한 골격의 위치를 확립하고 이에 따라 적절한 치아의 위치가 정해질 수 있다.

안모비대칭 환자의 삼차원 분석

연조직 분석 기준선	수평기준선	- 동공선(Interpupillary line) - 입술기울기(Lip cant) - Intergonial line
	수직기준선	- Nasal bridge - 인중(philtrum)
	연조직 분석	- Soft tissue Menton deviation - Soft tissue mandibular border - Lip cant - Soft tissue gonial inclination - Soft tissue ramal inclination

가장 먼저 연조직의 비대칭성을 분석하는 것이 우선 순서이다. 물론 측모 두부방사선 사진을 통해서 수평 및 수직적인 분석에서 양악 수술을 할 것인지 편악 수술을 할 것인지를 결정하고 수술 시행시 비대칭의 개선을 위한 수술의 수정을 분석하는 과정이라 할 수 있다.

저자는 안모비대칭 환자에서 상악골의 수술은 환자의 안모에 큰 영향을 미치지 못한다고 생각하는데 이유는 연조직에 덮혀져 있어 수술에 의한 변화가 연조직의 변화로 충분히 연결되지 못하기 때문이다. 즉 상악골의 비대칭이 있더라도 연조직이 덮고 있어 외부로 비대칭이 발현되지 못하나, 하악은 비대칭이 발현되므로 임상적으로 인지되는 비대칭의 대부분은 하악골에 나타난다.[5] 그러나 상악골을 전방으로 이동시키는 경우 비부 주변, 관골부위의 변화가 생기므로 이에 대한 고려는 있어야 한다.

안모비대칭 환자의 대부분은 Nasal bridge의 편위 혹은 측방 경사를 대부분 가지게 되는데(그림 1-1) 상

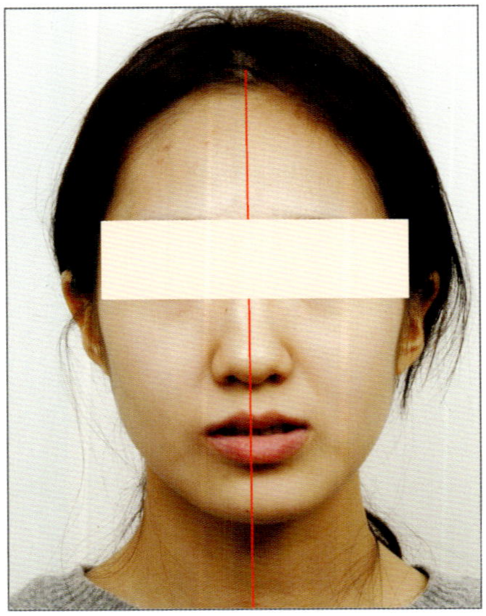

그림 1-1. 좌측으로 휜 코와 상순의 경사를 가진 비대칭 환자의 정모 사진.

악치아의 중심선을 정할 때 비부 수술을 하여 비부 편위를 수정하는 경우, 정중시상면(midsaggital plane)에 중심선을 일치시키는 것이 바람직하나 수술을 하지 않는 경우 상악치아의 중심선은 이부(Menton)의 위치와 비부 중앙 위치를 고려하여 적절히 절충적인 위치를 정할 수 밖에 없다.

상순의 경사는 하악골이 비편위측으로 수술 이동하게 되면 일부 수정될 수 있으나[6] 경사가 남아 있는 것이 보편적이다(그림 1-1). 따라서 비편위측 상악 견치를 압하이동시킴과 동시에 협측이동하여 구각의 지지를 확보하여 구순 경사를 줄이는 노력이 필요하다. 또한 구순의 운동을 통하여 근육 활성을 조절하여 구순 경사를 줄이는 노력 또한 필요하다.

연조직 Menton은 골격 Menton에 비하여 편위의 정도가 약하게 나타나므로[7] 경조직 Menton을 정중선에 일치시키는 노력을 통하여 대칭성을 확보할 수 있다고 생각된다.

골격 기준선	수평기준선	– Horizontal reference line passing Orbitale and Porion – Mandibular horizontal plane passing bilateral Gonion and Menton – Mandibular horizontal plane passing PM and mental foramen
	수직기준선	– 정중시상면(Midsaggital plane) – Mandibular vertical reference plane
	골격분석	• 상악골 분석 • 하악골 분석 – Menton deviation – Vertical and horizontal position of Gonion – Symmetry of mandibular border – Inclination of Ramus to Midsaggital plane

상악골격의 분석은 크게 중요하지 않다고 생각되는데 이유는 비록 비대칭이 있다고 하더라도 이를 덮고 있는 연조직에 의하여 외부로 노출되지 않는 특징을 가지기 때문이다. 그러나 수평적으로 편위되어 있다면, 즉 좌측, 혹은 우측으로 위치된 상악골을 가지는 경우 수술에 의하여 하악골을 정중선에 일치하도록 위치시킬 수 없으므로 상악골의 수술이 고려되어야 한다. 그러나 대부분의 경우 상악골격 자체의 편위는 심하지 않고 상악치아의 탈보상이동으로 수술적 하악골 이동을 위한 공간을 얻을 수 있기 때문에 상악골의 수술이 필요한 경우는 많지 않다.

그러나 하악골의 편위는 안모비대칭에 미치는 영향이 크므로 반드시 수술로서 치료되어야 하는 것은 당연하다고 할 수 있다. 하악골 Menton의 편위를 수정하기 위해서는 하악치아를 편위된 Menton에 맞추어주고 수술시 하악치아의 중심선을 정중시상면에 맞추면 Menton이 중앙선에 일치하게 된다. 하악골 분석에 있어서 정중시상면, 안이평면 등 두개의 기준선을 일반적으로 사용하고 있는데 하악골의 두개에 대한 상대적인 위치를 평가하는데는 유용하나 하악골 자체의 형태 이상 혹은 하악 치열의 보상 등을 평가하는데는 유용하지 않다. 따라서 하악골 자체의 기준선을 설정하여야 하는데 거울상으로 중첩하여 최대 중첩상에서 수직 기준선을 설정하고 수평기준선으로는 이공(mental foramen)과 PM(protuberance menti)을 지나는 선으로 하악치열의 보상과, 하악하연 혹은 이부의 형태적 비대칭을 평가한다.[8] 하악골 전방부, 즉 정중부에서 소구치부까지의 하악골 하연의 좌우 대칭성 회복은 Genioplasty 혹은 Mandible border trimming으로 얻어야 하는데 이 분석에 하악하연을 지나는 하악 수평기준선이 아니라 mental foramen과 PM을 지나는 기준선을 사용한다는 것이다.

하악골 하악지의 좌우 경사도, 또한 안모비대칭의 개선에 매우 중요한 요소인데 이는 치열의 탈보상이동시 설측 경사된 하악구치의 협측 직립을 통하여 역수평피개(reverse overjet)를 충분히 얻어야 수술시 하악골의 비편위측으로 수평 측방 이동이 얻어져 개선할 수 있다. 또한 Gonion의 수직 위치는 좌우 하악지 높이(Ramus height)가 다른 경우 발생할 수 있는데 이 또한 수술시 고려되어 수정되어야 할 부분이다. 이를 고려한 치아 탈보상이동의 치료계획 수정은 필요치 않다.

치열분석	- 좌우측 상악 구치의 수직, 수평 위치, 협설측 경사도 - 좌우측 상악 견치의 수직, 수평 위치 및 협설측 경사도 - 좌우측 하악 구치의 수직, 수평 위치 및 협설측 경사도 - 좌우측 하악 견치의 수직, 수평 위치 및 협설측 경사도

교정치료에서 가장 중요한 요소는 보상을 보이는 치열의 탈보상이다. 즉 상악치아를 상악골에 적절히 탈보상이동하여 배열하고 하악치아를 적절히 하악골에 위치시킨다면 안모비대칭을 치료하기 위한 악교정 수술 자체로 골격 및 치아를 동시에 정상 위치시키는 효과가 생기게 된다. 치열분석에서 상악치아는 두개 기준선인 정중시상면과 안이평면 수평기준선을 기준으로 평가할 수 있다. 상악 견치와 구치의 수평 및 수직 위치, 그리고 견치 및 구치의 협설측 치아의 경사를 계측하여 좌우 대칭성을 평가한다(그림 1-2, 1-3, 1-4).

연조직의 기준선이 더 중요하므로 골격의 기준선과 연조직의 기준선이 다른 경우, 상악 구치와 견치의 수평적인 위치를 동공 및 코를 기준으로 평가하고 수직적인 위치를 평가한다.

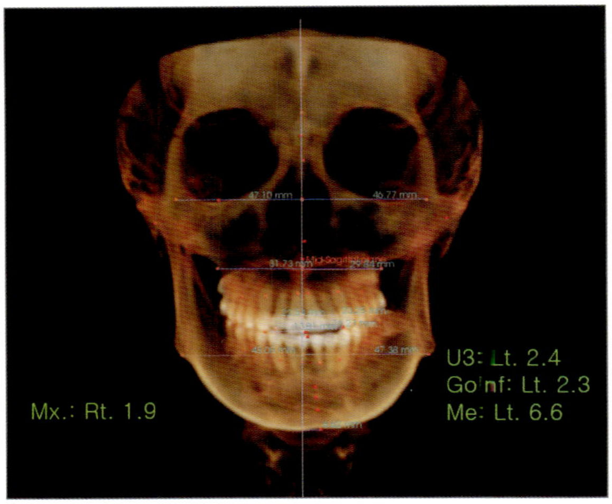

그림 1-2. 정중시상면에 대한 상악 및 하악 계측점의 수평위치 및 치아의 수평위치.

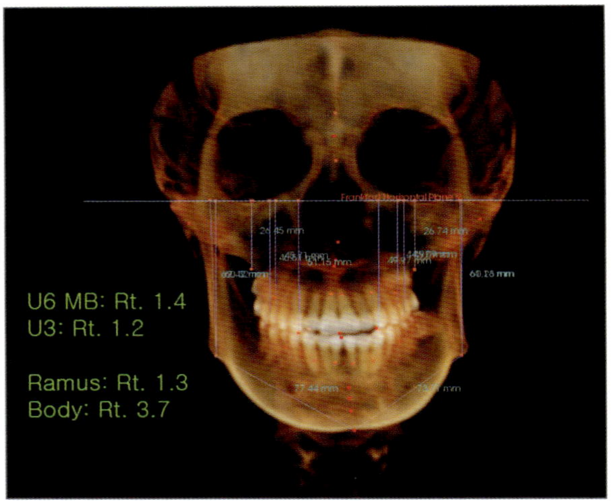

그림 1-3. 안이평면(FH plane)에 대한 상악 및 하악 계측점의 수직 위치 및 치아의 수직위치.

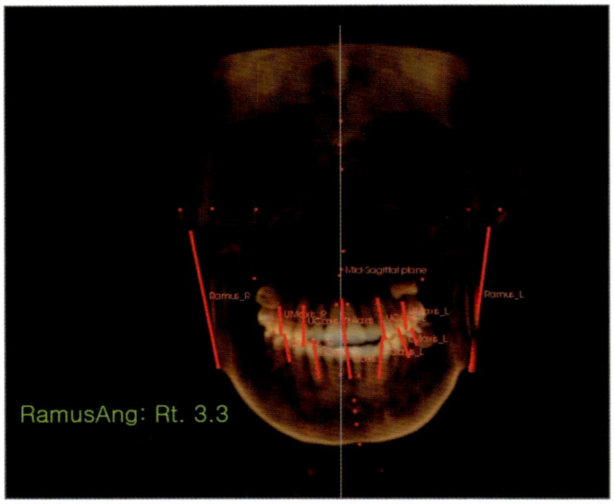

그림 1-4. 치아의 치축 경사의 평가.

임상적으로 평가할 수 있는 방법은 환자의 구각을 손으로 젖히고 상악치아의 중심선을 확인하며, 견치의 치축 및 수직위치를 확인하는 것이다(그림 1-5). 또 고개를 뒤로 약간 든 상태에서 상악 구치의 동공선(interpupillary line)에 대한 수평, 수직 위치 및 협설측 경사를 확인한다. 이것은 설압자를 넣어서 교합면의 좌우 기울기를 평가하는 것(그림 1-6) 보다 더 쉽고 유용하며 더 정확한 정보를 제공한다.

상악 전치는 골격의 중심과 일치시키는 것이 원칙이나, 비부의 편위가 있고 상악 수술을 하지 않는다면 연조직 기준으로 상악 전치의 중심을 위치시켜야 한다. 이때 하악 수술에 의하여 인중(Philtrum)은 하악 수술 방향으로 위치가 변하므로 하악골을 수술하는 방향으로 옮긴 상태에서 상악 전치의 중심을 평가하는 것이 바람직하다(그림 1-7). 하악골을 비편위측으로 편위시키면 상순의 기울기나 인중 경사의 변화, 하악 하연의 대칭성 등을 어느 정도 예측하여 볼 수 있다(그림 1-8).

하악 치열 분석은 하악골의 수평 및 수직 기준선을 설정하여 평가하여야 한다. 하악골의 전방부를 좌우 거울상으로 중첩하여 수평 및 수직 기준선을 확립하고 이를 기준으로 견치 및 구치의 수평, 수직 위치 및 협설측 경사도를 평가한다. 하악 치아는 협설측 경사를 보이는 경우가 많고 수직적인 변위는 상악 치아보다 작은 것이 일반적이다. 임상적으로 확인할 수 있는 방법은 전술한 바와 같이 구각부를 젖혀 하악치열의 교합평면에 대하여 좌우 하악치아의 협설측 경사가 대칭적인가를 관찰하는 것이다(그림 1-9).

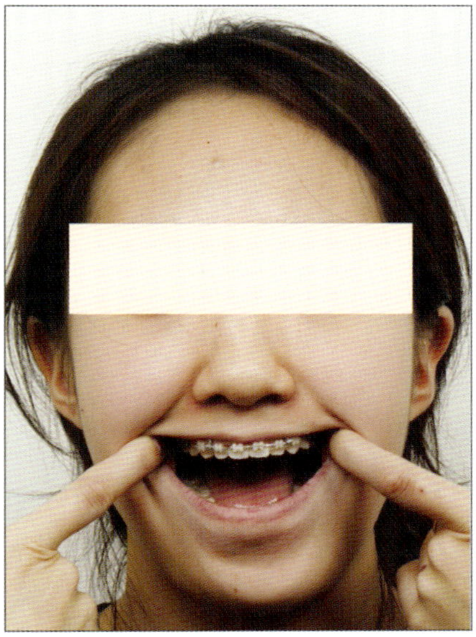

그림 1-5. 구각을 제쳐 상악 견치 및 구치의 동공선(interpupillary line)에 대하여 수직 위치 및 치축 경사를 평가하는 모습.

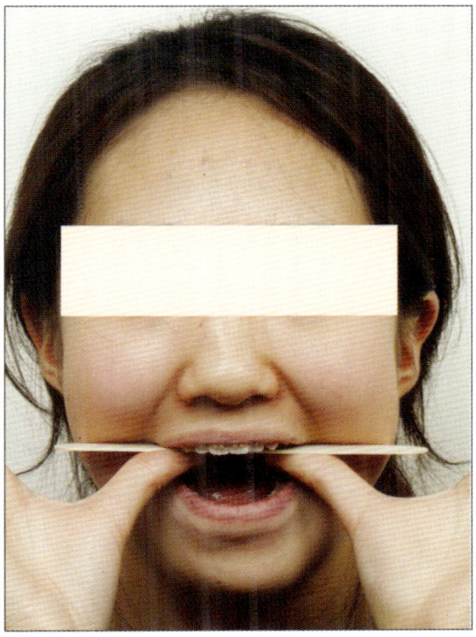

그림 1-6. 설압자를 통하여 교합면의 좌우 기울기를 평가하는 모습.

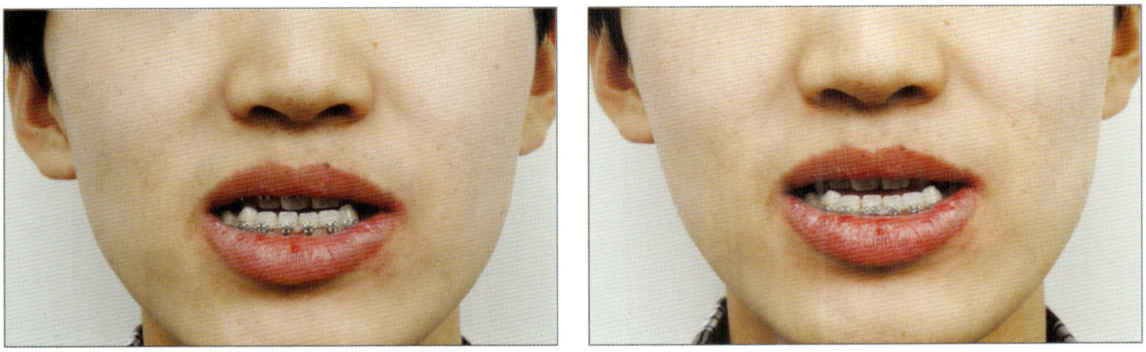

그림 1-7. 하악골을 좌측으로 이동시킨 후 상악전치의 중심이 인중(phi trum)과 일치하는 모습.

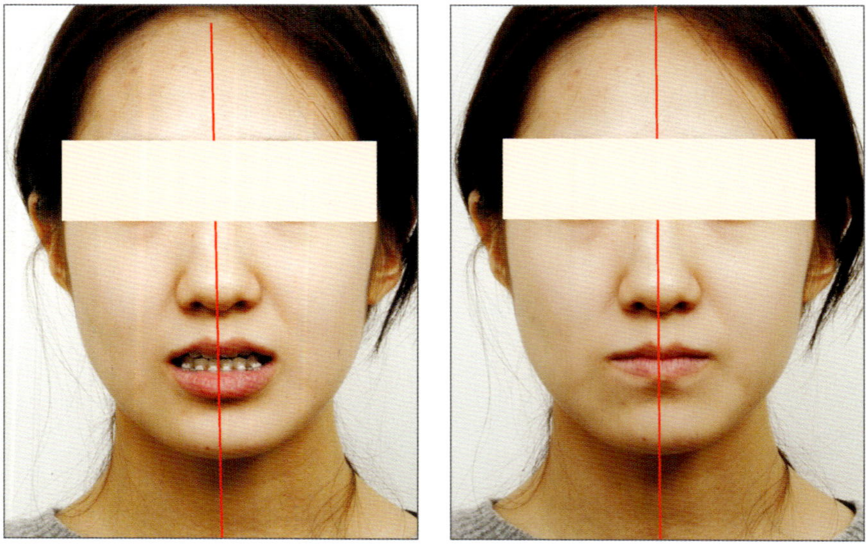

그림 1-8. 하악골을 우측으로 편위시켜 연조직의 반응을 관찰하는 모습.

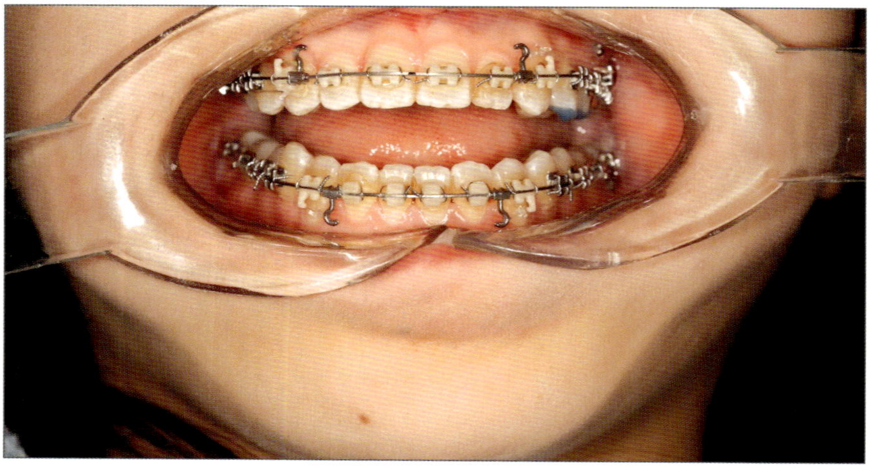

그림 1-9. 하악 치아 정중선, 전치좌우 각도, 구치 협설측 경사 등을 관찰하는 모습.

최근 본 교실에서 시행한 연구에 따르면 이부 편위(menton deviation)가 있다면 편위측 상악견치와 구치는 협측 경사를 보이고, 편위측 하악구치는 설측 경사를 보이며, 비편위측 상악 구치와 견치는 정출하게 된다(그림 1-10).[3] 또 하악골 비대칭의 원인이 편측으로 긴 하악골 체부라면 편위측 상악 견치의 협측 경사와 하악 구치의 설측 경사가 현저히 나타나며(그림 1-11), 하악지 길이(ramus height)가 길다면 비 편위측 상악 견치 및 구치의 정출이 나타난다(그림 1-12). 또한 하악지 경사(ramus inclination)는 비편위측 상악 구치와 견치 정출과 하악구치의 정출과 연관되어 있었다(그림 1-13). 수술 전 교정치료의 목적은 비대칭에 의한 보상 치아이동을 없애주는 치료로 간단히 정의될 수 있으므로 위 보상을 탈보상하는 치아 이동을 얻는 것이 중요하다. 수술로 전후적인 이동도 필요하다면 비대칭 탈보상과 더불어 전후적인 탈보상 치료를 함께 시행하면 된다고 할 수 있다.

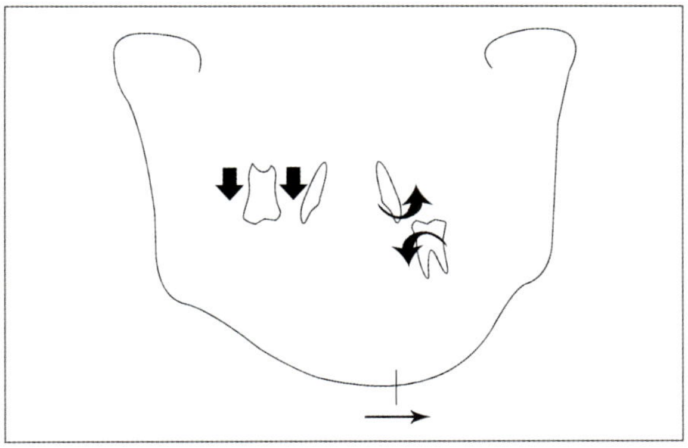

그림 1-10. 이부의 편위에 따른 치열의 보상 현상.

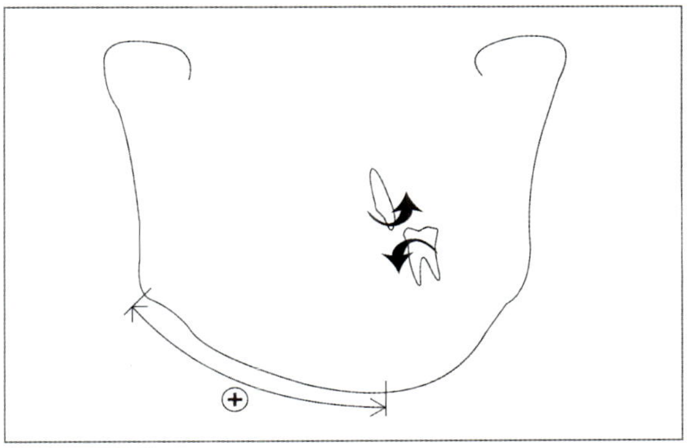

그림 1-11. 하악골체의 길이 차이와 연관성이 높은 치열의 보상.

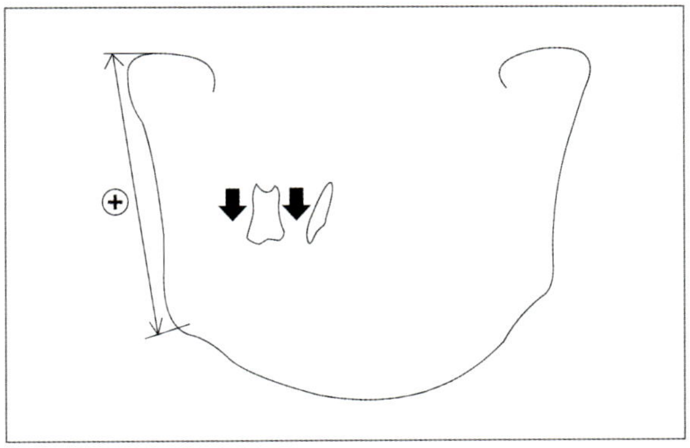

그림 1-12. 하악지 길이와 연관성이 높은 치열 보상.

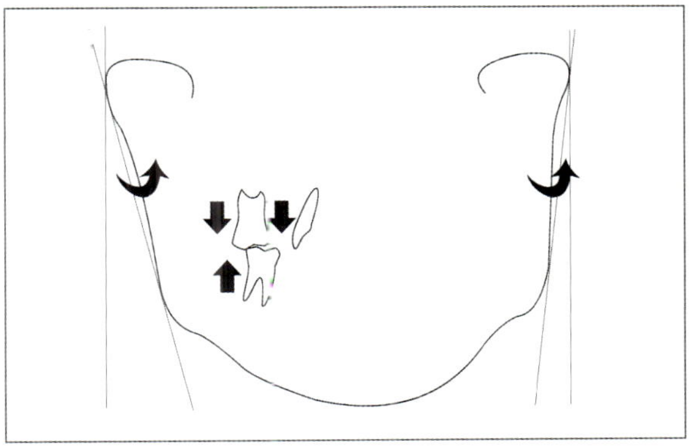

그림 1-13. 하악지 경사차이와 연관성이 높은 치열 보상.

저자는 안모비대칭 혹은 III급 부정교합치료에서도 상악 수술은 하지 않고 하악만의 수술로서 치료하는 경우가 많다. 상악은 치열의 탈보상이동만 잘하게 되면 연조직의 변화에 미치는 영향이 작기 때문이다. 코가 큰 환자의 경우 비록 상악골이 후방 위치되어있더라도 큰 코로 인하여 상순의 후방위치가 현저히 나타나지 않는 경우가 대부분이다. 또한 안모비대칭의 경우에도 비슷한 현상을 관찰할 수 있는데, 비록 하악골의 편위로 인하여 상악골체의 좌우 기울기가 있어도 중안모에는 큰 비대칭이 관찰되지 않는다. 따라서 치열의 보상만 잘 이루어 진다면 하악골 수술만으로도 안모개선을 이룰 수 있다고 생각된다.

저자가 상악골 수술을 기피하는 이유는 첫째 상악골 수술의 부정확성 때문이다. 즉 상악골은 하악골 수술에 비하여 정확성이 떨어지는데[9] 상악골의 위치가 적절히 위치되지 못하는 경우 이를 기준으로 하악골을 수술하게 되므로 하악골의 위치가 수술계획과 다르게 위치될 수 있는 단점이 있다. 둘째 수술 이후 골치유 과정 동안 악골자체도 어느 정도 움직임이 발생하는데 양악 수술로서 상악골이 수술된 상태에서 하악골의 이동이 필요한 경우, 악간고무를 사용한다면 비록 상악골이 수술용 플레이트(surgical plate)로서 고정되어 있다 하더라도 위치가 변할 수 있어 수술 후 하악골 위치의 미세 조정을 할 수 없기 때문이다. 셋째는 상악치아의 탈보상이동없이 상악골의 좌우 기울기를 수술로서 개선하고자 한다면 위에서 상악구치는 좌우의 협설측 치축 기울기가 서로 다르기 때문에 좌우측 중 한 쪽에 맞추게 되면 다른 쪽은 치축 경사가 맞지 않아지는 문제가 생겨 항상 절충적인 중간을 잡아 수술을 하게 되는데, 자세히 관찰하면 좌우 수평위치가 맞다면 수직 위치가 다르고 치축 경사가 다른 어색한 상태로 수술이 되는 문제가 있기 때문이다. 그렇다고 해서 상악 수술을 전제로한 탈보상이동은 오히려 교정치료로 얻기 어려운데 이유는 교합력에 의하여 치아의 치축 경사가 지속적으로 보상이동을 보이는 방향으로 이동하기 때문이다.

상악골 수술의 부정확성으로 인하여 저자는 상악골의 수술을 선호하지 않고 상악 치아는 교정치료로서 탈보상 치료를 하여 상악 수술을 없애고 하악골만의 수술로서 안모비대칭을 치료하는 것을 선호한다. 물론 하악치아도 하악골에 일치하도록 탈보상 치료를 하여야 한다. 이를 위하여 상악치아는 상악골의 수술을 동반하는 경우 상악골에, 상악골을 동반하지 않는 경우 상악치아를 두개 기준면, 즉 정중시상면(midsaggital plane)과 동공선(interpupillary line)을 기준으로 상악 치아의 수평, 수직 위치를 결정하고 치축 또한 좌우 대칭성을 가지도록 이동시킨다. 하악치아는 하악골 중심선을 기준으로 좌우 구치 및 견치의 수직 위치를 조절하고 같은 협설측 경사를 가지도록 배열하여야 한다.

삼차원 CT의 활용은 골격 뿐아니라 치열의 삼차원적인 위치 및 치축 경사를 정확히 판단할 수 있기 때문에 치료계획 과정에서, 치료결과를 이차원적인 분석에 비하여 정확하게 예측할 수 있다. 그러나 치열의 탈보상 치료를 지속적으로 CT를 촬영하여 확인할 수는 없으므로 임상적으로 이를 확인하는 방법을 쓴다. 위에서 언급하였듯이 구순을 젖혀 상악 및 하악치열의 기저골에 대한 상대적인 대칭성을 확인할 수 있고 수술에 의해 얻어질 수 있는 연조직의 변화를 하악의 위치를 변화시켜 어느 정도 예측해 볼 수 있다. 그리고 변화가 예상되어지는 경우 상하악 치아의 중심선을 변화된 위치로 배열하여 술 후 교정치료의 양을 줄이는 것이 필요하다 생각된다.

참고문헌

1. Pirttiniemi P, Miettinen J, Kantomaa T. Combined effects of errors in frontal view asymmetry diagnosis. Eur J Orthodon 1996;18:629-636.

2. Xia JJ, Gateno J, Teichgraeber JF. New clinical protocol to evaluate craniomaxillofacial deformity and plan surgical correction. J Oral Maxillofac Surg 2009;67:2093-2106.

3. Gateno J, Xia JJ, Teichgraeber JF. Effecto fo facial asymmetry on common cephalometric measurements: A 2-dimensional and 3-dimensional study. J Oral Maxillofac Surg 2011 Mar; 69(3):655-62.

4. Kim WS, Lee KH, Hwang HS. Comparison of asymmetric degree between maxillofacial hard and soft tissue in the facial asymmetric subjects using three dimensional computed tomography. Korean J Orthod 2005;35(3):163-73.

5. Severt TR, Proffit WR. The prevalence of facial asymmetry in the dentofacial deformities population at the University of North Carolina. Int J Adult Orthodon Orthognath Surg.1997;12:171-6.

6. Yamashita Y, Nakamura Y, Shimada T, Nomura Y, Hirashita A. Asymmetry of the lips of orthognathic surgery patients. Am J Orthod Dentofacial Orthop. 2009;138:559-63.

7. Hwang HS, Min YS, Lee SC, Sun MK, Lim HS. Change of lip-line cant after 1-jaw surgery orthognathic surgery in patients with mandibular asymmetry. Am J Orthod Dentofacial Orthop 2007;136:564-9.

8. 김호진. CBCT를 이용한 안면비대칭환자의 치성 보상 분석, 경북대학교 대학원, 2013.

9. Semaan S, Goonewardene MS. Accuracy of a LeFort I maxillary osteotomy. Angle Orthd 2005;75:964-73.

제 2 장

골격성 III급 부정교합 악교정수술시 마이크로 임플란트의 활용

제 2장 골격성 III급 부정교합 악교정수술시 마이크로 임플란트의 활용

제 2장에서는 골격성 III급 부정교합에서 탈보상을 쉽게 시행하여 빠른 시간내에 악교정 수술이 가능한 상태의 교합을 얻고 악교정 수술에 의한 치료효과를 극대화할 수 있는 방법을 소개하고자 한다.

골격성 III급 부정교합자의 골격적 특징은 긴 하악골 또는 전방위치된 하악골, 상악골의 열성장 혹은 후방위치를 동반할 수 있다. 하악골의 비대칭을 가지는 경우가 대부분이어서 이에 대한 면밀한 평가와 치료시 고려가 중요하다.

치열의 특징으로 상악전치의 전방경사, 하악전치의 후방경사, 하악에 비하여 넓은 상악 구치간 폭경을 가진다. 또한 교합평면이 매우 평탄화되어 있다.

성장이 완료된 성인 골격성 III급 부정교합의 치료에서 안모개선을 원하는 경우 악교정 수술이 필수적이다. 이때 상하악 골격의 부조화에 의한 치열의 보상을 탈보상치료를 통하여 상악치아는 상악 기저골에 하악치아는 하악 기저골에 바르게 위치시키는 것이 중요하다. 그러나 이런 탈보상 방향의 치아이동은 연조직으로부터 가하여지는 힘에 대항하여 치아가 움직여야 하므로 탈보상 치아이동이 지연되고 긴 치료기간이 걸릴 수 있는 단점이 있다.

이러한 단점은 마이크로 임플란트를 이용한 치료로서 극복될 수 있는데 평탄화된 교합평면은 상악구치의 압하이동을 통하여 바로잡을 수 있고 하악 전치의 전방경사이동은 마이크로 임플란트를 고정원으로 사용한다면 적절한 량을 빠른 시간내에 얻을 수 있다. 또한 하악의 비대칭이 있을 경우 발생하는 교합평면의 좌우경사와 좌우측 치아의 치축경사의 차이 등도 적절히 개선할 수 있다. 따라서 제 2장에서는 골격성 III급 부정교합에서 탈보상치료를 빠르고 정확하게 시술하는 방법을 제시하고 증례를 통하여 소개하고자 한다.

골격성 III급 부정교합자의 술전 탈보상 치료

1. 상악치아의 탈보상이동

순측 경사된 상악 전치의 설측경사이동을 위하여 순측 경사가 심할 경우 상악 제 1소구치의 발거가 요구된다. 또한 II급 고무의 사용은 상악전치의 설측경사이동을 쉽게 일어나도록 만든다. II급 고무는 하악치열의 전방이동을 유도하므로 골격성 III급 부정교합의 탈보상치료에, 환자가 사용만 한다면 좋은 치료방법이다. 또 상악전치의 후방경사이동을 촉진하기 위해서 상악전치의 브라켓을 상하를 바꾸어 부착하면 설측 경사이동이 쉽게 일어난다(그림 2-1).

평탄한 교합평면을 개선하기 위해서는 상악구치를 압하시키거나 상악전치를 정출시켜야 한다. 상악전치는 소구치를 발거하고 공간을 폐쇄하는 경우, 설측경사이동과 더불어 절단연이 하방으로 떨어지므로 교합평면의 경사를 개선시키는 효과가 생긴다. 그러나 역수평피개(reverse overjet)가 큰 경우, 상악전치의 절단연이 혀에 닿아 정출이 방해된다(그림 2-2). 따라서 상악구치의 압하이동이 반드시 필요하게 된다. 상악 구치의 압하이동은 골격고정원인 마이크로 임플란트 없이는 얻기 어렵다. 마이크로 임플란트는 주로 제 1대구치와 제 2대구치 사이에 식립하는데 협측에는 치아당 두 개의 치근이 있어 공간이 부족하여 식립하기 어렵고 또한 상악 구치간 폭경을 줄여야 하는 경우가 많으므로 구개측에 식립하는 것이 바람직하다(그림 2-3).

하악골 전돌이 심한 골격성 III급 부정교합 환자에서 구치의 수평피개가 작은 경우 상악구치는 협측 경사를 보이게 된다. 이 상태의 구치는 교합력 때문에 구치의 치축개선이 쉽게 얻어지지 않는다. 이때에는 상악구개측 교두에 레진을 올려 교합력이 구개측 교두에 가하여 지도록 하면 비교적 빠른 시간내에 치축 개선을 얻을 수 있다(그림 2-4).

상악구치 압하시 횡구개 아치는 주로 좌우측 상악 제 1대구치를 서로 연결하게 되는데 횡구개 아치에 연결된 상악 제 1대구치는 치축 경사의 문제가 생기지 않지만 제 2대구치는 협측에서 압하력을 받게 되므로 협측 교두만이 압하이동하게 되어 협측 경사된다. 이를 방지하기 위하여 상악 제 2대구치의 구개면에 lingual button을 부착하고 압하력을 마이크로 임플란트로 부터 가하거나 횡구개 아치를 결찰한 고바야시 훅으로부

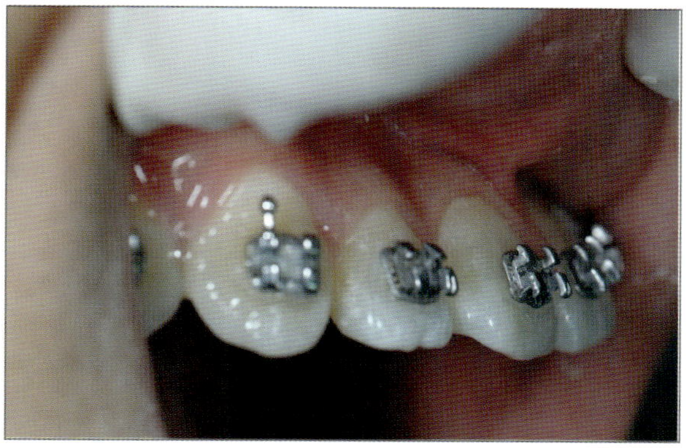

그림 2-1. 상악전치의 설측 경사를 유도하기 위해 브라켓을 상하 바꾸어 부착함.

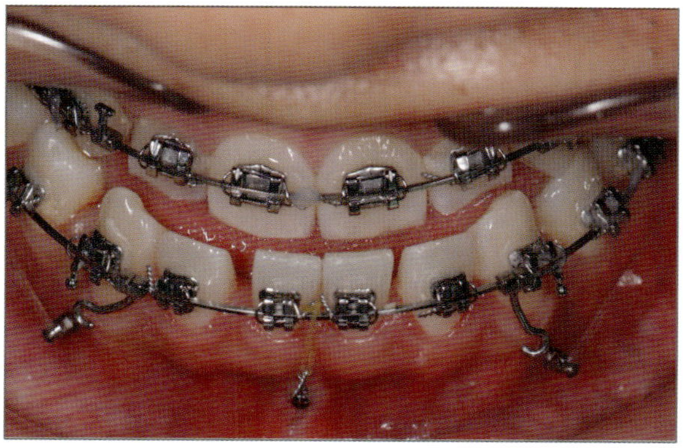

그림 2-2. 심한 전치부 반대교합에서 혀가 상악전치의 정출을 방지하는 모습.

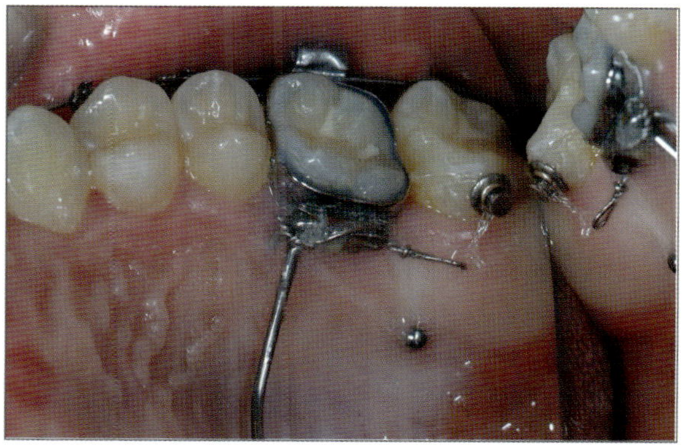

그림 2-3. 구개측 제 1, 2대구치 사이에 식립되어 압하력을 가하는데 사용된 마이크로 임플란트.

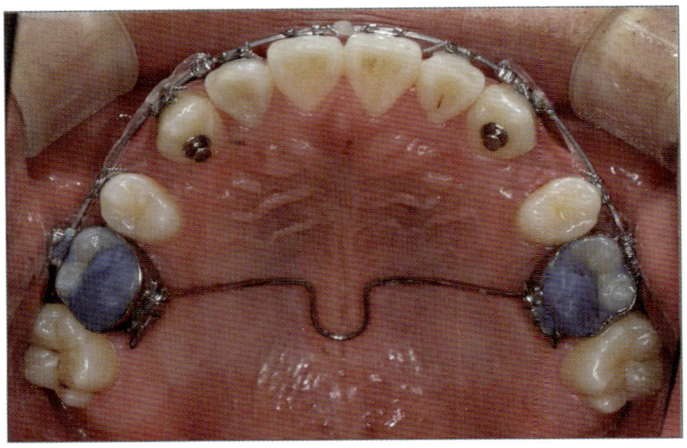

그림 2-4. 상악 제 1대구치 구개교두에 올린 레진으로 상악 구치 협설측 치축의 개선.

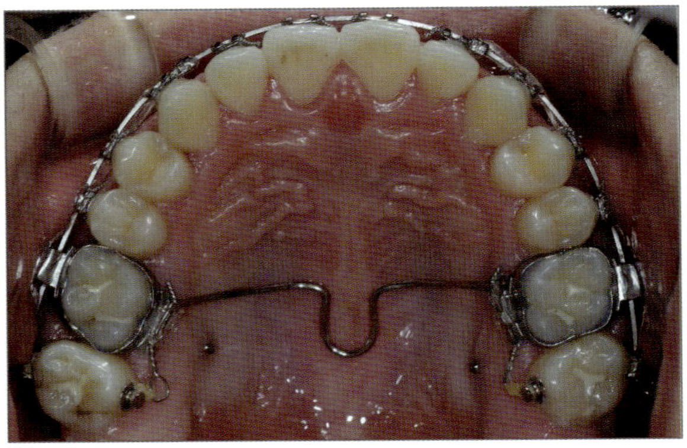

그림 2-5. 횡구개 아치와 제 2대구치에 부착된 lingual button에 압하력을 가하는 모습.

터 압하력을 가한다(그림 2-5). 고바야시 훅으로부터 제 2대구치의 lingual button으로 연결한 Square thread는 매 내원시 마다 교환할 필요가 없다.

2. 하악치아의 탈보상이동

탈보상 치료의 일환으로 설측 경사된 하악전치는 전방경사 이동시켜야 한다. 이를 위한 역계로 저자가 주로 사용하는 방법은 초기 배열 단계에는 제 1소구치 브라켓 전방의 주호선에 resin stop을 형성하는데, 이 resin stop은 수동 상태에서 제 1소구치 브라켓 위치보다 원심에 형성한다. 그리고 호선을 브라켓에 삽입하면 전치부는 브라켓 슬롯에서 약간 벗어난 상태가 된다. 이를 결찰하면 전치는 쉽게 전방으로 경사하게 된다(그림 2-6). 전치가 배열되면 전치부에 긴 훅을 부착하고 제 1대구치에서 훅으로 힘을 가하는 것이다. 이 힘에 의하여 하악전치는 전방경사하려는 모멘트가 발생하여 효율적으로 전방경사이동을 얻을 수 있다(그림 2-7). 이 때 II급 고무를 걸어 하악전치의 설측 치근이동이 아니라 치관의 순측이동을 얻는 것이 필요하다. 많은 량의 전방 경사이동이 필요하거나 하악골 비대칭으로 인하여 하악 치열을 편측으로 전방이동시켜야 하는 경우 견치와 제 1소구치사이에 open coil spring을 삽입하여 공간을 얻은 후 마이크로 임플란트를 견치의 원심에 근접되도록 식립하여 하악구치에 전방력을 가하여 하악 치열을 전방이동시킬 수 있다(그림 2-8).

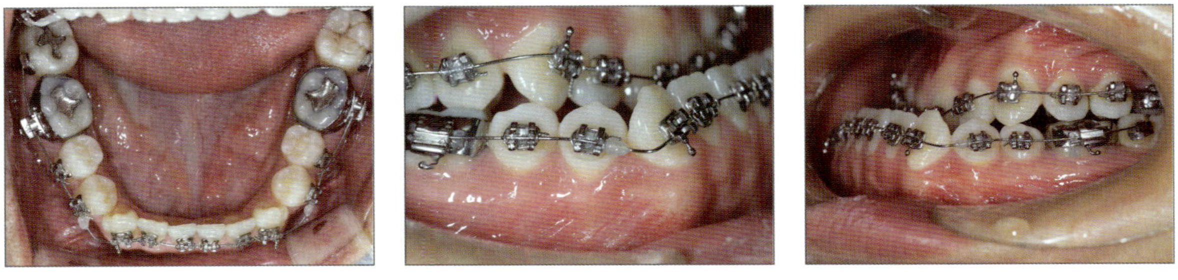

그림 2-6. 하악전치의 밀집해소와 순측 경사이동을 위한 제 1소구치 전방에 형성한 resin stop.

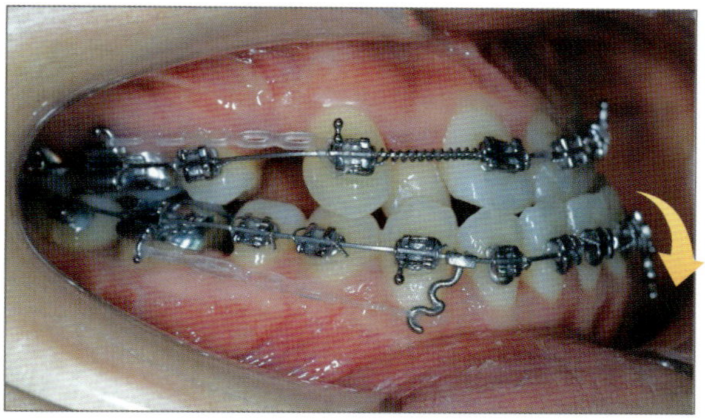

그림 2-7. 하악 호선에 긴훅을 부착하여 하악전치의 순측 경사를 위한 모멘트를 형성하는 모습.

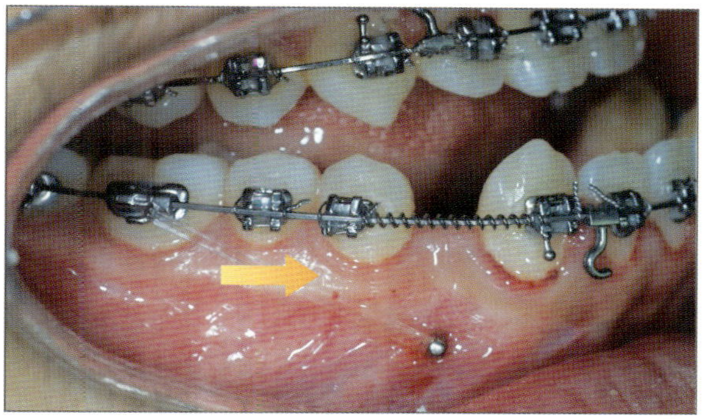

그림 2-8. 견치와 제 1소구치 사이에 coil spring을 넣어 공간을 형성한 후 마이크로 임플란트를 식립하고 구치에 전방견인력을 가하는 모습.

수술 후 안정적인 교합을 얻는 전략

골격성 III 급 부정교합자의 악교정수술시 안정적인 교합을 얻기 위해서는 수직피개를 크게 하는 것이 좋다. 이를 위하여 상악궁에는 측절치와 견치사이에 1-1.5mm정도(그림 2-9)의 공간을 부여하고 하악에는 견치 후방에 1mm의 공간을 부여한다(그림 2-10). 이 공간들은 전치부 수직피개를 크게 하게 되는데, III급 부정교합의 가장 흔한 재발인 수직 재발을 극복할 수 있는 과치료를 가능케 한다. 또한 수술 후 발생할 수 있는 전방으로의 하악골 재발은 하악전치를 본 공간으로 이동시키므로서 전치부 교합관계는 수술 재발이 있더라도 잘 유지될 수 있다. 또한 하악 전치를 계획보다 더 많이 전방이동시킬 수 있어 수술자체도 과치료할 수 있는 교합을 제공하게 된다.

치료 후 적절한 교두-와 접촉을 위해서는 치아의 회전이 치료되어야 함은 물론이고 구치간 폭경이 잘 맞아야 한다. 이를 위하여 횡구개 아치를 장착하는데 횡구개 아치는 초기 장착시부터 상하악 구치 폭경만큼 좁혀서 장착하여 두면, 술전 교정치료 전기간 동안 서서히 구치간 폭경이 개선되어 생리적이다. 또한 전치부 견치간 폭경도 하악과 잘 조화를 이루어야하나 일반적으로 상악을 약간 크게 하는 것이 피개 정도를 크게 할 수 있어 수술 재발을 효율적으로 막을 수 있다.

상악구치는 충분히 압하되어야 수술시 하악골의 이동에 장애가 되지 않고 수술 후 저작시 측방력을 가하지 않아 수술 후 하악골의 측방변위를 막을 수 있다.

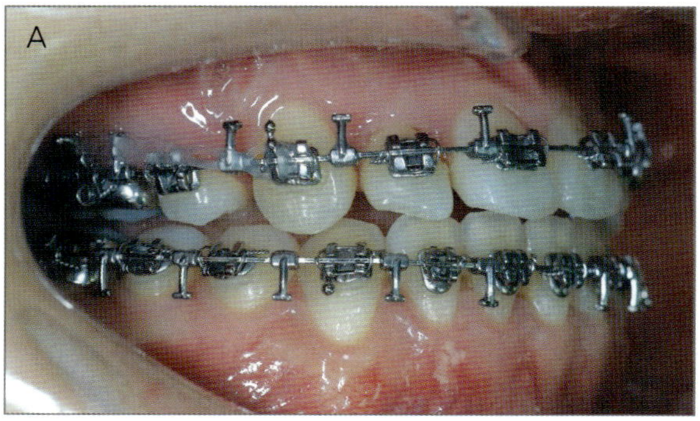

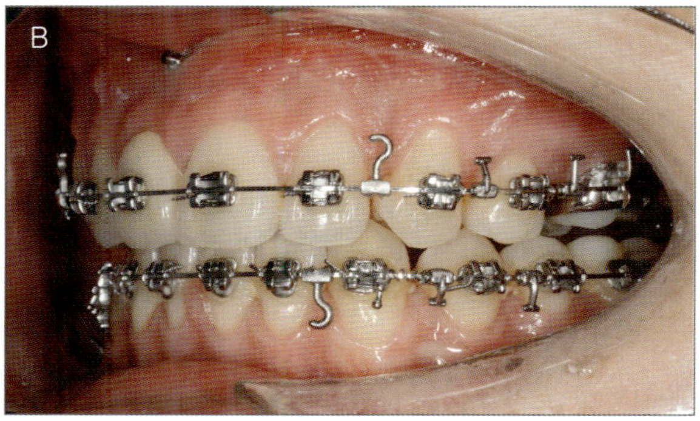

그림 2-9. 악교정수술시 측절치 후방에 1mm의 공간을 만들면 전치부 수직피개를 깊게 할 수 있음 : 공간없는 상태(A)와 공간을 부여한 구내 사진(B).

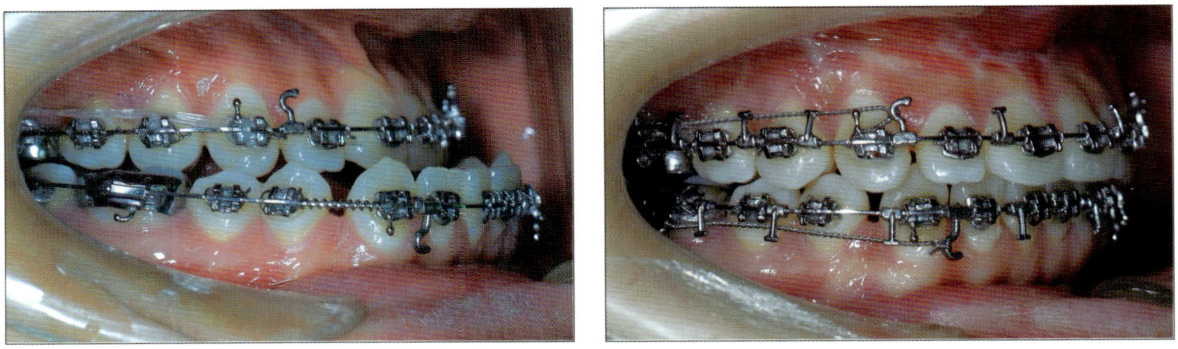

그림 2-10. 악교정수술시 교합의 적합을 향상시키기 위한 공간의 형성; 좌, 하악견치 후방 공간; 우, 수술후 잘 적합된 교합.

교합평면의 기울기 변경에 따른 효과

골격성 III급 부정교합은 대부분 편평한 교합평면을 가진다. 하악골 후퇴수술시 교합평면을 따라 하악골이 후방이동되므로 우각부의 수직 길이가 길어져 pterygomassetric sling이 길어지게 되므로 술후 안정성이 떨어지는 문제가 생기게 된다(그림 2-11A). 또한 하악의 후방이동량도 제한 된다. 이를 해결하는 방법으로 상악 후방부를 상방이동시키는 상악 수슬을 시행하면 교합평면이 가팔라지고 이에 따라 하악골이 시계방향으로 회전하며 후방이동하여 이부의 후방이동량이 증가되고 또한 우각부의 수직길이 증가가 방지된다.[1] 그러나 상악골 수술의 정확도가 낮으므로 마이크로 임플란트를 이용하여 상악구치부를 압하시키는 것을 저자는 선호한다. 교정치료로 구치부를 압하시키므로 정확한 량을 압하시킬 수 있고 좌우 구치에 다른 량의 압하를 얻을 수도 있어 비대칭의 치료에도 효과적이다(그림 2-11 B).[2]

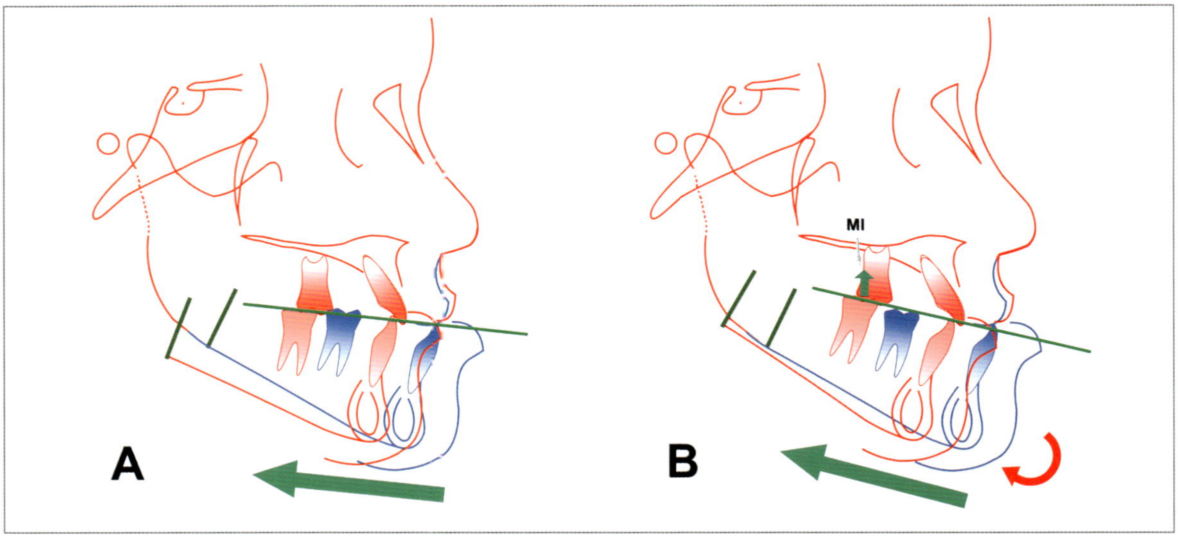

그림 2-11. A, 교합평면을 따라 하악이 후방이동될 때 우각부의 수직길이가 길어져 안정성이 떨어짐; B, 마이크로 임플란트로 상악구치를 압하시켜 교합평면을 변경하면 하악골은 시계방향으로 회전하며 후방이동됨.(Park et al, AJODO 2010;138:631-40).

◀ 증 례 ▶

18세 여자환자가 주걱턱과 전치부 반대교합을 주소로 내원하였다.

1. 구외사진 소견

구외 사진에서 하악골의 전돌과 중안면부의 함몰이 관찰되고 전반적으로 오목한 안모를 가지고 있었다. 정면 사진에서 하악의 좌측으로의 경미한 편위가 관찰되었고 구순의 좌우 경사는 우측이 경미하게 낮게 위치하였다. 비순각은 정상에 비하여 작았다(그림 2-12).

하악골의 전방 돌출에 의하여 상하순의 심미선(Esthetic line)으로 부터 거리는 -4mm, 0mm 였다.

2. 방사선사진 소견

두부 방사선 규격 사진 분석에서는 79도의 SNA각, 84.5도의 SNB각, 4.5도의 ANB 각을 가져(표 2-1) 하악골의 전방돌출과 경미한 상악골 열성장을 동반한 골격성 III급 부정교합으로 진단되었다. 상악 전치는 순측 경사되어 있었고(U1 to FH, 119도), 하악전치는 설측경사(L1 to mandibular plane, IMPA, 78도)를 가지고 있었다.

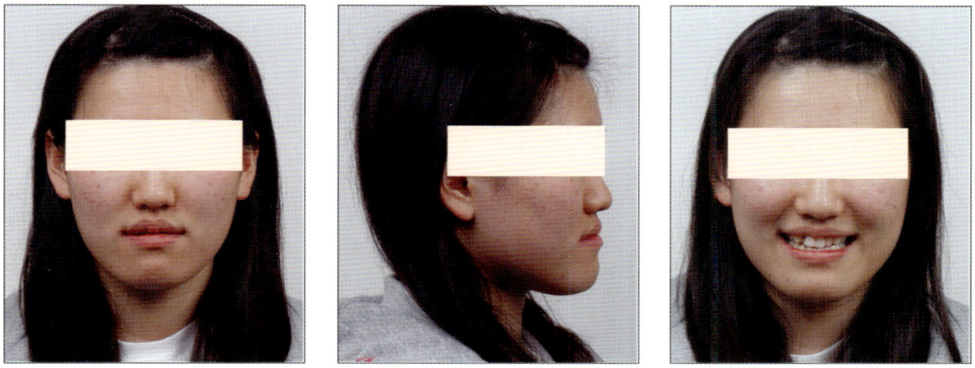

그림 2-12. 치료전 구외사진.

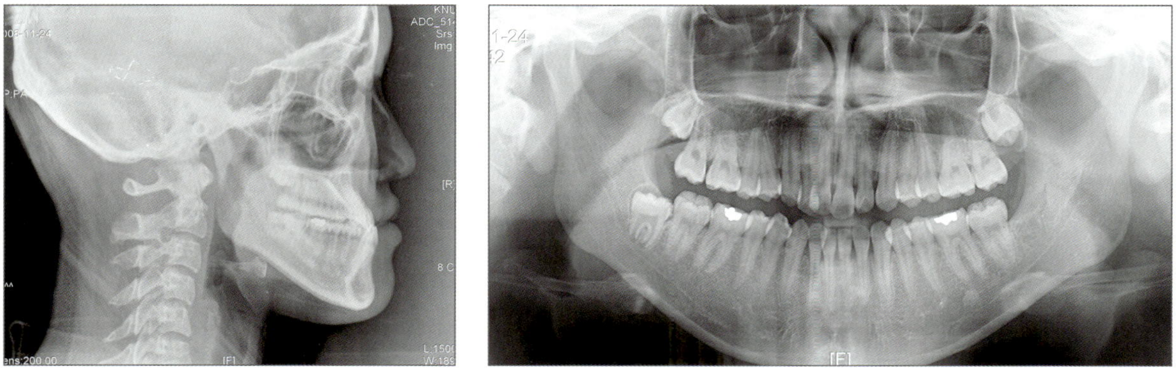

그림 2-13. 치료전 두부방사선 규격사진과 파노라마 방사선 사진.

파노라마 방사선 사진에서 상악 양측 제 3대구치와 하악 우측 제 3대구치가 존재하였으며 치근 흡수 양상은 관찰되지 않았다(그림 2-13).

3. 구내사진 소견

수직피개가 2mm, 수평피개가 -2mm 르 전치부 반대교합을 가지고 있었다. 치열궁의 공간 부족은 상악에서 -4.5mm, 하악에서는 1mm 의 스피만곡을 포함하면 5mm의 공간부족을 가지고 있었다. 전치부 Bolton ratio가 79.2로 하악이 0.9mm 컸다. 견치 및 구치 모두 III급의 관계를 가지고 있었다(그림 2-14).

표 2-1. 표준 두부 방사선 규격사진 계측치

	Pretreatment	After presurgical orthodontics (11 month)	2 month after surgery	Posttreatment
SNA	79	79	79	79
SNB	84.5	84	79.5	79.5
ANB	-4.5	-5	-0.5	-0.5
FMA	26.5	27	31.5	31.5
PFH/AFH	0.6	0.6	0.6	0.6
OP to FH	9	10.5	10.5	11
U1 to FH	119	121	121	119
IMPA	78	89	85	83
Z-ANGLE	81.5	78	76.5	77.5
Upper lip to E-line	-4	-5	-2	-3.5
Lower lip to E-line	0	1	-1	-2

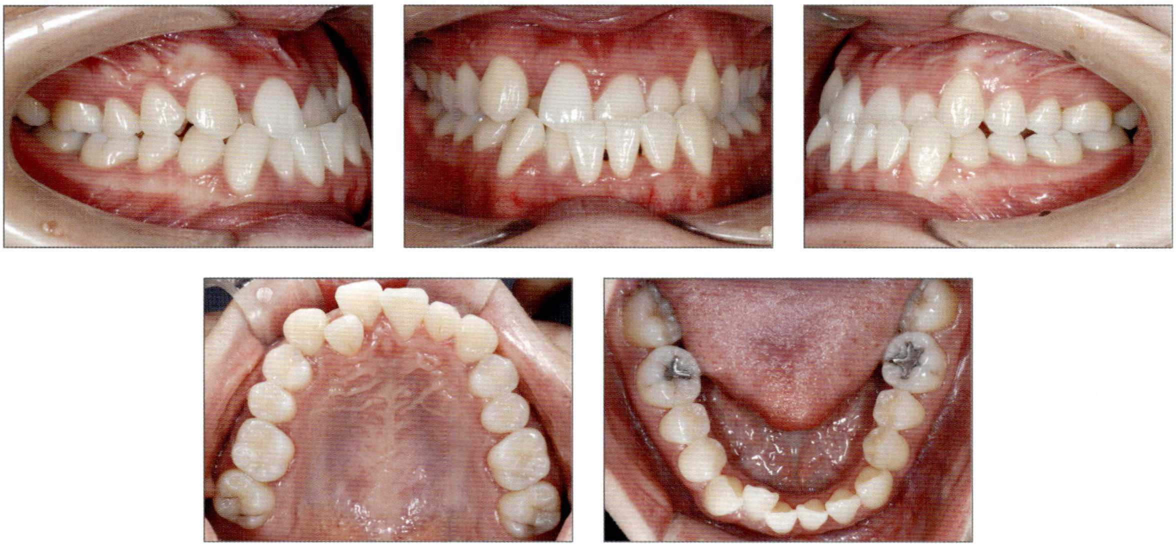

그림 2-14. 치료전 구내사진.

4. 진단 및 치료계획

상하악간 골격적 부조화가 심하였기 때문에 악교정 수술이 계획되었다. 순측 경사된 상악전치는 후방견인으로 후방경사를 얻고 상악전치의 밀집을 해소하기 위하여 상악 제 1소구치 발거가 계획되었다. 하악전치는 전방 경사시켜 탈보상을 얻기로 하였다. 교합평면을 전방이 내려간 가파른 상태로 만들면 수술에 의한 하악의 후방이동량이 커지므로 이를 위하여 상악구치의 압하이동을 계획하였고, 고정원으로 마이크로 임플란트가 계획되었다. 하악의 좌측 편위를 치료하고자 하악의 치아 중심선을 좌측으로 1.5mm가량 옮겨 수술시 하악골이 우측으로 이동되도록 계획하였다.

하악골의 수술부위에 존재하는 하악 우측 제 3대구치의 발치도 계획하였다. 상악 제 3대구치는 상악 구치의 후방이동이 필요치 않고 깊이 존재하여 수술시 발거 혹은 치료 종료 후 경과를 보고 결정하기로 하였다.

악교정 수술로 상악의 후방부 상방이동과 전방이동을 얻는 양악 수술이 계획될 수 있으나 교정치료에 의한 정확한 이동을 기대하기 위하여 상악은 교정치료로 교합평면의 각도변화와 상악전치의 탈보상이동을 얻고 하악의 후방이동 수술만 시행하고 필요에 따라 비부 측방에 onlay bone graft를 시행하여 중안면부 함몰을 치료하기로 결정하였다.

5. 치료과정

상악 제 1소구치를 발거하고 022 Kosaka straight wire brackets을 부착하고 초기 배열을 시작하였다. 치료 시작시 상악에 SS wire로 제작된 횡구개 아치를 장착하였다(그림 2-15). 본 증례에서는 상악 제 1소구치를 발치하여 II급 구치관계로 종료하게 되므로 이를 고려하여 구치간 폭경을 측정하여 2mm 좁혀 장착하였다. 상악 구개부 제 1대구치와 제 2대구치 사이에 마이크로 임플란트(Absoanchor, SH1312-10, Dentos Co. Ltd, Daegu, Korea)를 식립하였다(그림 2-16). 식립 즉시 Square thread(ST-045, Dentos Co. Ltd, Daegu, Korea) 를 마이크로 임플란트에서 횡구개 아치로 연결하여 50 gm내외의 압하력을 가하였다. 치료

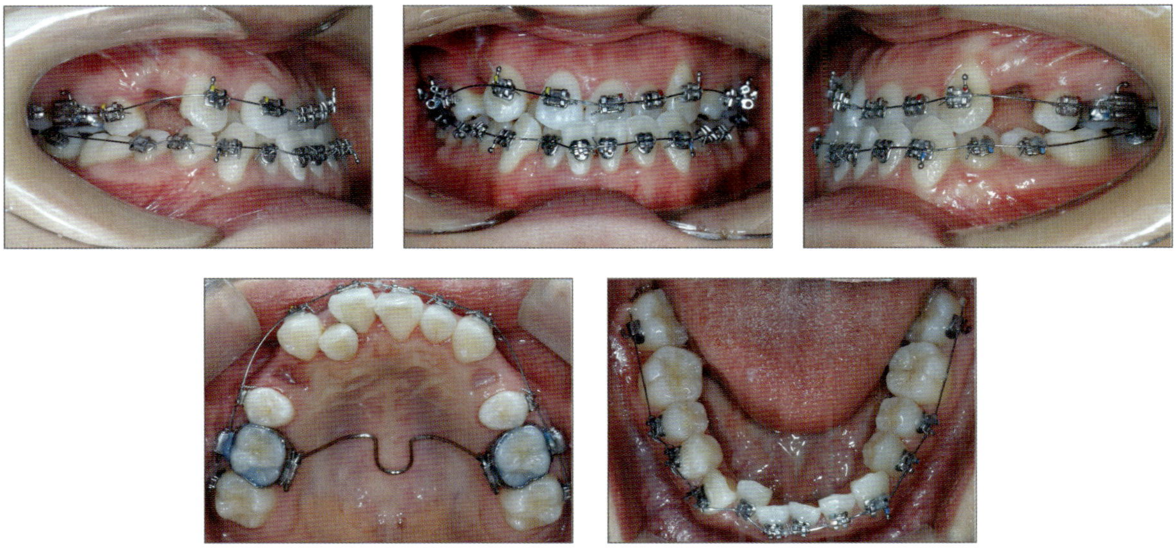

그림 2-15. 횡구개 아치를 치료시작과 함께 조절하여 장착한 구내사진.

2개월부터 Super thread(T-45, RMO, Denver, Co, USA)를 사용하여 100 gm 내외의 압하력을 가하였는데 Super thread는 매 내원 교환하지 않고 2개월에 1회 교환하였다.

치료 2개월 상악을 016*022 TMA로 배열하였고, 상악 우측 측절치의 공간 확보를 위하여 open coil spring을 이용하였다.

치료 3개월 하악 전치의 전방 경사이동을 얻기 위하여 하악호선의 측절치와 견치사이에 긴 훅을 부착하여 교정력을 하악 제 1대구치에서 가하였다(그림 2-17). 이 방식은 하악전치의 전방경사와 하악견치의 치근 후방이동에 효과적인 생역학이다. 매우 빠른 치아이동을 기대할 수 있는데 본 증례에서도 하악전치의 밀집해소와 전방경사에 2개월이 소요되었다. 상악 제 1대구치의 압하와 동시에 제 2대구치의 압하를 얻기 위하여 lingual button을 부착하고 횡구개 아치에 결찰한 고바야시 훅과 Square thread(ST-045, Dentos Co. Ltd, Daegu, Korea)로 연결하여 압하력을 가하였다.

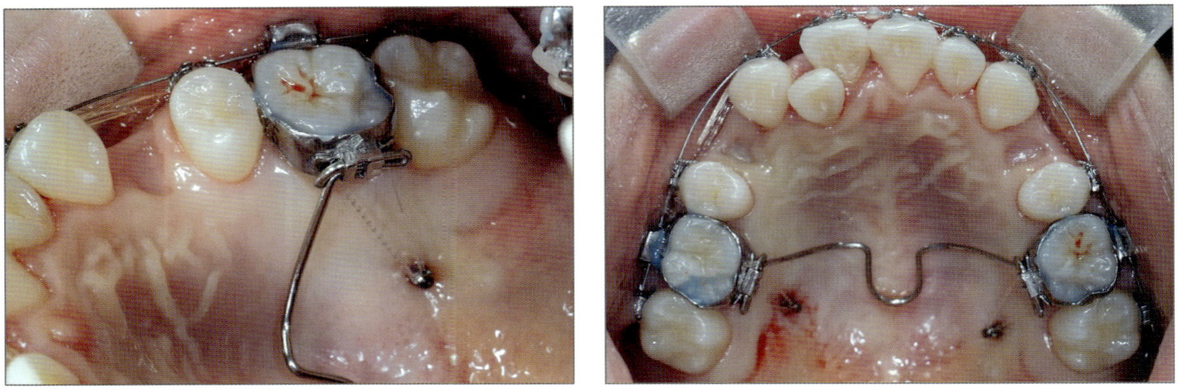

그림 2-16. 제 1, 2대구치 구개측에 식립한 마이크로 임플란트와 압하력을 가하는 구내사진.

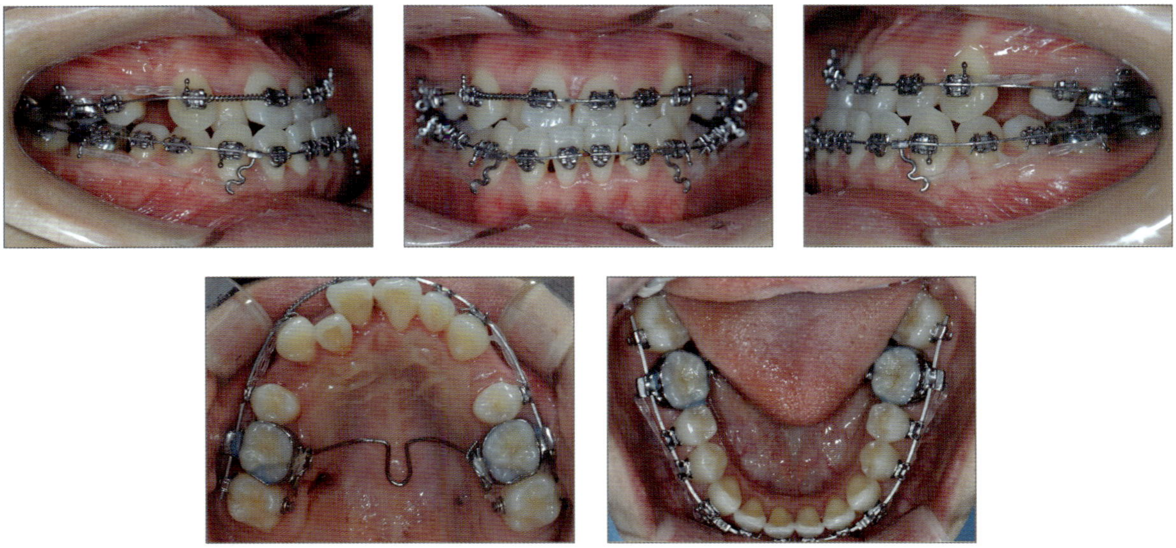

그림 2-17. 치료 3개월 구내사진.

치료 6개월 016*022 SS wire를 장착하고 제 1대구치 훅에서 주호선에 부착된 전방훅에 교정력을 가하여 공간폐쇄와 함께 상악전치의 후방경사이동을 도모하였다(그림 2-18).

치료 10개월, 상악전치의 후방이동이 더 필요한 상황이었으나 환자가 방학에 수술 받기를 원하여 수술 후 교정치료를 지속하기로 하고 하악골 후퇴 악교정 수술을 받도록 의뢰하였다(그림 2-19, 2-20). 술전 자료의 분석시 하악전치의 탈보상은 충분히 이루어 졌으나 상악전치는 후방력에 의하여 후방 경사 이동되어야 하나 오히려 순측 경사하여 예상과는 다른 이동을 보였다(그림 2-21, 표 2-1). 수술을 위한 술전 교정치료가 완료된 시점에서 하악은 전돌된 상태였으나 이부와 하순이 전후적으로 볼 때 거의 같은 위치에 있어 수술시 하악의 시계 방향의 회전이 있어야 이부의 후방이동이 커짐을 알 수 있었다. 하악 치아 중심은 정중 시상면에서 왼쪽으로 2mm 가량 옮겨 수술시 하악골이 우측으로 이동하던 치아의 중심선이 맞도록 술전 교정을 시행하였다(그림 2-20). 모형교합에서 구치 교합은 적절히 형성될 수 있었으며 상악견치는 II급관계를 가지는 상태로 스플린트를 제작하여 수술키로 하였다(그림 2-22).

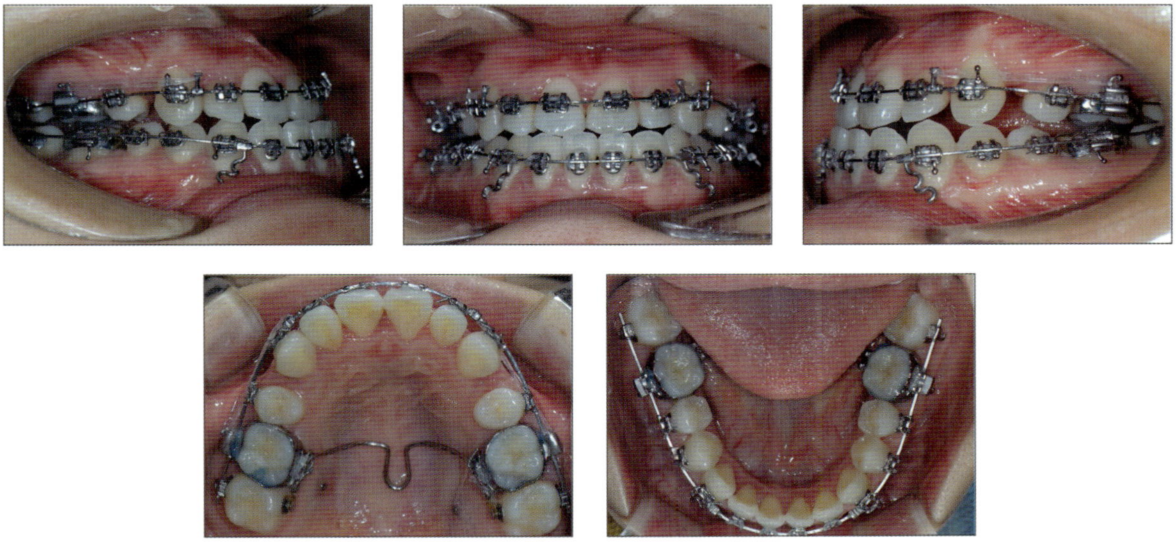

그림 2-18. 치료 6개월 구내사진.

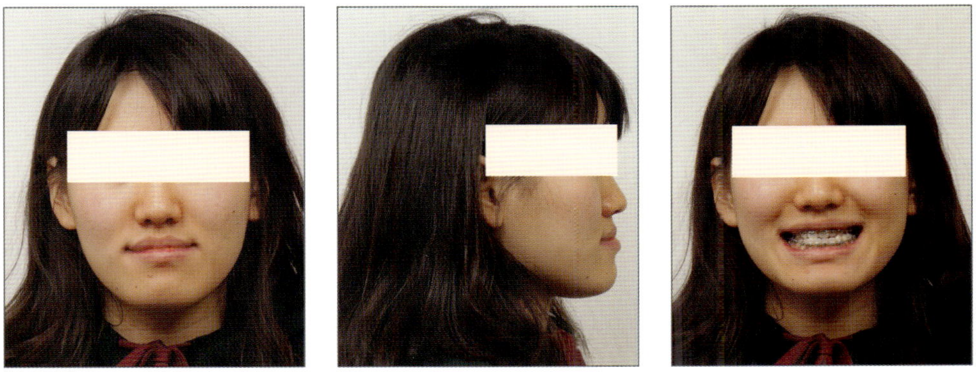

그림 2-19. 치료 10개월 구외사진.

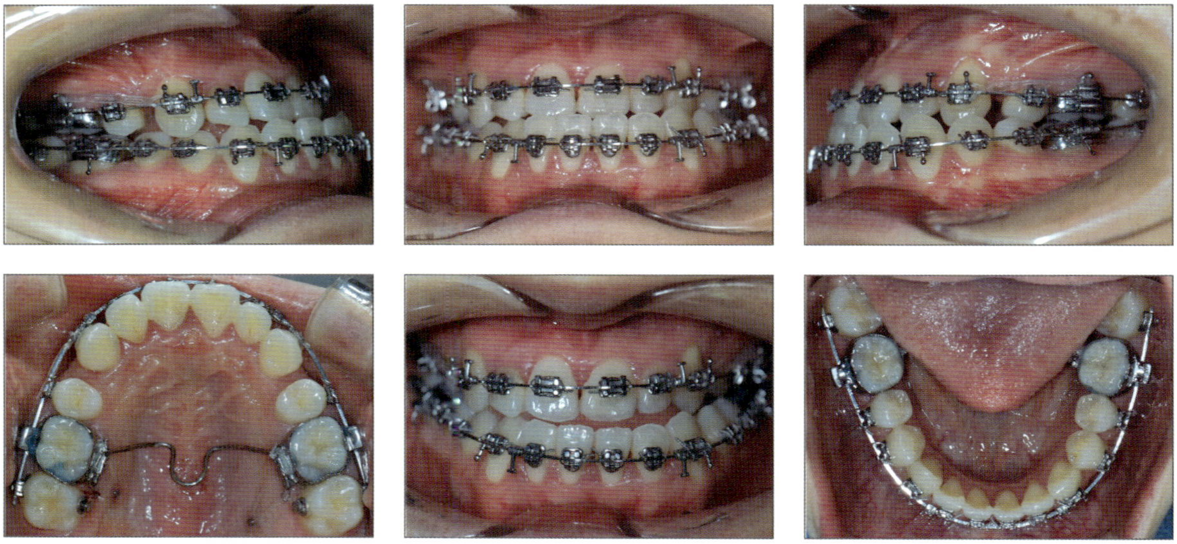

그림 2-20. 치료 10개월 구내사진.

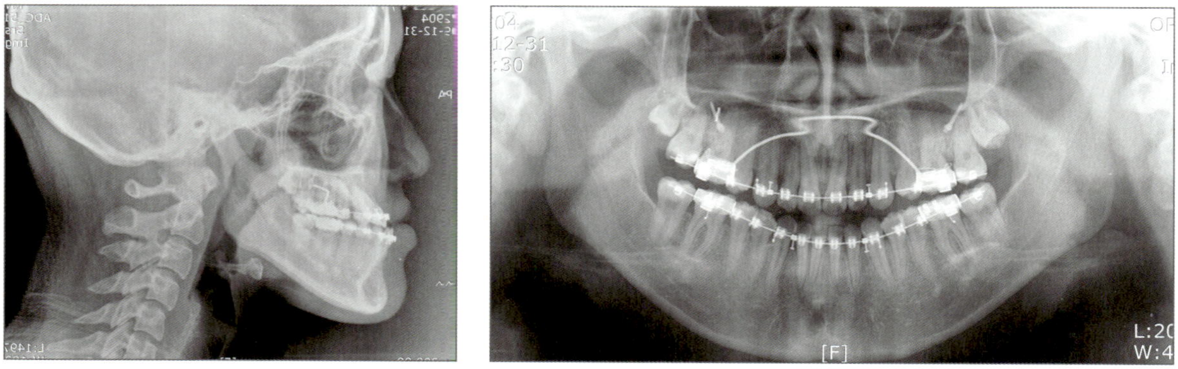

그림 2-21. 수술전 두부방사선 규격사진과 파노라마 방사선 사진.

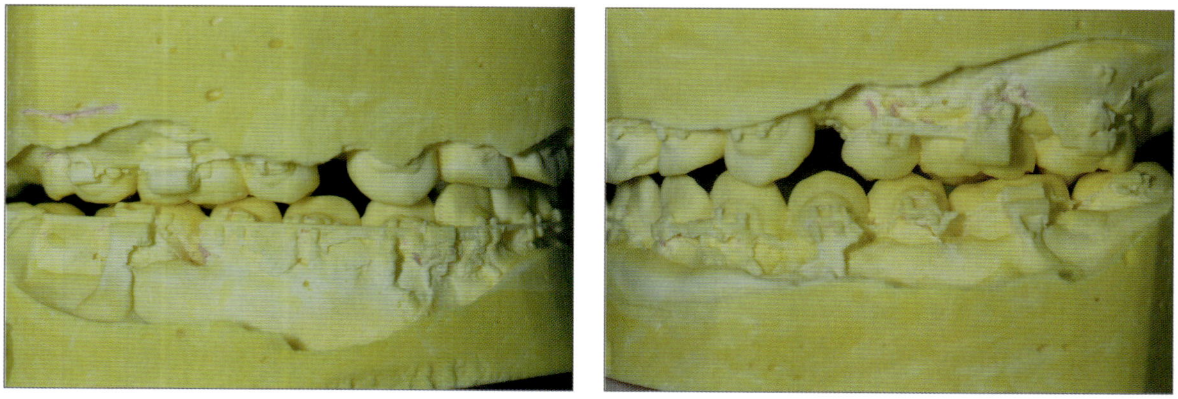

그림 2-22. 수술후 교합 확인을 위한 모형 적합

치료 11개월 sagittal split ramus osteotomy와 상악에 cnlay bone graft를 시행하였다. 치료 13개월, 비교적 안정적인 교합을 얻었고 안모의 개선도 얻을 수 있었다(그림 2-23, 2-24).

치료 16개월 하악전치의 중심선을 좌측으로 옮기기 위하여 하악 좌측 제 2소구치와 대구치 사이에 마이크로 임플란트(Absoanchor, SH1312-06, Dentos Co. Ltd, Daegu, Korea)를 식립하고 후방력을 가하였다(그림 2-25). 상악에서는 우측에 제 2소구치와 대구치사이에 존재한 공간을 폐쇄하기 위하여 악간고무를 사용하였다. 치료 시작 22개월에 기능적 교합을 완성하고 치료를 종료하였다(그림 2-26, 2-27).

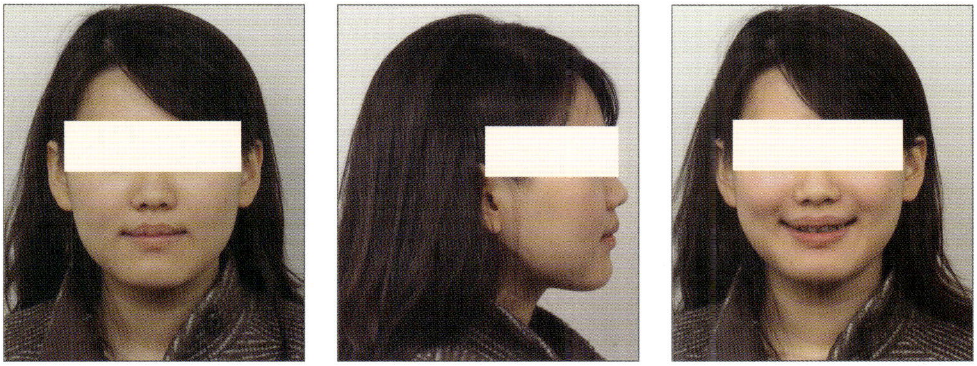

그림 2-23. 수술후 치료 13개월 구외사진.

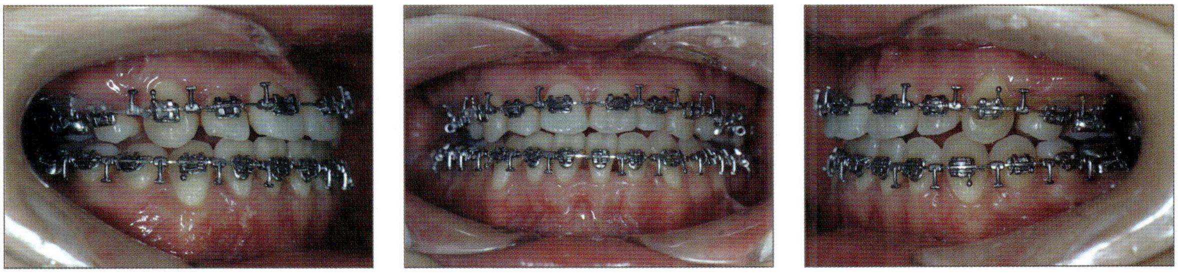

그림 2-24. 수술후 1개월, 치료 13개월 구내사진.

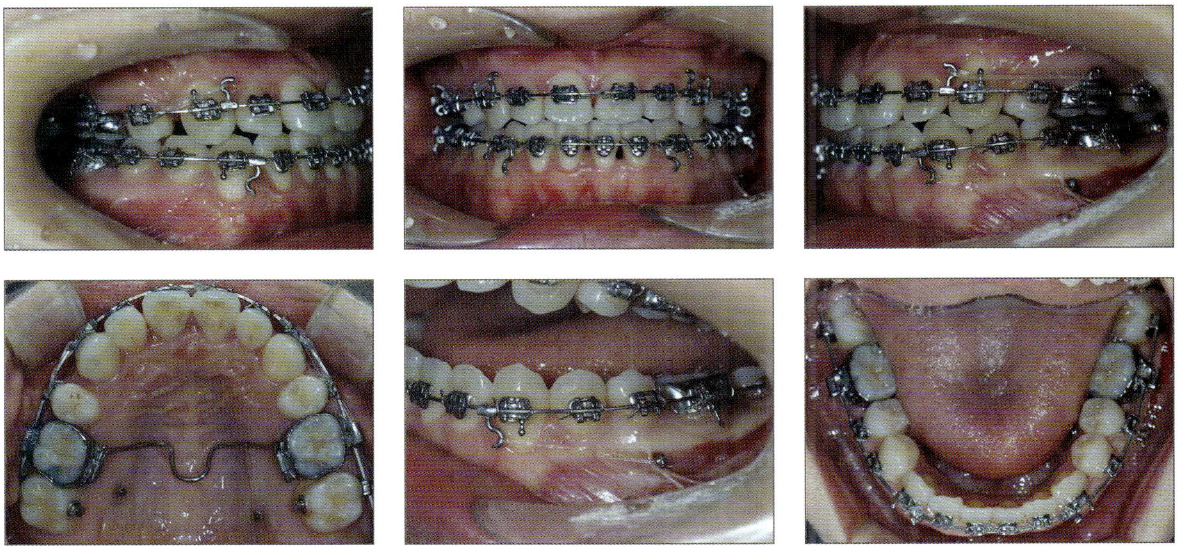

그림 2-25. 치료 16개월 구내사진.

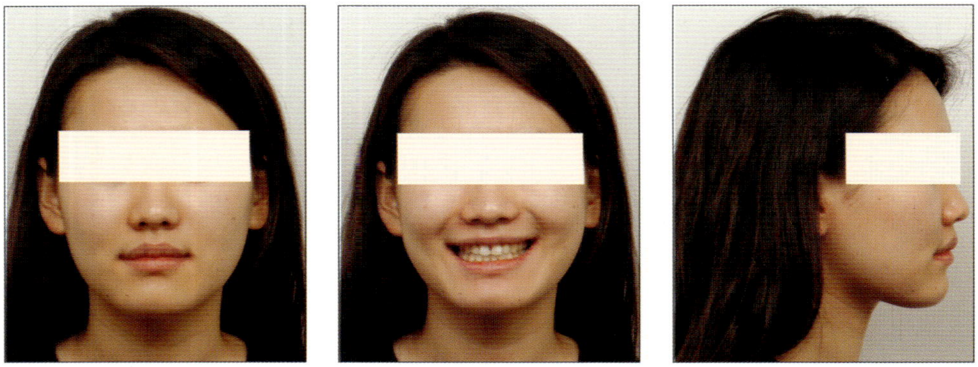

그림 2-26. 치료 종료시 구외사진 (치료 22개월)

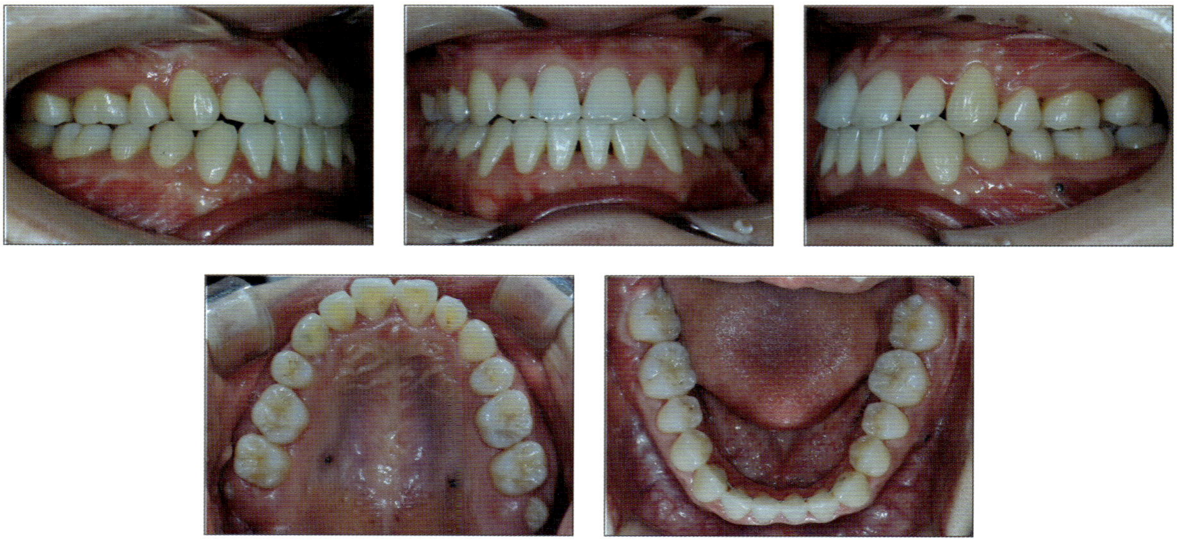

그림 2-27. 치료 종료시 구내사진.

6. 치료결과

치료 후 하악골의 후방이동에 따라 안도의 개선이 이루어 졌는데 함몰을 보였던 중안면부는 하악골의 후방이동에 따른 변화와 onlay bone graft에 의한 변화가 합쳐져 조화로운 안모로 개선되었다(그림 2-26, 2-28).

술전 교정치료 동안 전방 경사되었던 상악전치는 술후 교정치료동안 후방 경사되었는데 이는 잔여 발치공간 폐쇄, 구개부 마이크로 임플란트에 의한 고정원 강화 효과 등이 합쳐진 결과라 생각된다. 하악전치는 술전 교정치료동안 전방 경사시켜 수술시 하악골의 후방이동량을 최대화 하였고 술후 교정치료동안 설측경사되었다. 심미선(esthetic line)에 대하여 상순과 하순이 약간 후방 위치되었고 안모의 개선에 대한 환자의 만족도는 매우 높았다. 교합평면은 치료전 9도에서 치료 후 11도로 변하였는데 상악골 수술에 의하지 않고서도 마이크로 임플란트에 의한 상악 구치의 압하이동, 상악전치의 후방 경사이동에 의하여 교합평면의 변화를 가져

올 수 있고 이는 하악골의 후방이동량을 크게 하는 효과를 가져왔다.

치료 전후 두부방사선 규격사진 중첩에서 상악 구치는 2mm 가량 압하이동하였고 상악전치는 치축각도의 변화가 없었다. 하악전치는 전방경사되었다. 하악골이 시계방향으로 회전하며 후방이동하여 이부의 후방이동량이 증가하였다(그림 2-11). 이로 인하여 FMA각은 26.5도에서 31.5도로 증가하였다(그림 2-29, 표 2-1).

상악 제 3대구치는 유지 1년 관찰시 발거하였다. 유지 2년 동안 개선된 안모는 안정되게 유지되었고 안정된 교합을 유지하고 있었다(그림 2-30, 2-31).

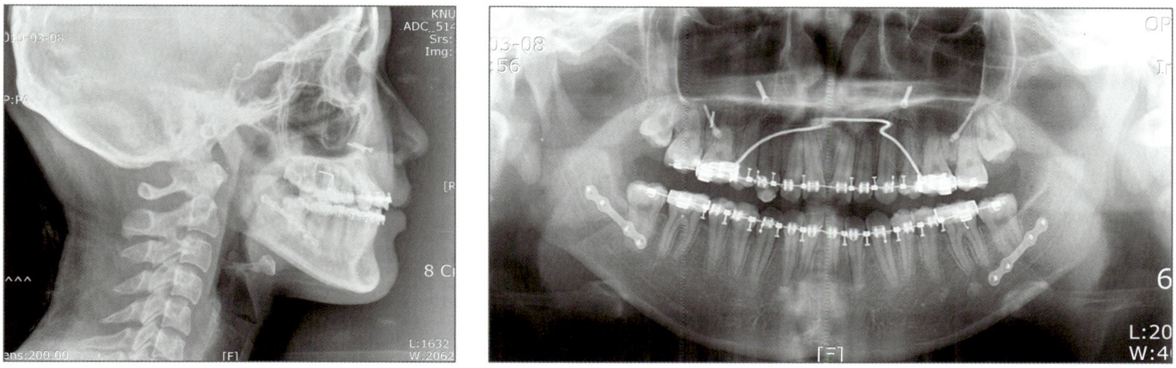

그림 2-28. 치료후 두부방사선 규격사진 및 파노라마 방사선 사진.

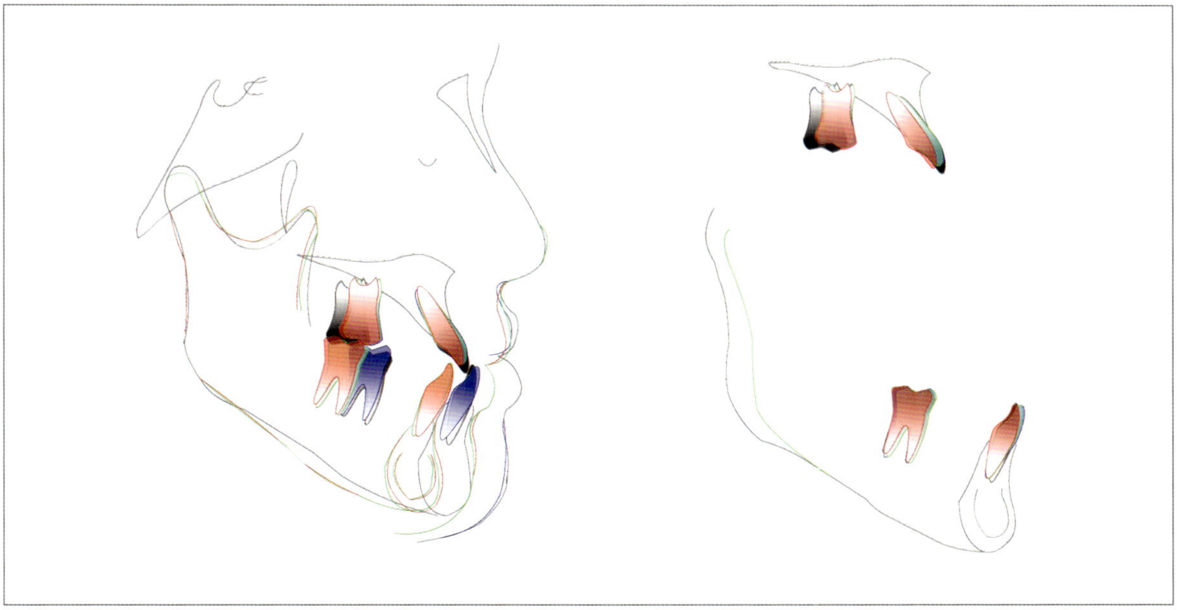

그림 2-29. 두부 방사선 규격사진 중첩 ; 흑색선-치료전, 청색선-수술전, 연두색선-수술후, 적색선-치료후.

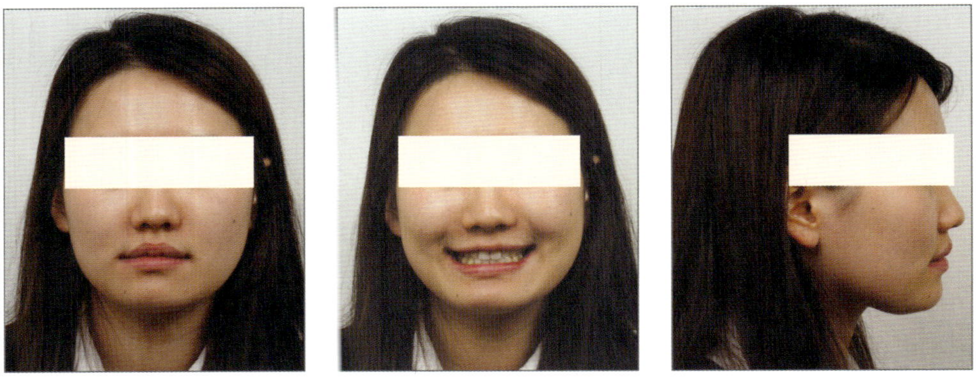

그림 2-30. 유지 2년 구외사진.

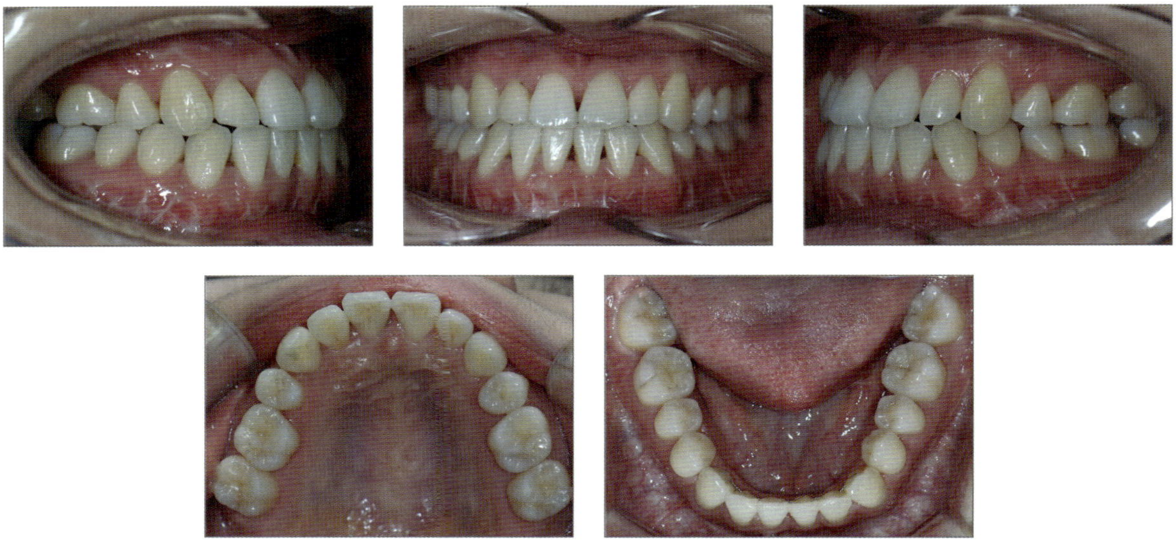

그림 2-31. 유지 2년 구내사진.

7. 고찰

본 증례에서는 교합평면을 가파르게 하기 위하여 상악구치는 마이크로 임플란트를 이용하여 압하이동시켰다. 상악전치는 후방경사이동시켜 절단연이 교합면 방향으로 이동하도록 하기 위하여 짧은 훅을 부착하여 전치의 후방 경사이동을 위한 교정력을 사용하였으나 상악전치는 술전 교정치료동안 오히려 구개측 치근이동이 일어났고 수직적으로 절단연이 상방으로 이동하여 수술 개선효과가 감소되었다. 상악전치의 순측경사는 예상과는 다른 결과이고 일반적으로 얻어지는 결과와는 다른 것이다. 추측컨대 이는 혀의 힘에 의하여 상악전치가 전방경사되었다고 생각하여 볼 수 있다. 역 수평피개(reverse overjet)가 큰 경우 혀에 의하여 상악 전치가 하방으로 이동하는 것이 막아지는 것과 비슷한 상황이라 생각된다. 왜냐하면 상악전치를 순측 경사시키는 어떠한 힘도 가하지 않았기 때문이다. II급 고무의 사용과 후방교정력을 견치 브라켓에 가하여 상악전치의 후방 경사이동을 얻었어야 하였다고 생각된다. II급 고무의 사용은 상악 전치가 설측 경사 이동하도록 하여 수직적으로 하방으로 이동하게 하여 교합평면이 가파르게 변하게 하므로 III급 부정교합자의 탈보상 술전 교정치료에는 유용한 방법이다.

상악구치의 압하이동에 의하여 교합평면의 각도를 9도에서 11도르 가파르게 만들어 하악의 시계방향의 후방이동을 얻어 하악의 후방이동량을 크게 만들어 적절한 안모개선을 얻을 수 있었다고 생각된다. 이러한 교합평면의 기울기 변화는 악교정 수술에 의한 하악골의 후방이동시 하악골이 시계방향으로 회전하게 하여 이부의 후방이동을 크게 하고 후안면고를 감소시키게 된다. 이렇게 하므로서 하악골 후방이동시 재발에 관여하는 요소의 하나인 pterygomasseteric sling의 길이 증가를 방지하여 수술의 안정성을 높일 수 있다(그림 2-11). 본 환자에서도 하악하연각이 26.5도에서 31.5도로 증가하여 하악골의 많은 시계 방향으로의 회전이 일어났는데 두부 방사선 중첩상에서 볼 수 있듯이 우각부가 상방으로 이동하여 pterygomasseteric sling이 늘어나는 것이 아니라 오히려 감소하여 수술에 의한 하악 이동이 안정적으로 유지되었다고 생각된다.

본 증례에서 횡구개 아치를 치료 초기에 장착하였는데 이와 같이 술전 교정 초기에 횡구개 아치를 상하악 구치간 폭경 차이만큼 좁혀서 장착하면 이후 치료 기간 동안 상악 폭경의 감소가 서서히 일어나게 되므로 생리적이고 매우 안정적인 결과를 얻을 수 있을 뿐만 아니라 매 내원시 횡구개 아치를 조절할 필요가 없어 체어타임을 줄이는 부가적인 효과도 얻을 수 있다. 본 증례에서는 상악 제 1소구치를 발거하였으므로 상하악 구치간 폭경 비교시 상악에서는 제 1대구치의 구개측 교두간을 측정하고 하악에서는 제 2소구치와 제 1대구치 사이의 변연 능선(marginal ridge) 간 거리를 측정하여야 한다. 또한 필요에 따라 횡구개 아치를 조정하여 상악 대구치의 협설측 치축을 조절할 수도 있다. 구치간 폭경을 많은 량 줄여야 하는 경우, 강한 힘으로 빠른 시간내에 조절하면 상악구치의 구개측 경사이동이 일어나 적절한 교합을 얻기 어렵다. 이런 상황에서는 횡구개 아치로 구개측 치근 토오크를 주고 구치간 폭경을 줄여 장착하면 술전 교정치료기간 동안 재활성화 없이 서서히 치체 구개측 이동에 의한 구치간 폭경의 감소를 얻을 수 있다. 많은 량의 구치 압하를 원하는 경우 횡구개 아치 상방과 구개 연조직사이에 압하량보다 많은 공간을 부여하여야 한다. 이렇게 공간을 부여하면 횡구개 아치가 혀에 자국을 남기는데 이를 방지하기 위하여 resin button을 올릴 수 있다. 이 resin button은 혀의 힘을 상악구치 압하에 사용케 하는 부가적인 장점을 가진다.

상악 견치와 측절치 사이에 공간이 존재하면 더 쉽게 수직피개를 얻을 수 있는 장점이 있다. 하악 견치 후방의 공간은 하악전치의 탈보상 전방경사를 크게 하여 하악골 수술시 더 많은 량의 후방이동을 가능케하고 수술에 의한 재발시 이 공간으로 전치를 후방이동시키면 수술의 오차를 보상하는 장점을 가지게 된다. 그러나 본 증례에서는 이에 대한 고려를 하지 못한 것이 아쉬운 점이다.

상악골 수술은 오차가 하악골에 비하여 높은 것으로 알려져 있는데, Lefort 1 osteotomy의 경우 1mm 이하의 오차를 보이는 비율이 26%, 1-2mm의 오차를 보이는 비율이 66%, 2mm 이상의 오차를 보이는 경우가 8%로 75%에서 1mm 이상의 오차를 보인다고 보고된 바 있고[3] 상악전치에서의 오차를 보면 수직적으로 2mm 이상의 오차를 보이는 비율이 48%, 수평적으로 2mm 이상의 오차를 보이는 비율이 29%로 알려져 오차의 범위가 교정치료에 비해서 매우 높다.[4] 따라서 상악골의 위치 이동의 방향이 상악 구치의 압하이동, 상악전치의 설측경사 이동이 필요한 경우, 반드시 교정치료로서 이를 얻는 것이 정확하고 확률 높은 치료를 제공하는 방법이 된다. 또한 좌우 상악 구치의 수직높이에 차이가 있는 경우 혹은 좌우측 구치의 치축 경사의 정도가 다른 경우에도 반드시 교정치료로 이를 바로 잡아야만 정확한 하악골 수술이 가능하다. 또한 본 증례와 같이 중안면부의 함몰은 onlay bone graft로 해결하면 상악골 수술에 의하여 발생할 수 있는 수술적 오차는 교정치료로 개선하고 하악골 수술만을 시행하는 치료의 문제점인 중안면부의 함몰 개선 부족을 해결할 수 있는 방법이라 생각된다. 무엇보다 하악골 수술의 정확도가 상악골 수술에 비하여 매우 높으므로 결과에 대한 예측이 가능하다는 장점이 있다.

본 환자에서는 하악 제 3대구치를 조기에 발거하였으나 상악 제 2대구치의 수직 위치를 유지하기 하기 위해서는 하악 제 3대구치의 발거를 늦추는 것이 좋은 경우도 있다.

요약

골격성 III급 부정교합환자의 탈보상 치료를 쉽게 할 수 있는 방법과 하악골 수술만으로 안모의 개선을 최대화할 수 있는 전략에 대하여 설명하였고 증례를 통하여 예시를 제시하였다. 즉 마이크로 임플란트를 이용하여 상악구치의 압하이동과 상악전치의 후방 경사이동을 통하여 교합평면을 가파르게 만들어 하악골 수술시 후방이동량을 최대화하고 조기에 상하악 구치간 폭경을 일치시키는 횡구개 아치를 넣어 술전 교정치료기간을 단축시키고 상악견치 전방, 하악견치 후방에 1-1.5mm의 공간을 부여하여 혹시 있을 수 있는 수술 오차를 보상하는 공간으로 사용하여, 수술 오차가 재수술로 이어지지 않도록 하는 노력을 할 수 있다. 또한 하악골만의 수술로 인한 중안면부 함몰 개선의 부족은 onlay bone graft를 통하여 적절히 개선될 수 있어 수술적 오차가 큰 상악골 수술을 피할 수 있다고 생각된다.

참고문헌

1. Kim BH. Treatment goals and planning in class III 2-Jaw surgery ; the contribution of jaw roation. Journal of Korean Foundation for Gnatho-Orthodontic Research 2005;7(1):39-511.

2. Park HS, Kim JY, Kwon TG. Occlusal plane change after intrusion of maxillary posterior teeth by microimplants to avoid maxillary surgery with skeletal Class III orthognathic surgery. Am J Orthod Dentofac Orthop 2010;138:631-40.

3. Semaan S, Goonewardene MS. Accuracy of a LeFort I maxillary osteotomy. Angle Orthd 2005;75:964-73.

4. Jacobson R, Sarver DM. The predictability of maxillary repositioning in LeFort I orthognathic surgery. Am J Orthod Dentofacial Orthop 2002;122:142-54

제 3 장

술후 교정치료에서 수술오차 극복

제 3장 술후 교정치료에서 수술오차 극복

일반적으로 악교정수술 후 발생하는 재발 양상에 대한 많은 연구가 있어 왔고 이를 줄이기 위한 수술법의 수정 개선이 있어왔다. 한국인에 많은 하악골의 후퇴 수술의 경우 수직적인 pterygomassteric sling의 길이를 증가시키지 않는 것이 수술 후 재발을 줄이는 중요한 요소로 알려져 있다.[1] 또한 sagittal split ramus osteotomy의 재발에 기여하는 요소로 하악지 경사(ramus inclination)의 변화라는 주장도 있고,[2] 하악 우각부 후연이 하악지 후방으로의 돌출이 재발의 원인이 된다는 의견도 있어 이를 줄이기 위한 노력이 있어 왔다.

그러나 악교정 수술에서 간과되고 있는 중요 포인트의 하나는 악교정 수술 자체의 정확도이다. 일반적으로 상악골의 수술은 하악골 수술보다 정확도가 떨어진다고 알려져 있다.[3,4] 상악골의 위치에 오차가 생기면 필연적으로 하악골의 위치에도 문제가 생긴다. 상악골내 치아의 위치는 교정치료로도 바로 잡을 수 있기 때문에 문제가 되지 않겠지만 하악골 으치에 오차가 생기면 재 수술을 통해서만 바로 잡을 수 있기 때문에 문제가 된다. 전후적인 오차는 치료 후 하악골의 전후적인 위치에 영향을 주기에 1-2mm이내의 오차는 환자의 만족도에 영향을 미치지 않는다고 생각된다. 그러나 안면비대칭을 가진 환자에서 하악골의 좌우측으로의 오차는 안면비대칭이 잔존하게 하거나, 없던 안면비대칭을 수술로서 만드는 결과를 초래하기 때문에 정확한 분석과 정확한 수술이 필요하다. 그러나 정확한 분석과 수술이 시행되었다 할지라도 피할 수 없는 수술 오차, 그리고 예상과 다른 연조직 반응 등으로 인하여 수술 후 조정이 필요할 수 있다. 제 3장에서는 위에 언급된 오차를 줄이기 위하여 저자가 사용하고 있는 방법을 증례와 더불어 소개하고자 한다.

악교정 수술 후 수술오차를 극복하는 방법

수술 직후에는 비록 골편이 rigid fixation 으로 고정되었다고 하여도 골은 floating bone과 같이 움직일 수 있는데 이유는 증가된 골 대사량으로 골고정 나사주위에 활동적인 골개조가 일어나므로 골편은 움직일 수 있기 때문이다.[5] 따라서 이 시기인 수술 후 2개월까지는 단단한 음식의 섭취를 자제하도록 권유하여야 한다. 이런 현상을 달리 해석하면 조기에 골치유가 완성되기 전에 적정한 악정형력을 골편에 가한다면 수술에 의한 오차를 수정할 수 있는 기회를 가질 수 있다는 것이다.

1. 첫 번째로 고려할 수 있는 것은 수술 후 안정적인 교합을 가지도록 정교하게 술전 교정을 시행하는 것

이다. 즉 정교하게 배열된 치아는 수술에 의한 오차가 있다 할지라도 골편이 중심선에 맞아가는 방향으로 힘이 가하여져 수술에 의한 오차를 극복할 수 있게 한다.

2. 두 번째로 수술 직후 교합조정으로 하악골의 위치를 조절하는 것이다. 하악골을 측방으로 움직여 하악골격의 중심선을 상악골과 두개의 중심선과 일치시키고자하는 경우, 움직이고자하는 방향의 상악 견치를 포함한 측방치군의 협측에 압하력을 가하고 반대편 대구치의 협측 교두와 견치의 설면에 레진을 부착하여 하악골을 편위시킨다(그림 3-1). 예를 들어, 하악골이 우측으로 움직여야 하는 경우, 상악 좌측 견치의 설면과 상악 좌측 제 1대구치의 협측 교두의 설측 경사면에 레진을 올리고 상악 우측 견치후방 측방치군에 협측 압하력을 마이크로 임플란트로부터 가하는 것이다(그림 3-2). 그러면 하악은 우측으로 편위되어 교합을 하게 되고 하악골 자체를 우측으로 움직일 수 있다. 물론 이 과정은 상하악에 굵은 스테인레스강 호선을 넣어 치아의 협설측 경사이동 혹은 전후 경사이동을 최소화하여야 한다. 하악골이 우측으로 이동하게 되면 좌측 치아들은 교합이 이개되는데 좌측 교합의 안정을 위하여 소구치부가 정출하여 교합접촉을 가지도록 브라켓을 제거하거나 수직고무를 걸어 정출시킨다(그림 3-3).

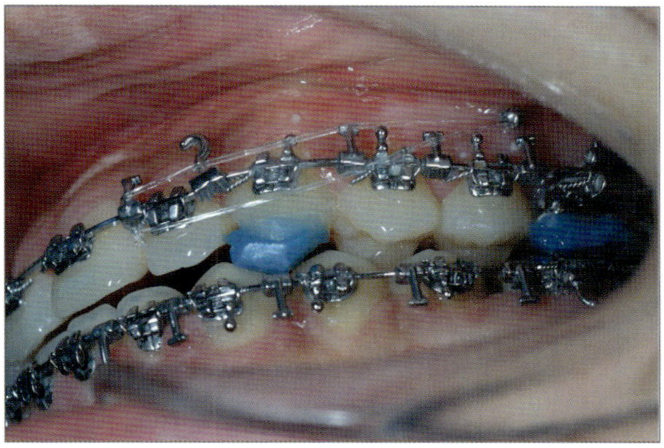
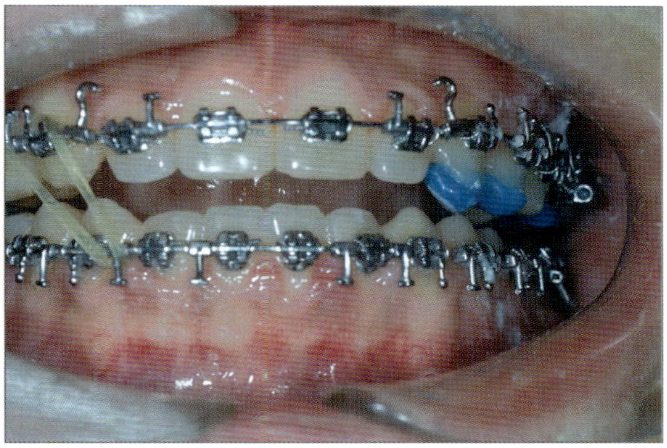

그림 3-1. 하악의 우측 이동을 유도하기 위하여 견치의 설면과 대구치 협측 교두의 설측 경사면에 부착된 레진

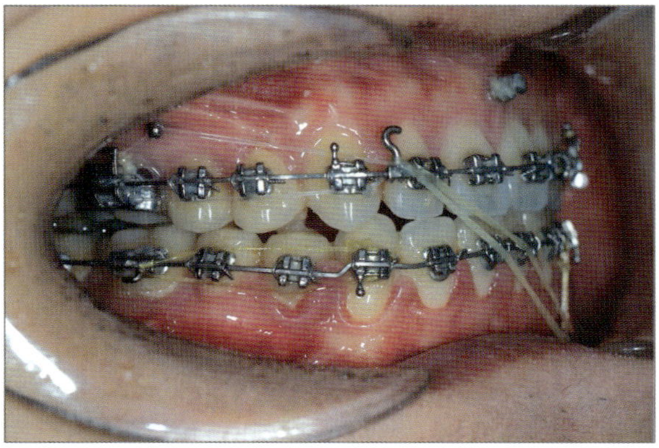

그림 3-2. 하악골의 우측 이동을 위한 공간 부여를 위한 상악 우측 구치부의 압하이동을 얻기 위하여 압하력을 마이크로 임플란트로부터 가하는 모습.

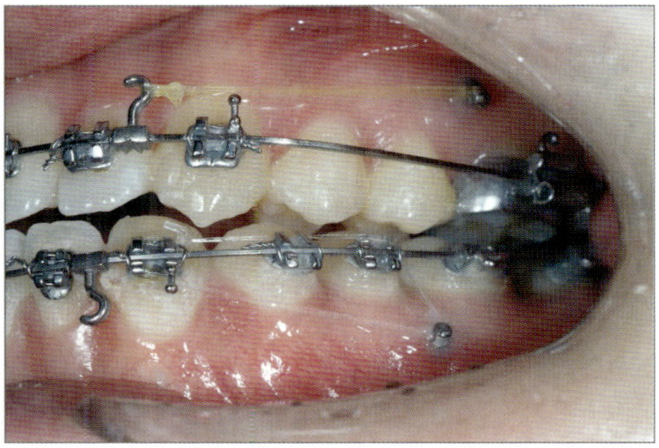

그림 3-3. 우측 이동된 하악과 교합접촉을 위하여 상악 좌측 소구치의 정출을 유도하기 위하여 브라켓을 제거한 모습.

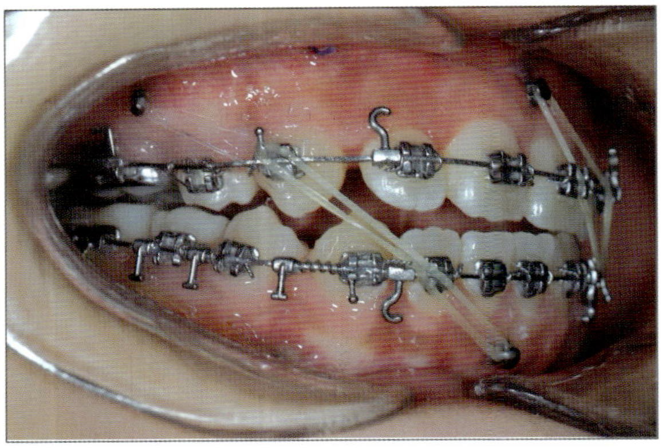

그림 3-4. 수술 직후 하악골의 위치 조절을 위하여 마이크로 임플란트간 악간고무를 적용한 모습.

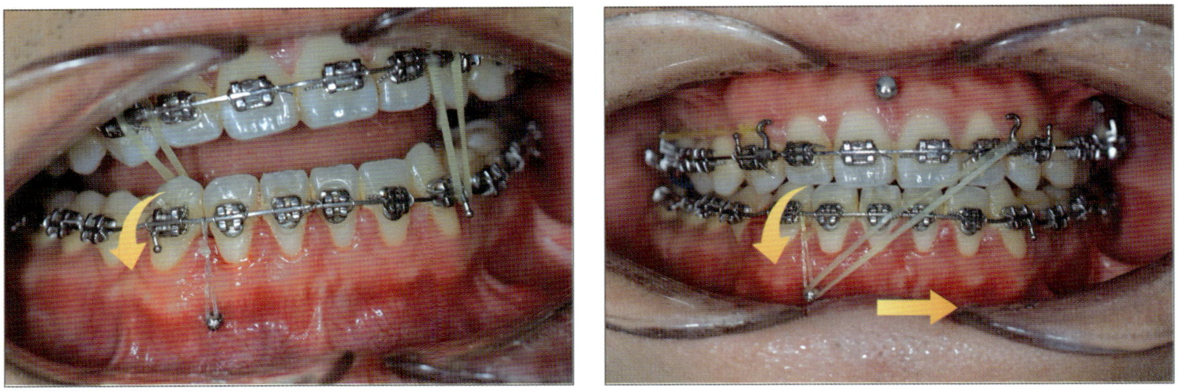

그림 3-5. 하악의 좌측 이동을 위하여 악간고무를 적용하고 우측 하악견치의 협측 경사를 위하여 압하력을 가한 모습.

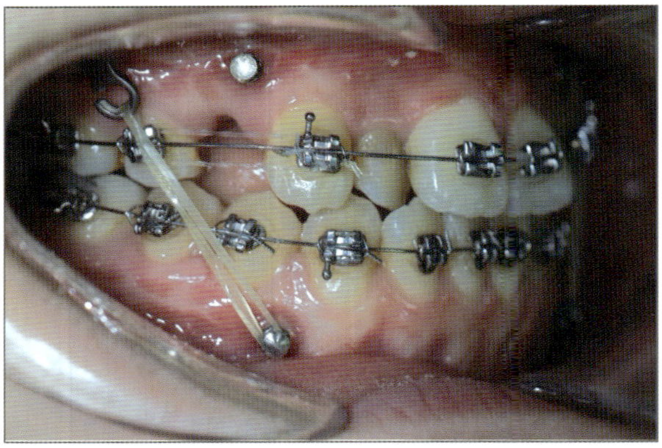

그림 3-6. 양악 수술에서 두개골에 고정된 surgical plate로부터 하악골의 위치 조절을 위한 악간고무를 사용하는 모습.

3. 세 번째로는 상악과 하악에 식립된 마이크로 임플란트로부터 힘을 가하여 하악골의 위치 변화를 꾀하는 것이다(그림 3-4). 통상적인 방법으로는 수술 후 초기 재발 혹은 수술 오차가 존재하는 경우 이를 해결하기 위하여 호선에 부착된 훅에 악간고무를 걸어 이를 해결하그자 하였다. 비록 굵은 호선을 사용하면 치아의 움직임을 최소화할 수 있지만 여전히 골격의 이동과 함께 치아의 이동이 일어난다고 볼 수 있다.

하악골의 위치는 치아와는 반대방향으로 움직인다 할 수 있다. II급 부정교합 치료에서 이부를 전방으로 이동시키거나 더 현저하게 보이도록 하기 위해서는 하악전치를 후방 직립시켜야 하는 것과 같은 논리이다. 즉 치아의 후방직립이 하악골의 이부의 전방이동 혹은 전방으로 이동한 것처럼 보이도록 한다는 것이다. 측방에서도 비슷하게 이동된다 할 수 있는데 좌측으로 편위된 하악골을 가진 환자에서는 하악 좌측 견치가 설측으로 경사된다. 하악골을 우측으로 편위시키고 적절한 교합을 형성하기 위해서는 하악 좌측 견치는 협측으로 직립하여야 상악치아와 적절한 교합을 형성한다.

수술 후 교합형성에서도 같은 원리가 적용되는데 하악골격이 좌측으로 적절히 이동된 경우 우측의 수평피개가 커져 상악 견치는 설측 경사, 하악 견치는 협측경사가 이루어 져야 적절한 교합이 된다. 그러나 수술 전 탈보상이 충분치 않아서 수술에 의한 하악골의 좌측으로의 이동이 충븐치 않거나, 수술에 의한 오차가 있는 경우, 하악골을 좌측으로 이동시키기 위하여 상하악 치아 사이에 악간고무를 건다면 상악 좌측 견치는 더욱 설측 경사를 보여 하악골의 좌측이동을 방해하거나, 장기간 악간고무를 사용하면 오히려 우측으로 이동하게 된다. 따라서 하악 견치와 제 1소구치 사이 혹은 측절치와 견치사이에 식립된 마이크로 임플란트(그림 3-5)로부터 상악 중절치 사이에 식립된 마이크로 임플란트로 악간고무를 걸어 하악골체에 좌측 방향으로 힘을 가하고, 치아는 반대방향으로 힘을 가하여 이동시키는 것이 바람직하다고 생각된다. 또한 하악 우측 견치에 가하여진 협측 압하력은 하악견치의 협측 경사를 유발하여 하악골이 좌측으로 이동할 수 있게 한다(그림 3-5).

양악 수술의 경우 상악골이 비록 수술용 플레이트(surgical plate)에 의해 두개골에 고정되어 있다고 하여도 상악골 자체가 움직이게 되므로 상악치아 혹은 상악골에서부터가 아닌 수술용 플레이트로부터 하악골에 식립된 마이크로 임플란트에 교정력을 가하여 하악골의 위치를 개선할 수 있다(그림 3-6). 안면비대칭에 대하여 설명하였으나 위 방법은 전후적인 관계개선에드 사용될 수 있는데 하악골 후퇴 수술의 오차 혹은 초기 재발이 있는 경우 악골에 식립된 마이크로 임플란트간에 악간고무를 걸어 하악골의 위치를 개선할 수 있다.

본 방법이 언제 효과적인가에 대한 의문이 생기는데 이는 골의 치유 과정에 대한 이해를 바탕으로 개발된 것이므로 즉 골의 대사량이 증가되어 있고 골편간, 혹은 골과 골고정 나사사이의 접촉면에 골개조가 활발한 시기에 사용될 수 있다고 생각된다. 즉 수술 후 2개월까지 효과적으로 조절될 수 있다고 생각되고 수술 후 6개월까지는 어느 정도 조절할 수 있다고 생각한다.

◀ 증 례 ▶

19세 여자 환자가 안면비대칭과 주걱턱을 주소로 내원하였다.

1. 구외사진 소견

구외사진에서 하악이 좌측으로 편위된 안면비대칭이 관찰되고 하악골의 전돌이 관찰되었다. 정면 사진에서 하악이 좌측으로 편위되어 있었고 구순은 우측이 낮게 위치하였고 인중도 좌측으로 편위되어 있었다(그림 3-7). 또한 우측의 구각에 비하여 좌측의 구각이 더 외방에 위치하여 전반적으로 구순이 좌측위치되어 있었다. 더불어 우각부의 연조직이 좌측은 풍융한 반면 우측은 좌측에 비해 길고 홀쭉하였다.

하악골의 전방 돌출로, 상하순은 심미선(Esthetic line)으로부터 각각 - 1mm, 4mm에 위치하였다.

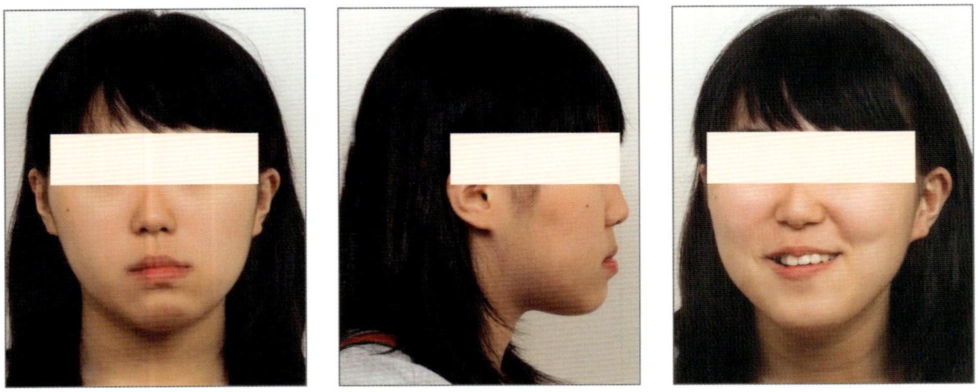

그림 3-7. 치료전 구외사진.

2. 방사선사진 소견

측모 두부 방사선 규격 사진 분석에서는 75도의 SNA각, 77.5도의 SNB각, -2.5도의 ANB각을 가져 골격성 III급 부정교합으로 진단되었다. 상악 전치는 순측 경사되어 있었고(U1 to FH, 120도), 하악 전치는 경미하게 설측 경사(L1 to mandibular plane, IMPA, 86도)되어 있었다(표 3-1).

정모 두부 방사선 규격 사진 분석에서는 상악골의 우측이 좌측에 비해 2mm 하방 위치되어 있었고 상악구치의 수직 높이도 같은 양만큼 차이가 있어서 교합 평면의 좌우 경사가 관찰되었고, 하악지의 길이도 우측이 좌측에 비해 5mm 길게 측정되었으며, 이부는 좌측으로 8mm 편위되어 있었다. 파노라마 방사선 사진에서 상하악 제 3대구치가 존재하였다(그림 3-8).

삼차원 CT분석에서 상악전치는 우측으로 0.9mm, 하악전치는 좌측으로 5.9mm 편위되어 있었고 하악이부가 좌측으로 7.7mm 편위되어 있었다(그림 3-9, 표 3-2). 수직적으로 상악구치는 우측이 좌측에 비하여 1.3mm 하방에 위치하였다. 하악지와 하악골체의 길이는 우측이 각각 4.7mm, 2mm 길었다.

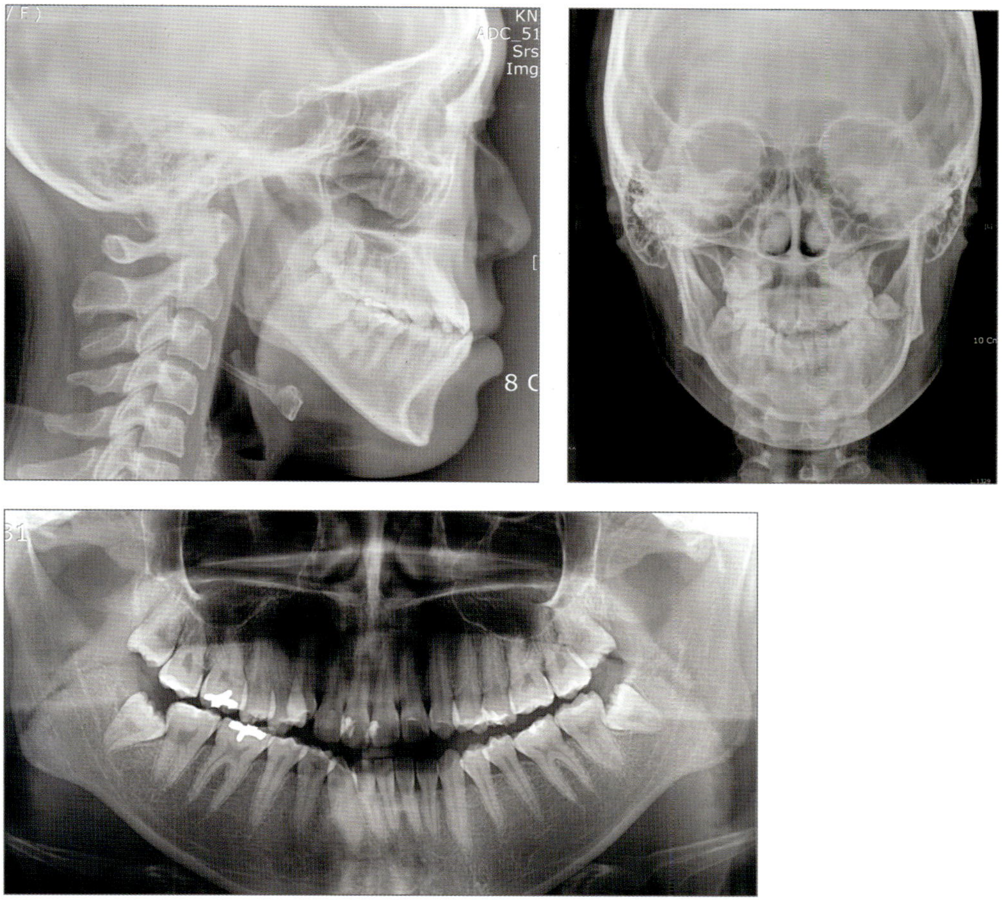

그림 3-8. 치료전 두부방사선 규격사진과 파노라마 방사선 사진.

표 3-1. 표준 두부 방사선 규격사진 계측치

	Pretreatment	2 month after surgery	Posttreatment
SNA	75	75	75
SNB	77.5	73	73
ANB	−2.5	2	2
FMA	32	35.5	37
PFH/AFH	0.6	0.6	0.6
OP to FH	14.5	17.5	16.5
U1 to FH	120	110	111
IMPA	86	84.5	84.5
Z-ANGLE	71	63	70.5
Upper lip to E-line	−1	3	2
Lower lip to E-line	4	5	3

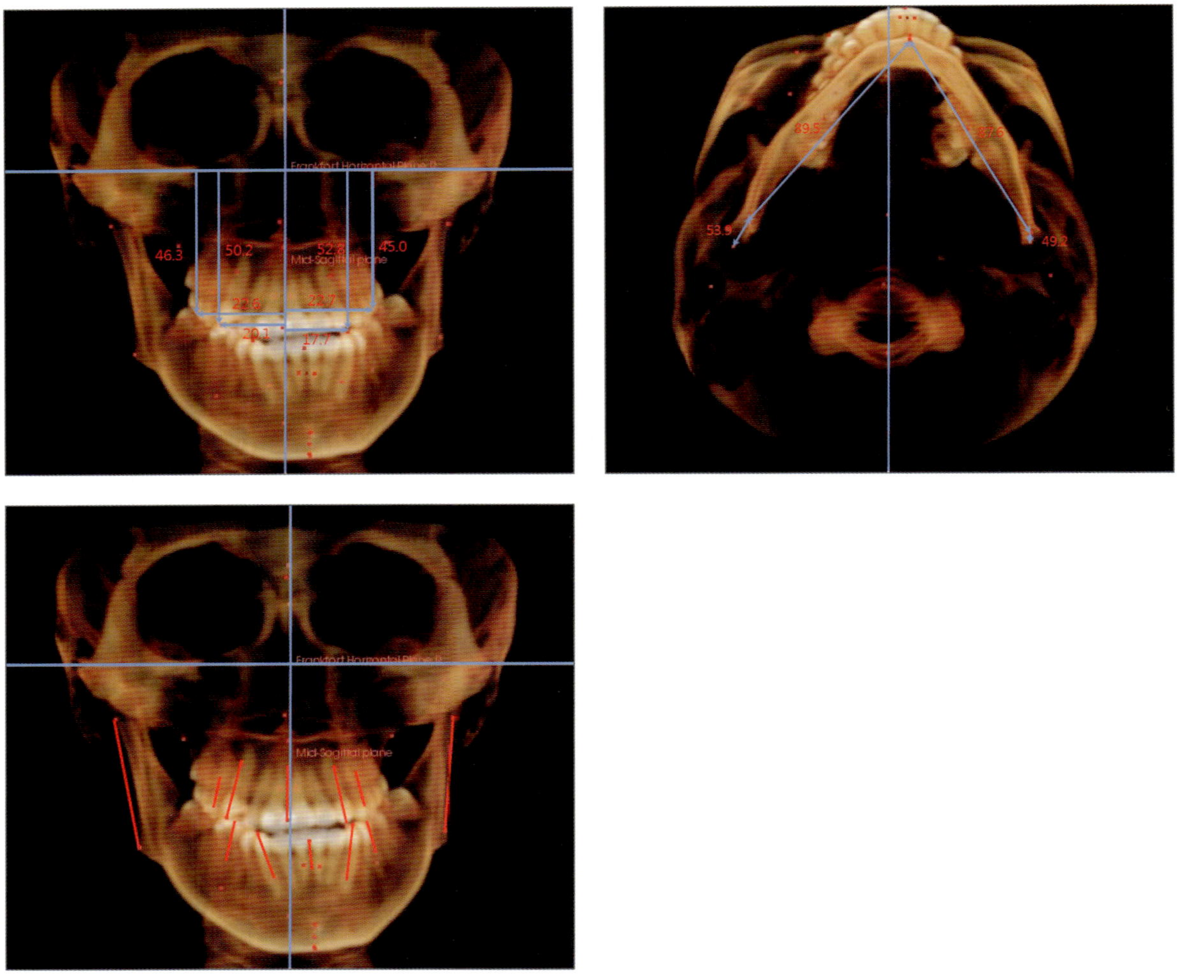

그림 3-9. 치료전 CT 분석.

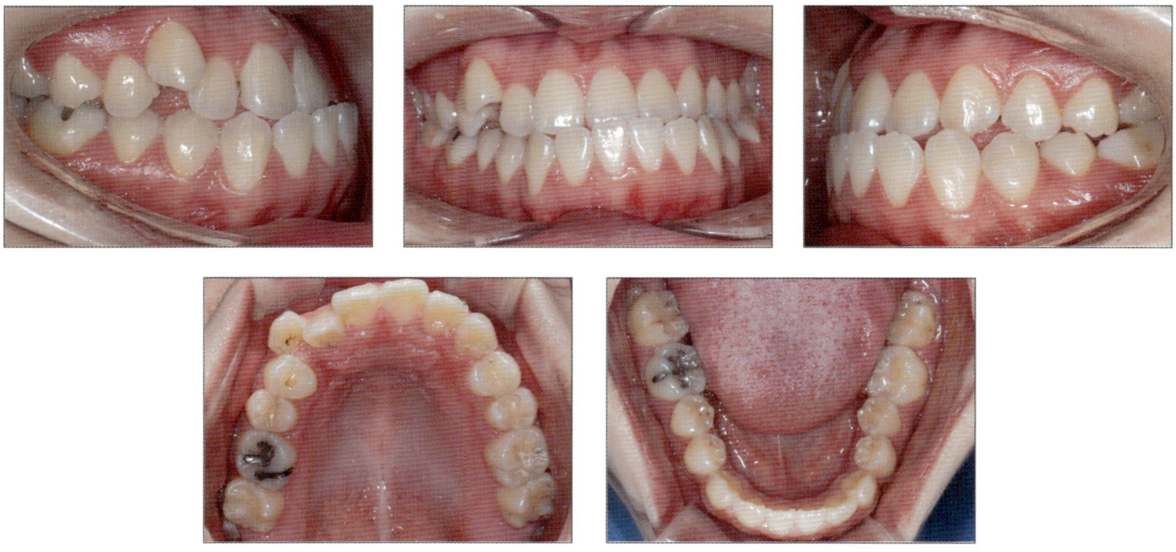

그림 3-10. 치료전 구내사진.

3. 구내사진 소견

수직피개 1.5mm, 수평피개가 -2mm로 전치부 반대교합을 가지고 있었다. 치열궁의 공간 부족은 상악에서 -4.5mm, 하악에서는 스피만곡을 포함하여 3mm의 공간부족을 가지고 있었다. 상하악 치열의 중심선은 6mm의 불일치가 있었다(그림 3-10). 전치부 Bolton ratio는 78.3으로 하악이 0.5mm 컸다. 견치 및 구치 모두 III급 관계를 가지고 있었으며 하악의 좌측 편위로 우측의 III급 경향이 컸다

4. 진단 및 치료계획

안면 비대칭이 심하고 상하악간 골격적 부조화가 크므로 악교정 수술이 계획되었다. 상악에서는 밀집을 해소하고 순측 경사된 상악전치를 후방경사시키기 위해 마이크로 임플란트를 이용하여 전체 치열을 원심이동시키기로 하였고, 하악 전치는 전방 경사시켜 탈보상을 얻기로 하였다. 마이크로 임플란트를 이용하여 상악구치를 압하시켜 수술에 의한 하악의 이동량을 크게 하되, 상악 구치의 수직적 높이가 차이가 있으므로 우측 구치를 더 압하시키기로 계획하였다.

상악 전체 치열의 원심 이동을 위해 상악 제 3대구치와 하악골의 수술부위에 존재하는 하악 제 3대구치는 발치하기로 하였다.

5. 치료과정

022 Kosaka straight wire brackets을 부착하고 초기 배열을 시작하였다. 치료 시작시 SS wire로 제작된 횡구개 아치를 상악 제 1대구치에 장착하였다. 치료 초기부터 상악 제 2대구치에 lingual button을 부착하고 횡구개 아치에 결찰된 고바야시 훅에서 Super thread(T-45, RMO, Denver, Co, USA)로 압하력을 가하였다(그림 3-11).

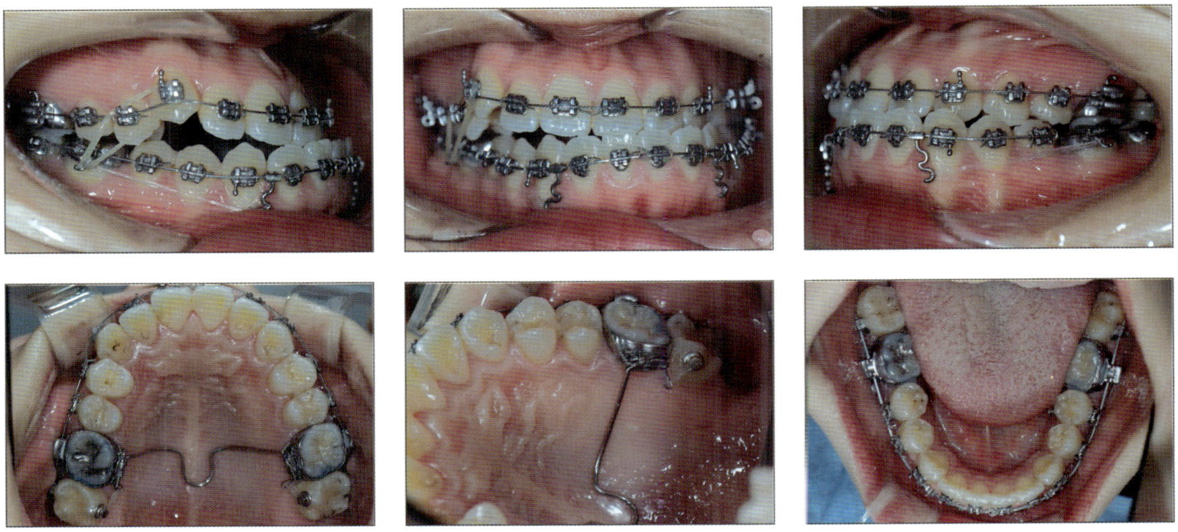

그림 3-11. 횡구개 아치를 장착하고 상악 제 2대구치에 압하력을 가하는 구내사진(치료 2개월).

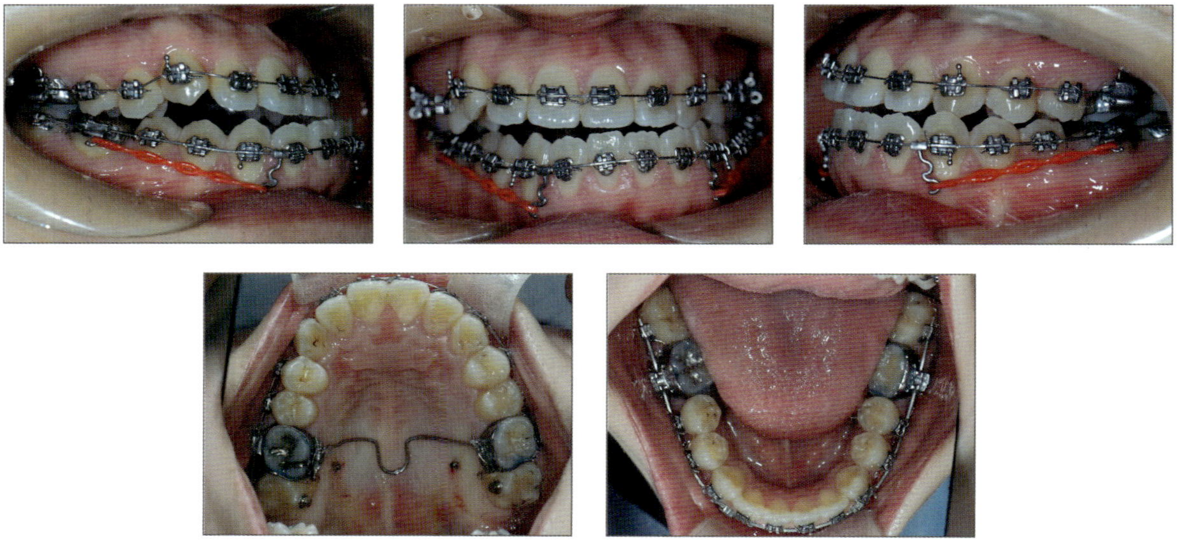

그림 3-12. 치료 3개월 구내사진.

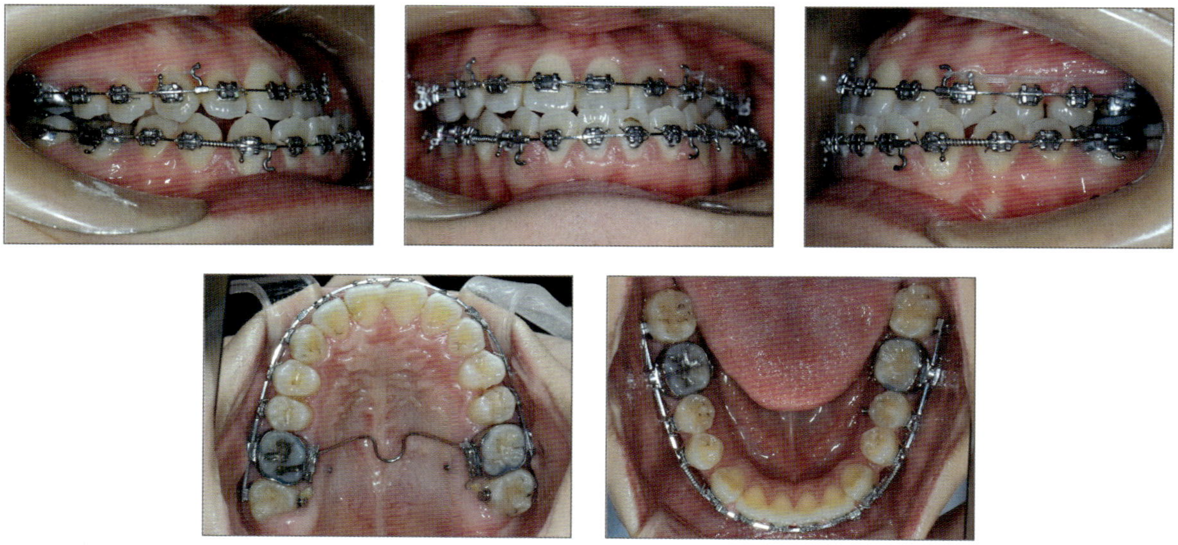

그림 3-13. 치료 10개월 구내 사진.

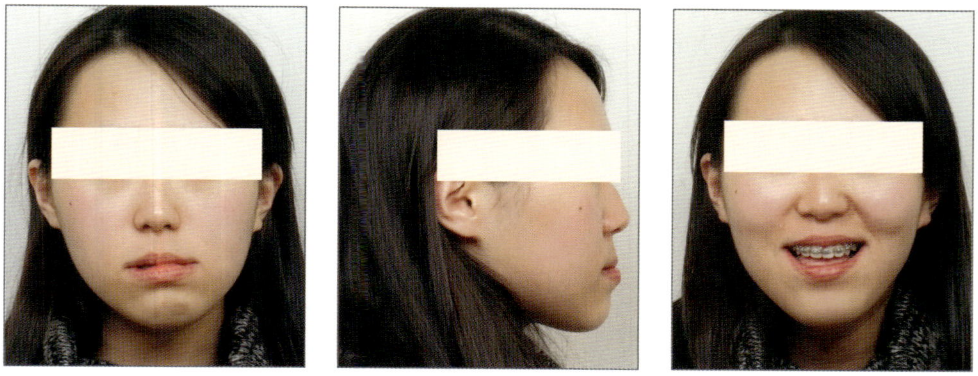

그림 3-14. 치료 14개월 술전 교정 완료시 구외사진.

치료 3개월 상악 구개부 제 1대구치와 제 2대구치 사이에 마이크로 임플란트 (Absoanchor, SH1312-10, Dentos Co. Ltd, Daegu, Korea)를 식립하였다. 식립 즉시 Super thread(T-45, RMO, Denver, Co, USA)를 마이크로 임플란트에서 횡구개 아치로 연결하여 압하력을 가하였다(그림 3-12). Super thread로 압하력을 가하되 내원시마다 교환하지 않고 2개월에 1회 교환하였다. 치료 4개월부터는 상악 대구치에 지속적인 압하력을 가함과 동시에 횡구개 아치에 후방력을 가하였다. 하악 전치를 전방 경사 이동시키기 위해 하악 호선에 긴 훅을 부착하고 치료 초기에는 Super thread를 훅과 제 1대구치에 연결하였다.

치료 9개월 상악에는 017*025 SS, 하악에는 018*025 SS wire를 장착하였다. 치료 10개월 하악 전치의 전방 경사를 위해 하악 견치와 제 1소구치 사이에 open coil spring을 삽입하였다. Bolton ratio를 맞추기 위해 하악 전치를 치간 삭제하였다(그림 3-13).

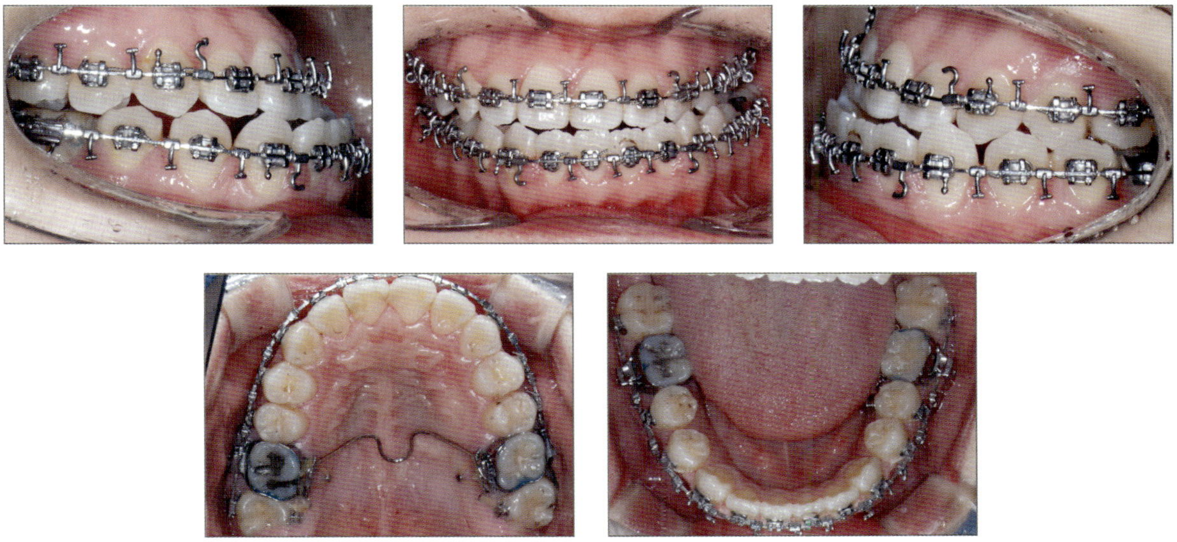

그림 3-15. 치료 14개월 구내 사진.

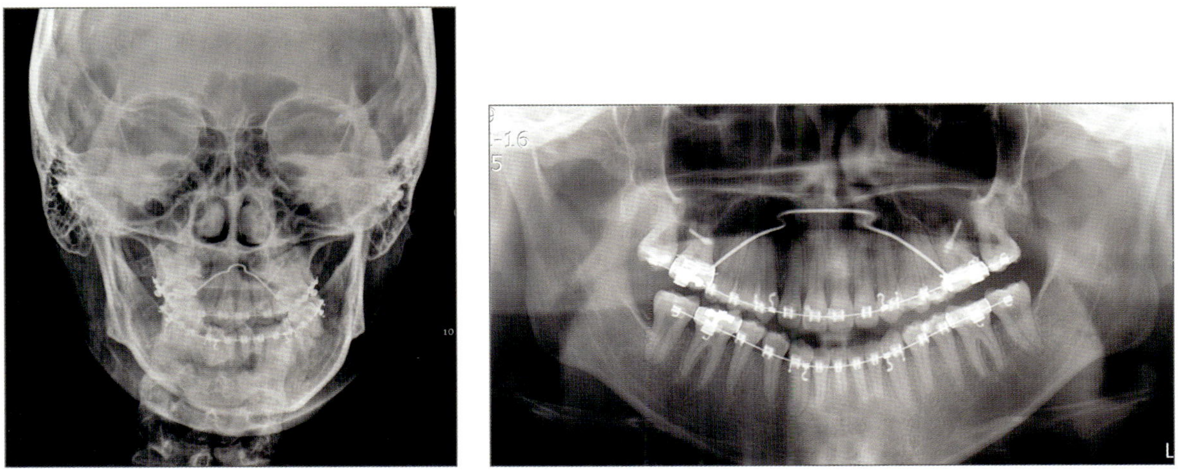

그림 3-16. 수술전 두부방사선 규격사진과 파노라마 방사선 사진.

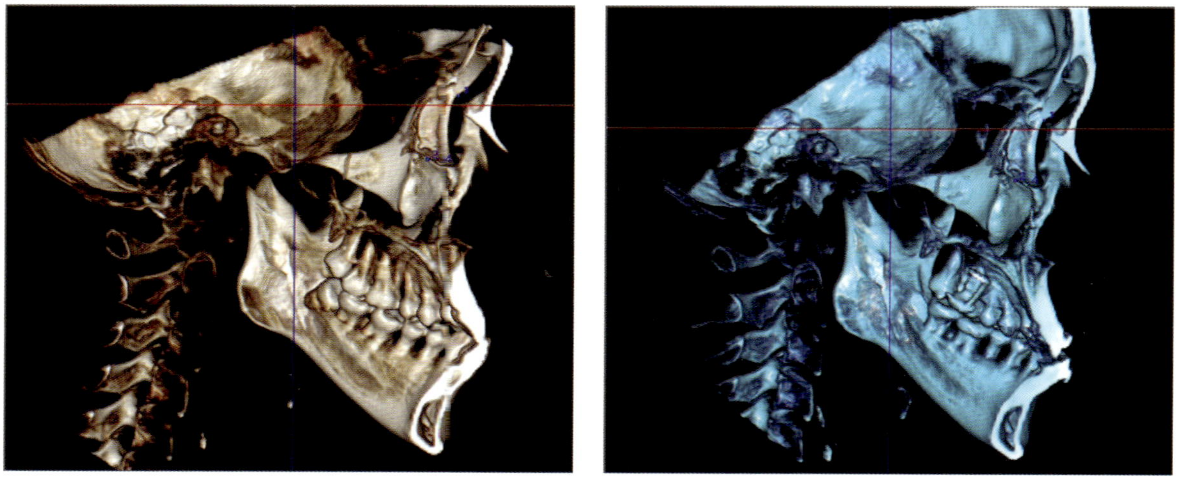

그림 3-17. 치료전과 수술전 CT의 측면 절단사진: 상악구치의 압하와 상악전치의 후방 경사, 하악전치의 전방경사이동이 관찰됨: 치료전(회색): 수술전 (청색).

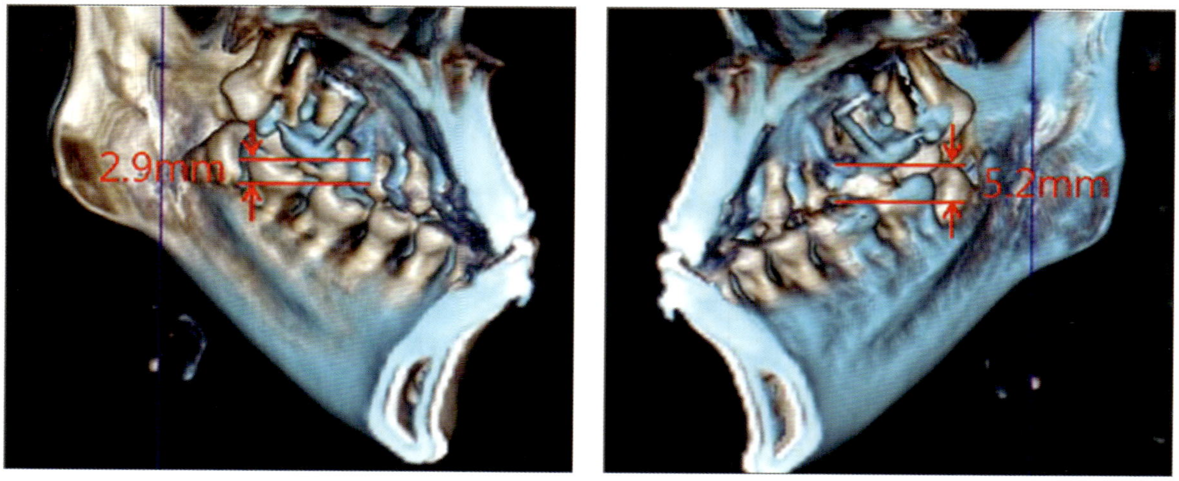

그림 3-18. 치료전과 수술전 상악 구치의 수직적 위치 변화(좌, 우).

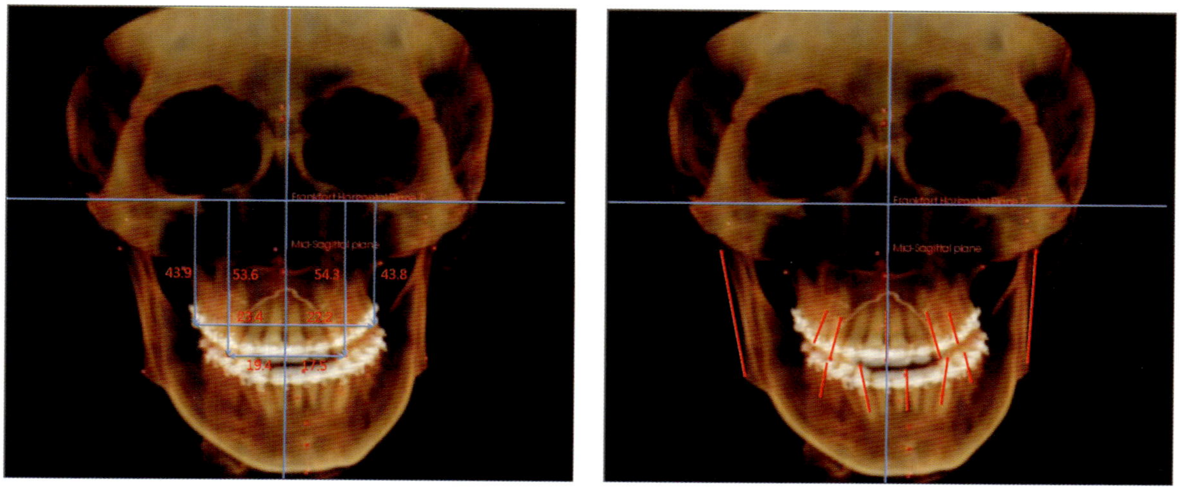

그림 3-19. 수술전 CT 분석, 상악 견치 및 구치의 수직 높이가 유사하게 개선됨.

치료 14개월 술전 교정치료가 완료되었다(그림 3-14, 3-15, 3-16). 치료전과 수술전 CT 측모상을 보면 하악 전치의 탈보상이 충분히 이루어졌음을 알 수 있다(그림 3-17). 상악 구치는 압하되어 악교정 수술시 하악의 시계 방향 회전을 가능하게 하였는데, 상악 좌측 제 1대구치는 2.9mm 우측은 5.2mm의 차등적인 압하가 이루어져 수직적 높이차가 해소되므로 수술시 하악의 우측이 좌측에 비해 더 상방 이동되게 하여 안면 비대칭이 해소될 수 있도록 하였다(그림 3-18, 3-19). 상악 전치의 중심선은 인중선에 비하여 더 우측으로 위치시켰는데 이것은 수술에 의하여 하악이 우측으로 이동하면 연조직도 우측으로 이동하는데 이를 보상하기 위하여 과치료의 관점에서 필요한 이동이다. 삼차원 CT 구성 사진에서 상악 치아는 두개골에 대하여 대칭적으로 잘 위치되었고 하악의 중심선은 좌측으로 이동하였으나 하악 골격의 중심, 즉 이부 중심우측에 위치하였다(그림 3-20).

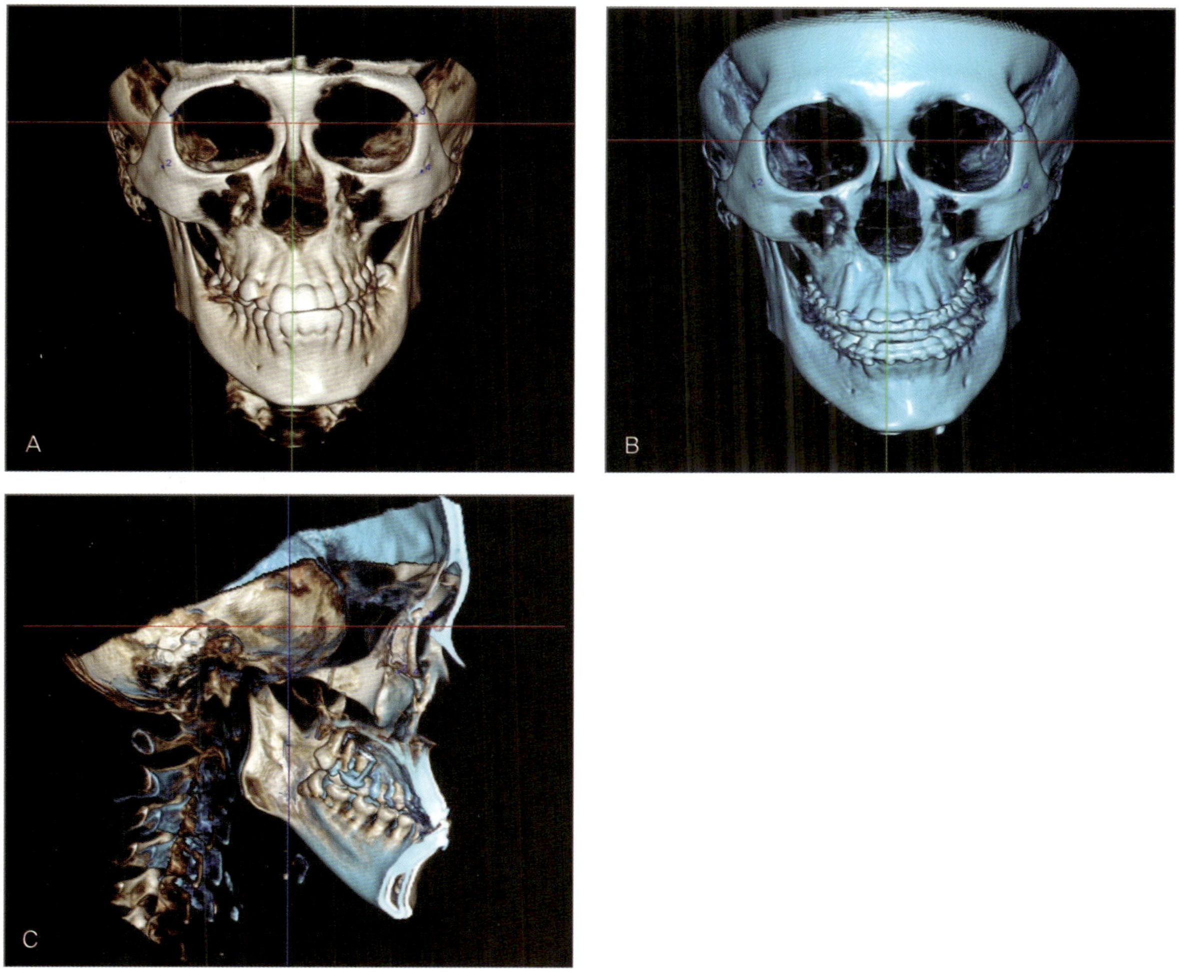

그림 3-20. 치료전 및 수술전 CT 상; A, 치료전, B, 수술전, C, 치료전 및 수술전 중첩. 치료전(회색), 수술전(청색)

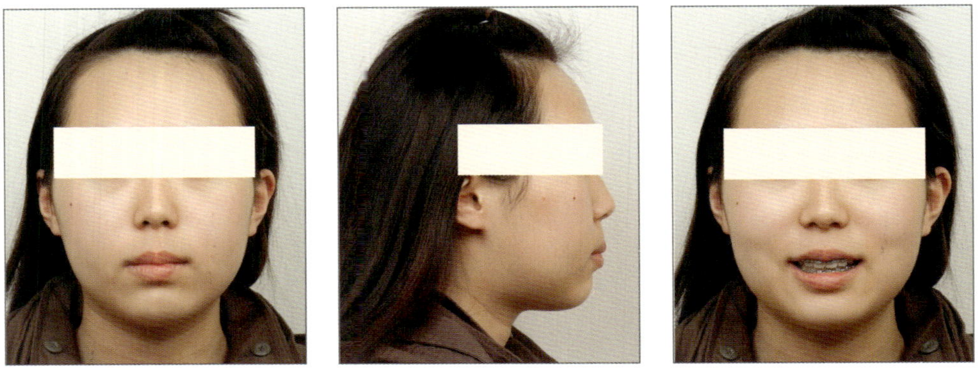

그림 3-21. 수술후 1개월, 치료 16개월 구외사진.

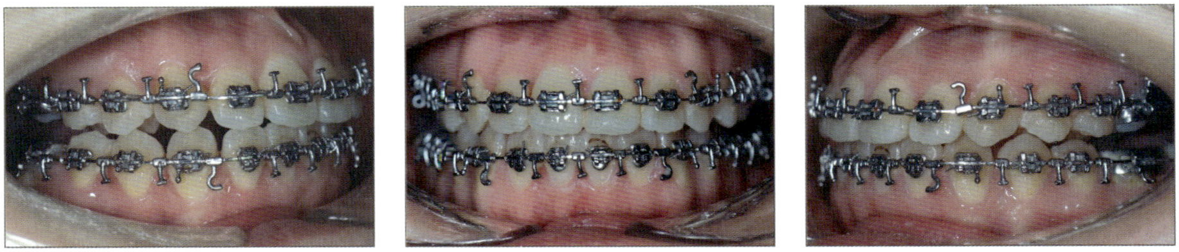

그림 3-22. 수술 후 1개월 구내 사진.

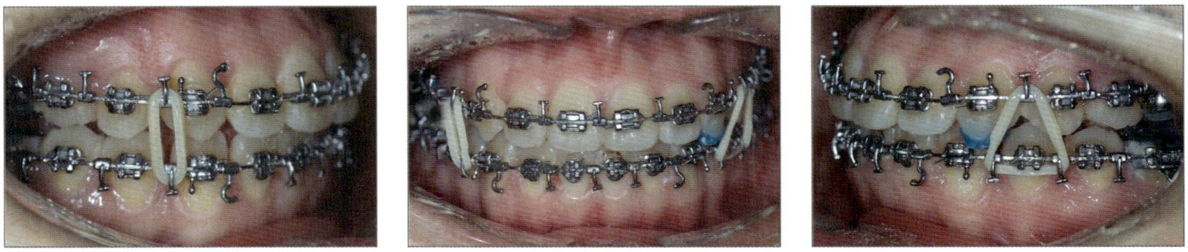

그림 3-23. 수술후 1개월, 치료 16개월, resin으로 하악을 편위시키기 전후 구내사진.

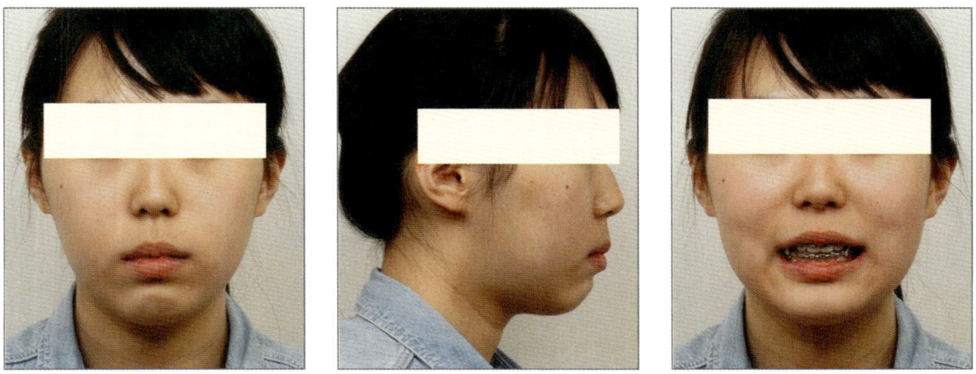

그림 3-24. 치료 17개월 구외사진.

치료 15개월 sagittal split ramus osteotomy를 시행하였다. 치료 16개월 안면비대칭이 많이 해소되었고 측모는 개선되었으나 하악 치열의 중심선이 상악에 비해 우측에 존재함에도 불구하고 이부의 좌측 편위는 남아 있었다(그림 3-21, 3-22). 하악의 우측이동을 얻고자 스플린트 제거 후 상악 좌측 견치의 설면에 레진을 올리고 악간고무를 적용하여 하악이 우측으로 이동되도록 하였다(그림 3-23).

치료 17개월 안면 사진에서 안모의 대칭성이 더 개선된 것을 관찰할 수 있다(그림 3-24). 하악골의 이동과 함께 하악치아의 중심선이 우측으로 2mm 가량 이동하였다(그림 3-25). 하악골격의 비대칭이 개선되고 골 치유가 완료된 후 하악치열을 좌측으로 이동시켜 중심선을 일치시킬 수 있다. 이후 상악 좌측 소구치는 정출되어 교합되도록 하기 위하여 결찰하지 않았다. 하악의 우 치가 안정된 후부터는 상악 좌측 견치의 레진을 조금씩 삭제하여 유도된 하악골의 위치를 유지하면서 좌측부위의 교합을 형성할 수 있도록 하였다. 많은 량의 정출이 필요한 경우 브라켓을 제거하거나 주 호선에 결찰하지 않은 채 수직고무를 걸어 정출을 유도할

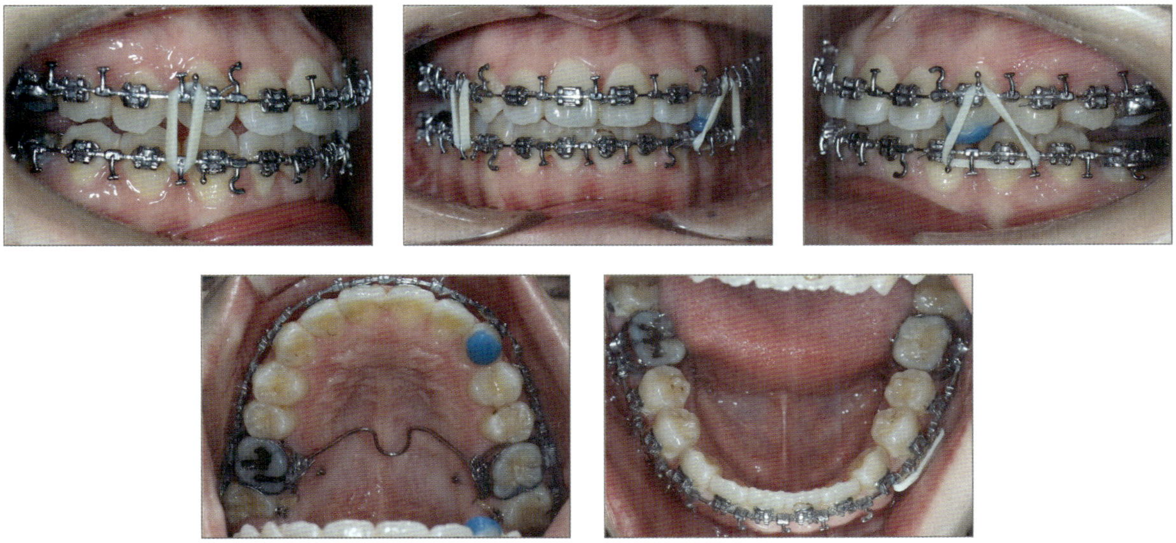

그림 3-25. 치료 17개월 구내사진.

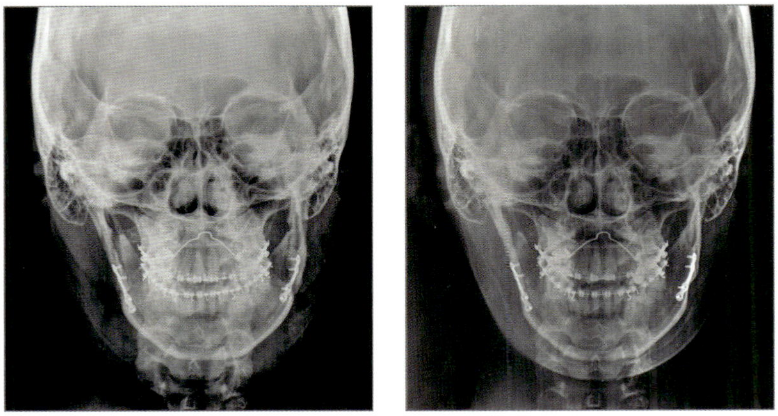

그림 3-26. 수술직후 (A)와 치료 22개월(수술후 7개월) (B) 두부방사선 규격사진 비교; 하악골의 우측으로의 유도가 얻어 짐.

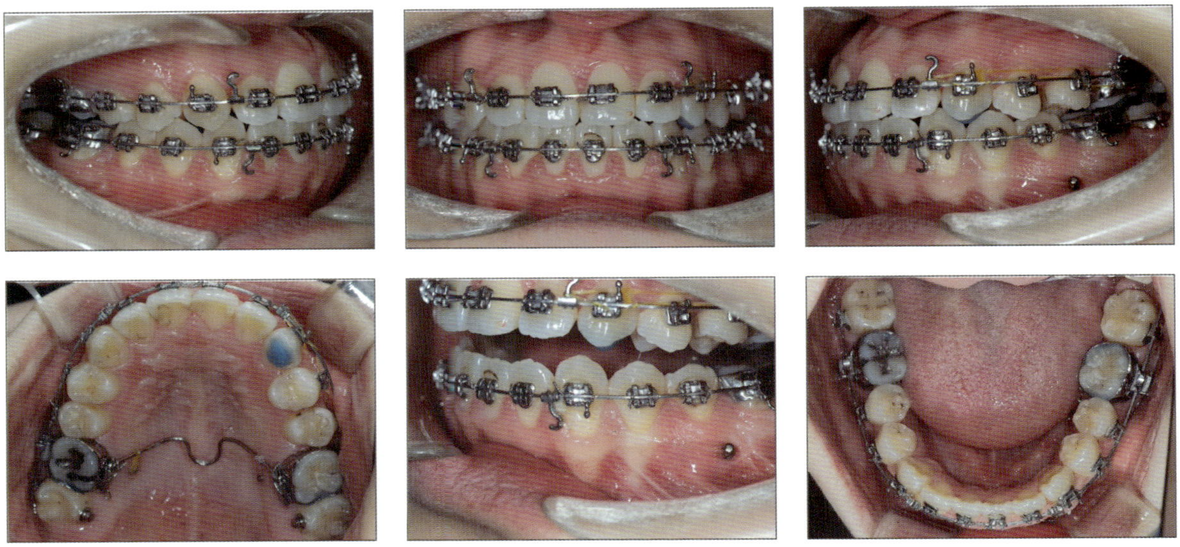

그림 3-27. 치료 25개월 구내사진; 하악 중심선을 좌측으로 이동하기 위하여 하악소구치부에 식립된 마이크로 임플란트에서 후방력을 가함.

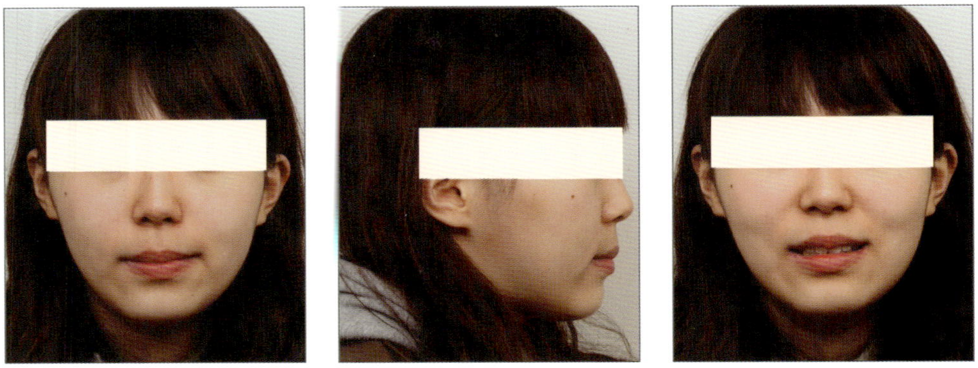

그림 3-28. 치료 종료시 구외사진(치료 28개월).

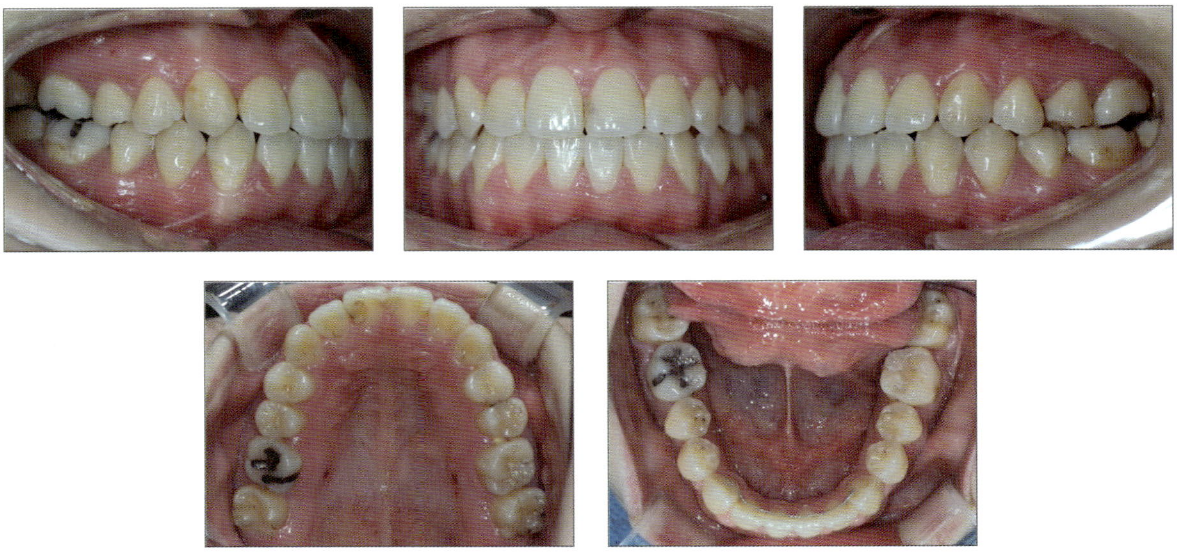

그림 3-29. 치료 종료시 구내사진.

수 있다. 치료 18개월부터 마이크로 임플란트로부터 상악 횡구개 아치에 원심력을 가하고 훅과 상악 제 1대구치를 Square thread (ST-045, Dentos Co. Ltd, Daegu, Korea)로 연결함으로써 전체 치열의 후방이동을 시도하였다.

하악의 우측으로의 유도에 의하여 하악 치열의 중심선이 우측으로 이동하게 되어(그림 3-25, 3-26) 상하악 치아 중심선을 맞추기 위하여 하악 치아의 좌측으로의 이동이 필요하였다. 따라서 치료 25개월 하악 좌측 제 2소구치와 제 1대구치 사이에 마이크로 임플란트 (Absoanchor, SH1312-07, Dentos Co. Ltd, Daegu, Korea)를 식립하고 후방력을 가하였다(그림 3-27).

치료 28개월 기능적 교합을 완성하고 치료를 종료하였다(그림 3-28, 3-29, 3-30).

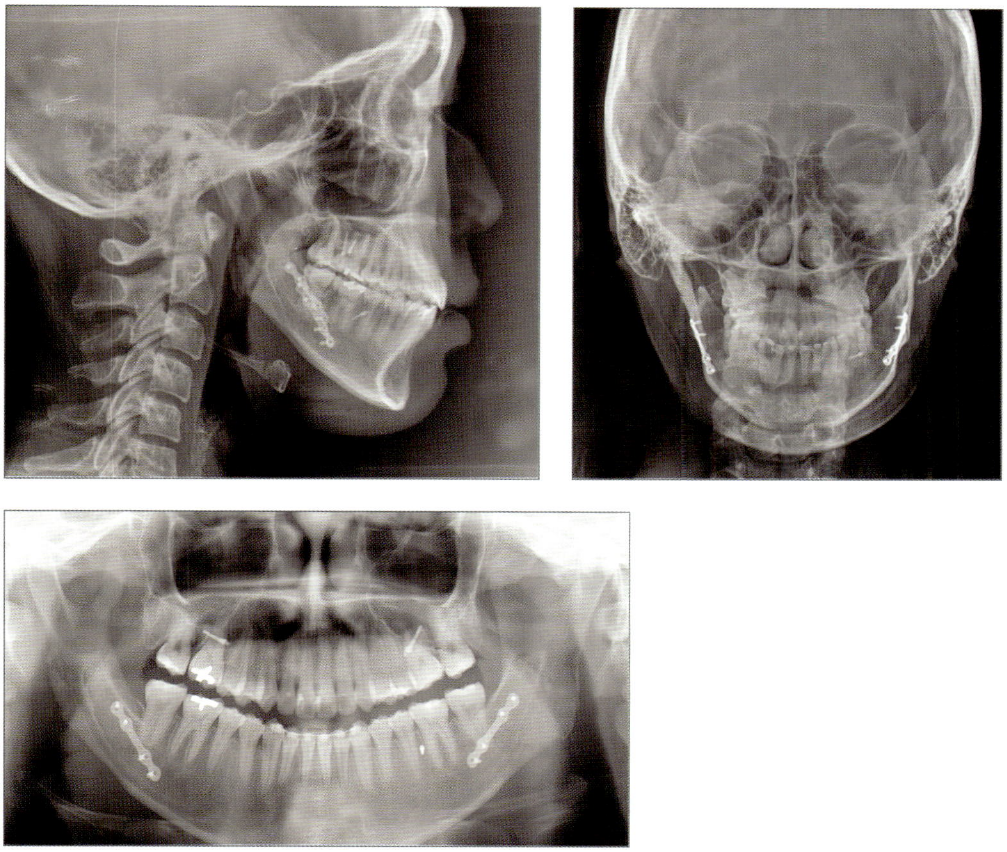

그림 3-30. 치료 종료시 두부방사선 규격사진 및 파노라마 방사선 사진.

6. 치료 결과

치료 전 좌측으로 경사를 보였던 인중은 하악골의 우측이동에 따라 개선되어 정중선에 맞게 수직으로 개선되었다. 또한 입술의 경사도 개선되었다. 치료전 좌측 경사를 보였던 하악골은 골격 중심선에 잘 위치되어 비대칭이 개선되었다. 견치 구치관계는 I급을 얻을 수 있었으며 중심선이 서로 일치되도록 잘 배열되었다.

삼차원 CT구성상에서 볼 수 있듯이 상악 우측 구치의 압하이동과 하악의 우측으로의 수술적이동에 의하여 대칭적인 골격을 얻을 수 있었다(그림 3-31, 표 3-2). 표 3-2에서 볼 수 있듯이 치료 후 상하악치아의 기준선에 대한 수평, 수직거리 및 치축이 좌우가 대칭적으로 잘 배열되었다(그림 3-32, 3-33).

유지 기간동안 안모와 교합은 잘 유지되었고 (그림 3-34, 3-35) T-scan에서 볼 수 있듯이 좌우측의 교합접촉은 균등하게 유지되어 비대칭환자에서 관찰되는 교합의 좌우측 불균형이 관찰되지 않았다(그림 3-36).

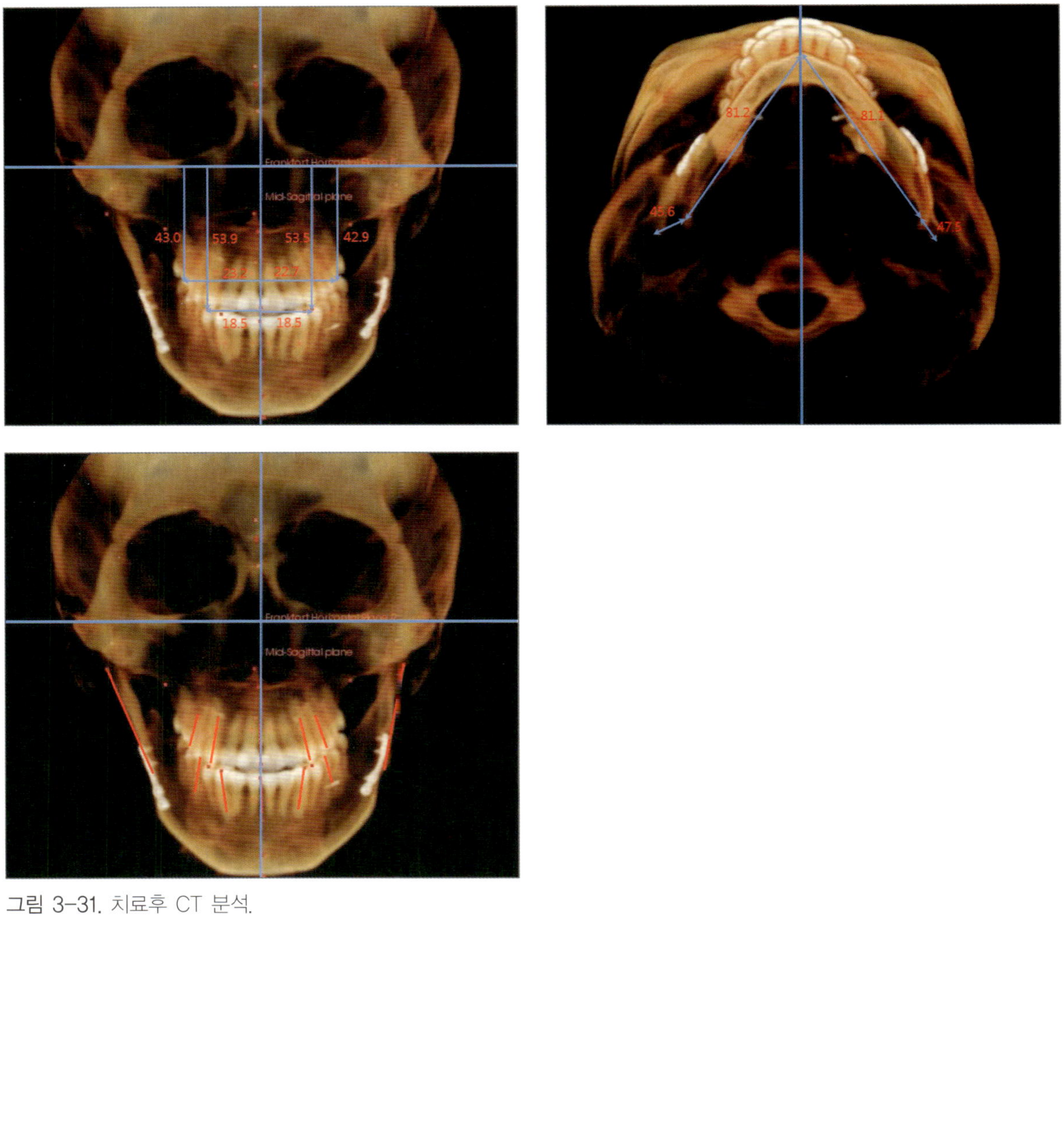

그림 3-31. 치료후 CT 분석.

표 3-2. CT 분석 계측치

	differences between Rt. and Lt.	Pretreatment		After presurgical orthodontics(15 months)		Posttreatment	
		Rt.	Lt.	Rt.	Lt.	Rt.	Lt.
Horizontal (mm)	Umid-MSP	0.9		0.3			0.2
	Lmid-Mn.VP		5.9		6.2		0.1
	U6-MSP	22.6	22.7	23.4	22.2	23.2	22.7
	U3-MSP	20.1	17.7	19.4	17.5	18.5	18.5
	GoInf-MSP	47.5	48.6	47.5	48.6	40.3	44.5
	Me-MSP		7.7		7.7		1.2
Vertical (mm)	U6-FHP	46.3	45.0	43.9	43.8	43.0	42.9
	U3-FHP	50.2	52.8	53.6	54.3	53.9	53.5
	GoInf-FHP	59.6	54.3	59.6	54.3	51.1	54.0
3D length (mm)	Ramus	53.9	49.2	53.9	49.2	45.6	47.5
	Mn. body	89.5	87.6	89.5	87.6	81.2	81.1
Angle(°)	U1-MSP	0.1		0.2			0.4
	U3 inclination	14.5	11.0	13.7	12.2	14.3	10.4
	U6 inclination	2.0	12.2	10.0	11.2	8.8	12.5
	L1-Mn.VP	6.9		0.4		0.8	
	L3 inclination	18.9	3.6	6.5	8.6	5.7	7.7
	L6 inclination	8.2	10.7	8.80	6.2	18.7	19.0
	Ramus	10.0	3.9	10.0	3.9	23.9	10.6

MSP : midsagittal plane, Mn.VP : Mandibular vertical plane, FHP : FH plane, 적색 : 반대측에 비해 1mm 이상 큰 값

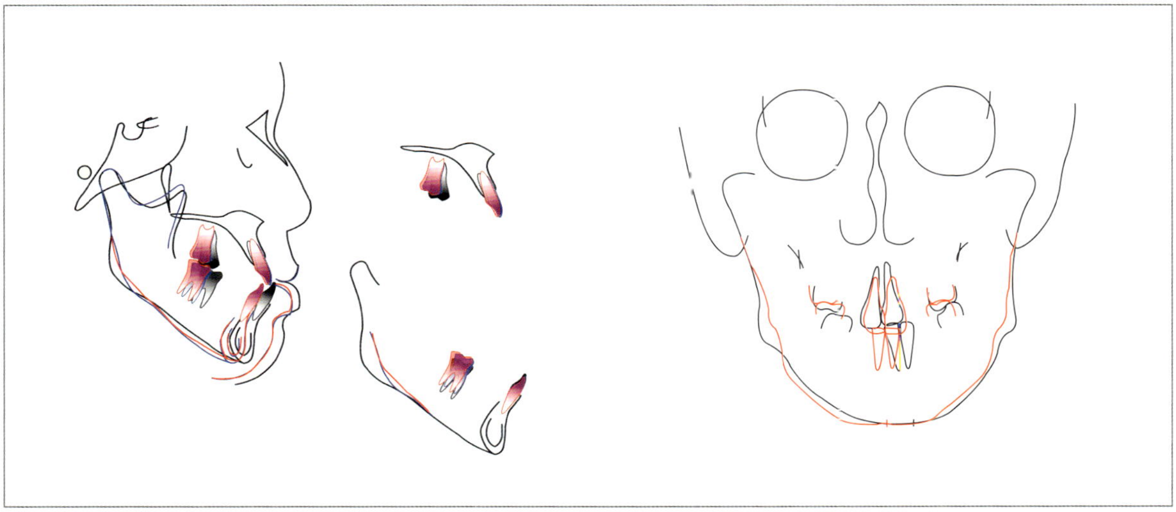

그림 3-32. 두부방사선 규격사진 중첩: 흑색선-치료전, 청색선-수술후, 적색선-치료후

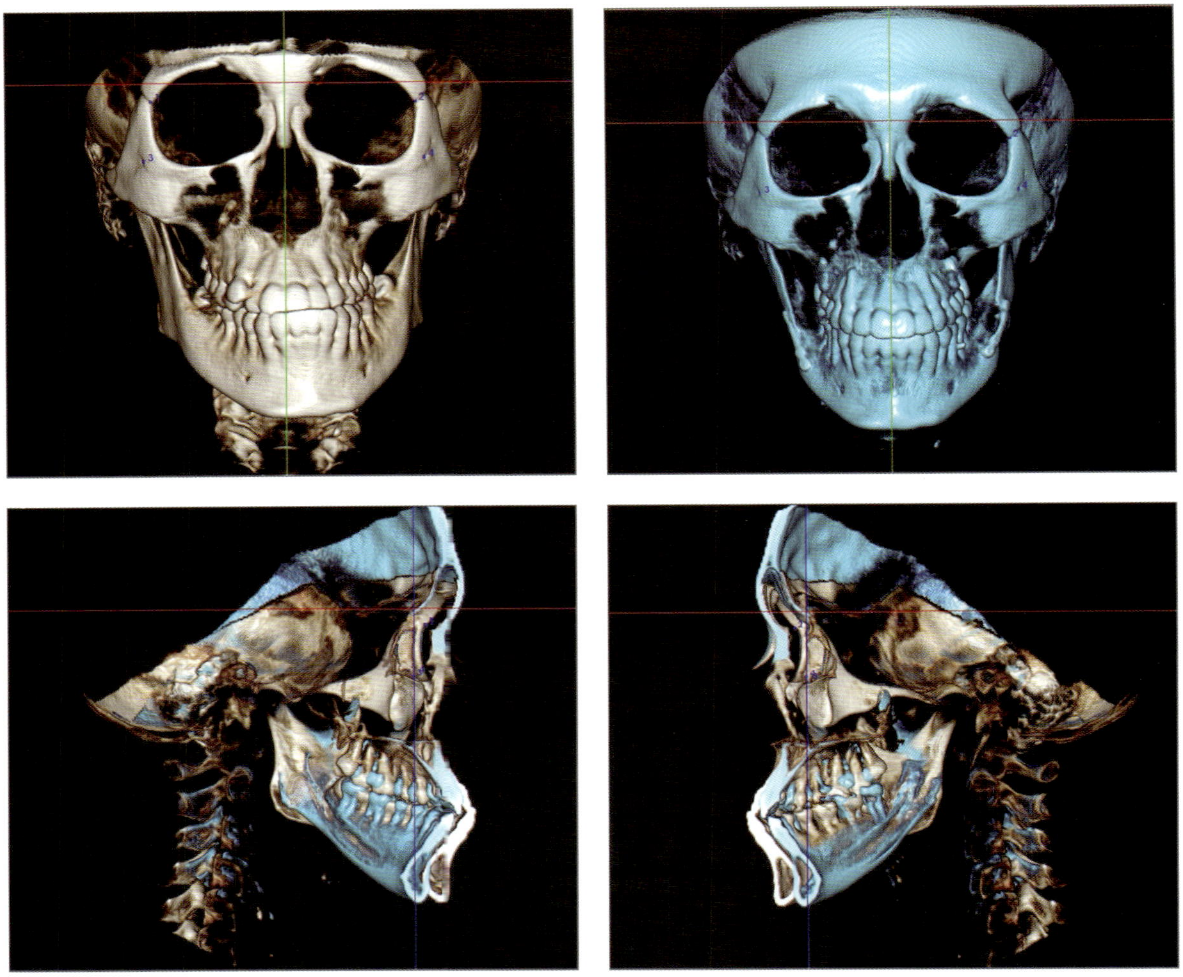

그림 3-33. 삼차원 CT 구성 상 및 중첩: 치토전(회색), 치료후(청색)

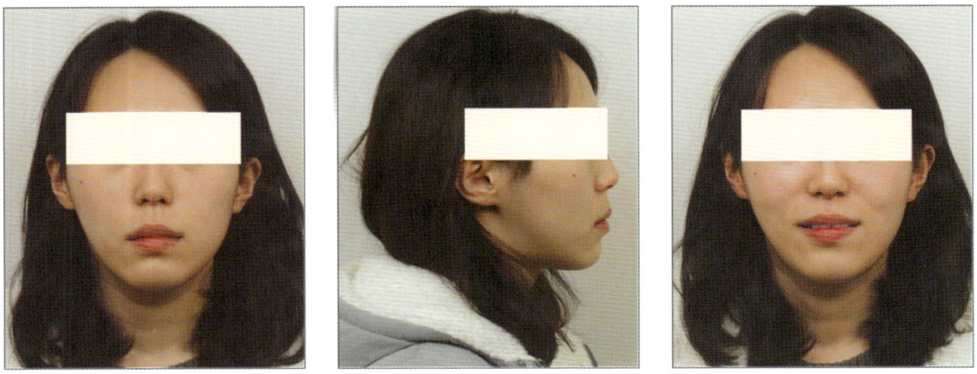

그림 3-34. 유지 2년 구외사진.

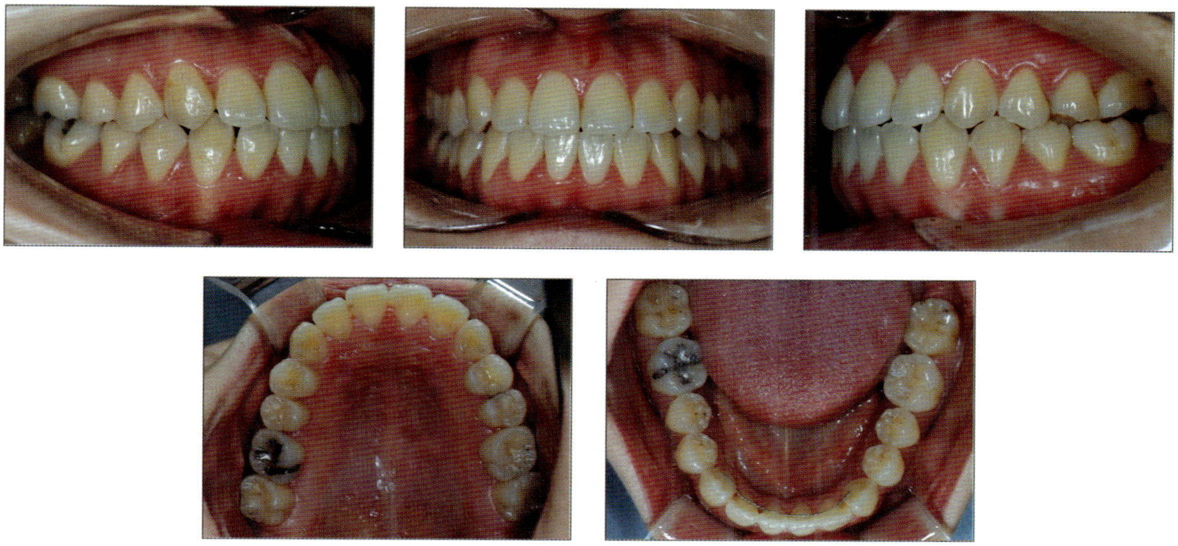

그림 3-35. 유지 2년 구내사진.

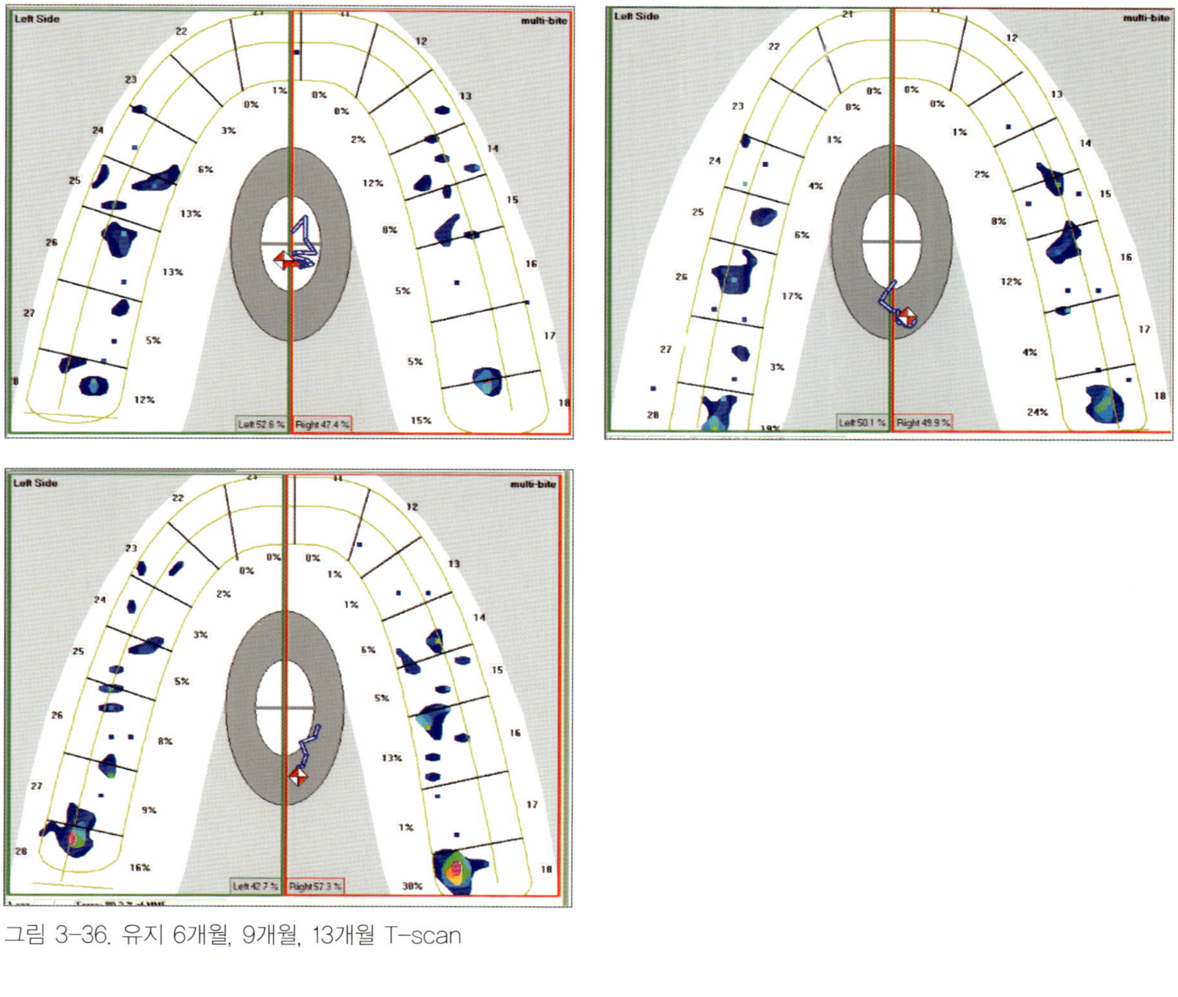

그림 3-36. 유지 6개월, 9개월, 13개월 T-scan

7. 증례 고찰

치료동안의 인중의 변화를 보면 치료전에 좌측으로의 경사는 술전 교정치료동안 유지되었으나 수술후 하악이 우측으로 이동됨에 따라 경사가 개선되었다. 입술의 좌우 기울기 또한 수술에 의하여 개선되었다. 또한 구각의 위치도 좌우가 대칭적으로 변화되었다. 따라서 하악이 편위된 경우 하악골 수술에 의하여 하악이 비편위측으로 이동됨에 따라 인중, 구각의 좌우 위치, 그리고 입술의 기울기도 움직이므로 이에 대한 고려가 치료 전 분석에서 필요하다고 생각된다. 즉 상악전치의 중심선을 인중의 이동을 고려하여 비편위측으로 이동시키는 연조직이동을 고려한 술전교정치료가 필요하다. 이런 연조직의 이동은 치아의 이동에 의해서도 영향을 받는데, 비편위측 견치를 측방 및 상방으로 이동시키면 비편위측 구각을 지지하여 입술 경사를 줄이게 된다. 또한 이런 치아이동은 견치에서의 수평피개를 증가시켜 수술에 의한 하악골의 이동량을 크게 하는 효과를 가지게 된다. 인중은 치료 후에 비하여 유지관찰 사진에서 중심선에 더 일치하였는데 이는 근육의 적응이 비교적 늦게 일어나 생긴 것이라 생각된다. 상악골의 수술없이도 하악골 이동에 의하여 연조직의 이동이 얻어질 수 있었다고 생각된다. 그러나 연조직 반응은 다양하게 나타나므로 변화를 잘 관찰하여 추가적인 치아 이동을 고려할 수 있다고 생각된다.

하악골의 비대칭적인 후방이동 혹은 회전이동이 필요한 수술에서 vertical osteotomy가 아닌 Sagittal split ramusosteotomy를 시행하는 경우 proximal bone segment와 distal segment의 간섭으로 인하여 우각부가 측방으로 돌출되어 나오는 문제가 생길 수 있다. 이를 방지하기 위하여 본 증례에서는 하악 우각부의 골을 삭제하여 골격 계측에서는 좌우 우각부(Gonion)의 위치가 대칭적이지 않지만 연조직에서는 비교적 대칭적으로 잘 치료되었다고 생각된다.

고찰

치료계획 수립단계에서 인중의 이동여부를 확인하는 임상적인 방법은 하악을 인위적으로 비편위측으로 이동시켜보아 입술과 인중이 어느 정도 변하는가를 확인하여 보는 방법이 있다,

수술에 의한 하악골의 위치 오차는 골격에 악정형력을 가함으로써 수정되고 보상될 수 있다. 즉 수술에 의하여 오차가 있다 할지라도 골격이 치유되기 전에 레진을 올리거나 압하이동시켜 교합에 변화를 주고 수직고무를 걸어 하악을 이동시킬 수 있다. 원칙적으로 설명하면 수직고무는 치아에 가하는 것보다는 상하골에 식립된 마이크로 임플란트사이에 거는 것이 골격을 이동시키는 데 더 효율적이라 할 수 있다. 비록 하악골이 rigid fixation에 의하여 고정되었다 할지라도 본 방법으로 하악골의 위치변화를 얻을 수 있다고 생각된다. 본 증례에서는 하악 전치의 좌측으로의 탈보상이동이 미흡하였고 또 수술에 의한 하악골의 우측이동이 이동이 부족하여 비대칭이 남아 있는 상황이었으나 골절단 부위의 치유가 완전히 일어나기 이전에 교합을 조정함과 동시에 악간고무를 걸어 하악골을 우측으로 이동할 수 있도록 하였다, 상악 좌측 견치의 설면에 레진을 부착하여 하악이 우측으로 편위될 수 있도록 하였는데, 우측 소구치 부위에 마이크로 임플란트를 식립하고 우측 견치 소구치에 압하력을 가하여 수평피개를 증가시켜 주면 하악의 우측으로의 이동을 더 원활하게 할 수 있다. 이와 같은 교합을 변화시키는 것은 하악골에 비대칭적인 힘을 가하게 되는데, 하악골이

치유되기 전에 가하여진 비대칭적인 힘은 하악골의 골격적인 이동을 유도할 수 있다. 사실 수술을 받지 않은 환자에서도 이부에서의 1-1.5mm정도의 측방 위치이동을 얻을 수 있었던 임상경험에 미루어 볼 때 수술 직후에 위와 같이 하악골의 위치를 수정하여 주는 것이 비대칭을 더 정밀하게 개선하여 줄 수 있는 방법이라 생각된다.

이 방법은 골격성 III급 부정교합의 치료에서도 응용될 수 있다. 골격성 III급 부정교합에서도 후방이동된 하악골의 전방으로의 재발이 관찰될 수 있는데 하악견치 후방에 부여한 공간을 이용하여 전치부 교합을 유지할 수 있고 필요하다면 하악골에 식립된 마이크로 임플란트에 후방력을 가하여 하악골의 후방위를 유지하거나 이동시키는 것이 가능하다고 생각된다. 골신장술(Distraction osteogenesis)에서 조기에 골신장 장치를 제거하고 악정형력 혹은 교정력을 가하여 골편의 이동을 조절하는 개념인 floating bone concept[5]와 유사한 기전으로 골격의 이동을 기대할 수 있다고 생각된다.

원하는 정도의 하악골의 이동이 얻어지면 교합의 안정을 위하여 반대측 소구치와 대구치는 정출시켜 교합안정을 얻을 수 있다. 이런 과정은 순차적으로 2개씩 치아를 정출시켜 교합을 안정시키는 것이 하악골을 위치를 유지시킨 채 교합을 안정시키는 방법이 된다.

요약

악교정 수술 직후부터 약 2개월의 기간동안 수술적 오차, 혹은 잔여 비대칭을 개선하기 위해서는 레진을 올리거나 상악 측방치아를 마이크로 임플란트를 이용하여 압하이동시켜 하악골의 이동을 유도할 수 있다. 적극적인 하악골의 위치변화를 얻기 위해서는 레진을 통한 교합조정, 구치 압하이동과 함께 상하악골에 식립된 마이크로 임플란트에 악간고무를 걸어 원하는 방향으로 하악골의 이동을 유도할 수 있다.

참고문헌

1. Byeon KS, Lee YJ, Yoon YJ, Hong SM, Park YH, Choi DJ, Park JW. Postoperative stability after setback of sagittal split ramus osteotomy: a comparison of three techniques. J Oral Maxillofac Surg. 2013 ;71(3):597-609.

2. Proffit WR, Phillips C, Turvey TA. Stability After Mandibular Setback: Mandible-Only Versus 2-Jaw Surgery. J Oral Maxillofacial Surg. 2012;70:e408-414.

3. Semaan S, Goonewardene MS. Accuracy of a LeFort I maxillary osteotomy. Angle Orthd 2005;75:964-73.

4. Jacobson R, Sarver DM. The predictability of maxillary repositioning in LeFort I orthognathic surgery. Am J Orthod Dentofacial Orthop 2002;122:142-54

5. Kunz C, Hammer B, Prein J. Manipulation of callus after linear distraction: a "lifeboat" or an alternative to ultivectorial distraction osteogenesis of the mandible. Plast Reconstr Surg 2000;105:674-9.

제 4 장

안면비대칭의 악교정수술시 마이크로 임플란트의 활용

제 4장 안면비대칭의 악교정수술시 마이크로 임플란트의 활용

이번 장에서는 안면비대칭 환자에서의 술전 교정치료시 마이크로 임플란트의 활용에 대하여 논하고자 한다.

안면비대칭을 가진 환자의 대부분은 상하악골의 전후적인 문제를 동시에 가지게 된다. 따라서 안면비대칭에 대한 치열의 탈보상 치료와 더불어 전후 방향의 탈보상을 시행한 후 골격적 문제를 해결하기 위한 수술을 계획한다. 즉 삼차원적인 분석을 통하여 연조직의 목표를 설정하고 골격의 위치를 정하며, 결정된 골격의 위치를 달성하기 위한 치열의 위치를 설정하고 술전 교정치료를 시행하여야 한다.

안면비대칭 환자의 골격적 특징 및 치열보상

안면비대칭 환자에서는 하악골 이부의 편위가 가장 현저하게 관찰되며, 구순의 경사 또한 관찰된다. 이런 비대칭이 있는 경우 골격적으로는 편측으로 하악골 체부가 길거나 하악지의 길이가 긴 경우가 많다(그림 4-1, 4-2). 또는 두가지가 동시에 나타나는 경우도 있다. 또한 정면에서 보았을 때 하악지의 좌우 경사도에도 차이가 관찰된다.

치열의 보상 작용으로는 비편위측 상악 견치와 구치의 정출이 관찰되고 편위측 상악 견치와 구치는 협측 경사를 보이며 편위측 하악 구치는 설측 경사를 보인다(그림 4-3). 치열보상의 정도는 상악 치아에서 하악에 비하여 크다. 특히 수직적인 면에서는 차이가 더 현저한데 비편위측에서 상악구치는 하방 정출이 일어나지만 하악구치의 상방이동은 편위측과 비슷한 정도를 보인다(그림 4-4). 반면 구치의 치축경사는 상악과 하악 모두에서 일어나는데 하악 편위측 구치의 설측 경사가 현저하게 나타 난다.[1]

전치에서의 변화는 상악 전치는 편위측으로 경사되며 중심선이 편위측으로 이동하는 경우가 많다. 하악전치는 비편위측으로 경사되어 있고 하악 치아의 정중선은 대부분 이부에 비하여 비편위측에 위치한다(그림 4-3, 4-4).

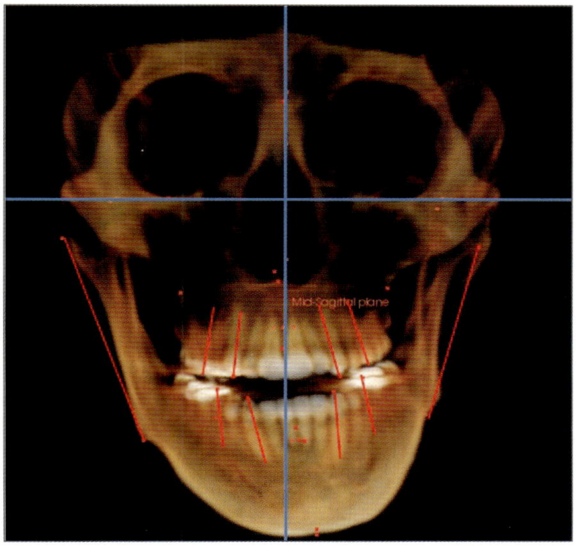

그림 4-1. 좌우 하악지의 길이와 하악지의 경사가 다르고 치열 보상을 보여주는 삼차원 CT영상.

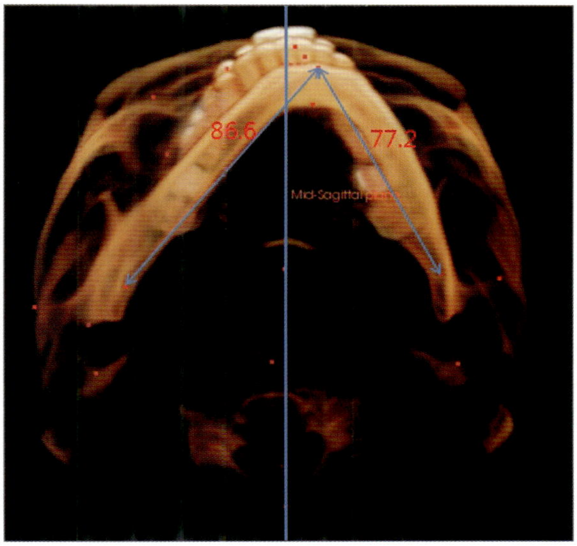

그림 4-2. 좌우 하악글체의 길이 차이를 보여주는 삼차원 CT영상.

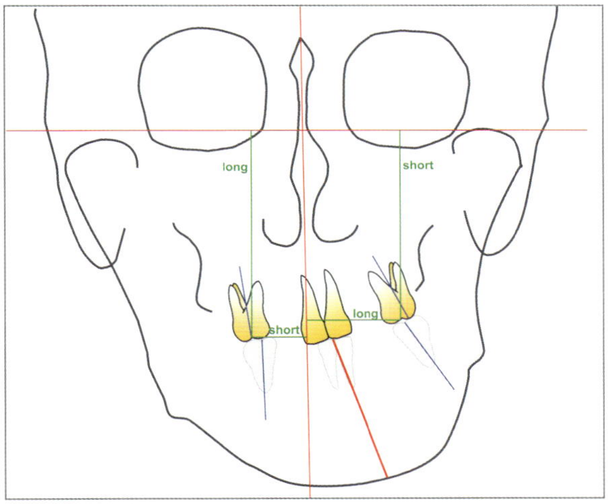

그림 4-3. 상악치열의 보상을 보여주는 그림.

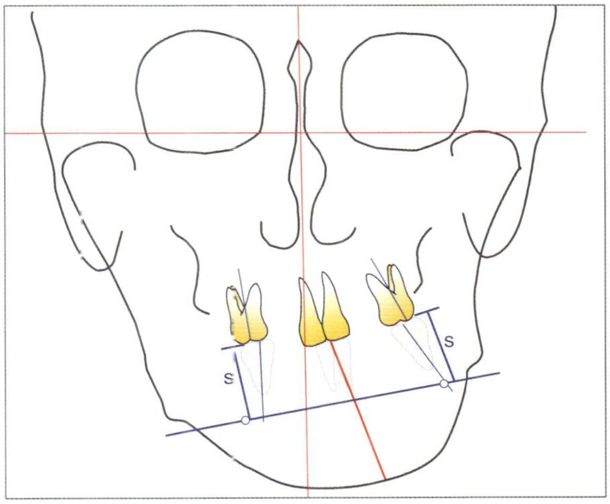

그림 4-4. 하악 치열의 보상을 보여주는 그림.

안면비대칭 환자의 상악골 수술에 의한 상악교합평면 치료 효과 및 문제점

안면비대칭 환자에서 상악 교합 평면은 비편위측이 하방으로 떨어져 좌우 경사를 보이게 되는데 단지 좌우 경사만을 보이는 경우에는 상악골의 수술로 교합평면을 개선할 수 있다. 그러나 대부분 교합평면의 경사와 더불어 편위측 상악 견치와 구치는 협측 경사를 보이고 비편위측 상악 견치와 구치는 설측 경사를 보이는데 좌우 치아의 치축경사의 정도가 다르므로 수술에 의한 상악 교합평면의 개선은 비편위측 구치는 협측 경사이동하여 치축을 개선할 수 있으나, 편위측 견치 및 구치는 협측 경사가 남아 있게 된다(그림 4-5). 편위측 견치 및 구치의 협측 경사가 심한 경우, 골격 정중선에 대하여 치관의 위치가 비편위측에 비하여 더 협측에 위치하는데 이를 수술로 개선하기 위하여는 상악골을 비편위측으로 이동시켜야 한다(그림 4-5). 이동 후 치아의 치관은 골격 정중선에 대하여 양측이 비슷한 위치에 놓이게 되나 상악골 자체는 비편위측으로 치우친 상태가 된다. 또한 편위측 상악 구치는 협측 경사가 남아 있는 상태로 내측으로 이동하는 결과가 초래된다. 상악골의 이동이 부족한 경우 즉, 좌우 치아의 대칭성을 얻지 못한 경우, 하악의 이동량이 부족하여 수술 후에도 비대칭의 문제가 남아있게 된다(그림 4-6). 이를 방지하기 위하여 상악 골격을 기준으로 수술을 한다면 치열의 탈보상은 거의 얻어지지 않아 수술의 의미를 찾을 수 없게 된다. 즉 근본적으로 치아가 골격에 바로 위치하지 않은 상태에서 수술로서 골격의 문제를 해결하면 치열의 탈보상이동이 미흡하여 하악골의 이동량이 작아 수술효과가 떨어진다. 하악 수술량을 크게 하기 위하여 수술로서 치아의 좌우 수직위치를 갖도록 위치시키면 치축의 비대칭성이 남아 있고 상악골은 비편위측으로 이동하는 문제가 생기게 된다는 것이다.

이와 같은 문제는 안면비대칭 환자의 선수술적 접근에서 더욱 더 많은 문제를 가져온다.

상악교합평면 및 보상 치열의 마이크로 임플란트를 이용한 탈보상 치료

술전 교정치료를 통하여 치열의 보상을 없애 준다면 바람직한 치아 및 골격의 위치를 얻을 수 있다. 즉 하방 및 설측 경사를 보이는 비편위측 상악 구치는 협측 압하이동시키고 편위측 상악구치는 설측 경사이동시키며 상악 중심선은 비편위측으로 이동시킨다(그림 4-7). 하악에서는 비편위측으로 경사된 하악전치를 편위측으로 경사이동시켜 하악치아 중심선을 하악골 이부에 맞추고, 편위측 구치는 협측경사, 비편위측 구치는 설측 경사이동시킨다(그림 4-8). 이와 같이 치열의 탈보상이동이 완료되면 하악골의 수술로 하악골을 정위치시키면 상악 및 하악골의 좌우 대칭성은 물론 치열에 있어서도 수평, 수직, 및 치축경사에 있어서도 좌우 대칭성을 얻을 수 있다(그림 4-9).

비편위측 상악견치 및 구치는 수직적으로 정출되어있고 설측 경사를 보이게 되므로 상악구치 및 견치와 제 1소구치 사이의 협측 치조골에 식립된 마이크로 임플란트(그림 4-10)로부터 압하력을 가하여 정출된 구치를 압하시킴과 동시에 협측 경사를 얻어 하악골의 비편위측으로의 수술 이동을 위한 공간을 얻는다. 골격성 III급 부정교합인 경우 상악구치의 압하이동은 maxillary posterior impaction과 같은 효과를 얻을 수 있으므로[2] 협측 마이크로 임플란트와 더불어 제 1, 2대구치사이의 구개측 치조골에 마이크로 임플란트를 식립하여 압하력을 함께 가할 수 있다(그림 4-11). 이 경우 반대측에도 구개측 치조골에 식립된 마이크로 임플

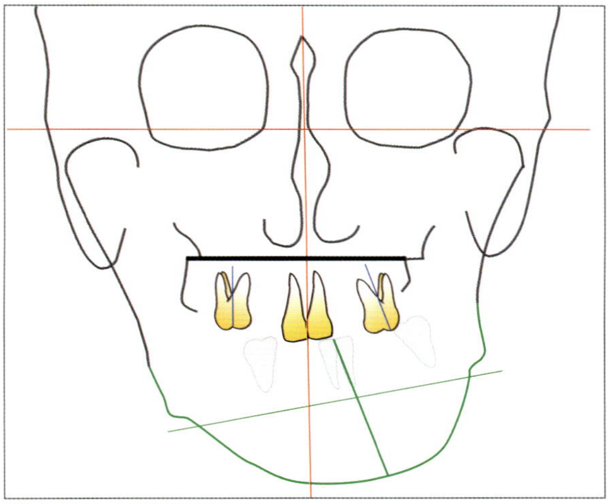

그림 4-5. 치열 보상 치료없이 상악 수술로서 상악골을 이동시킨 그림, 치축 경사의 좌우 차이가 남아 있음.

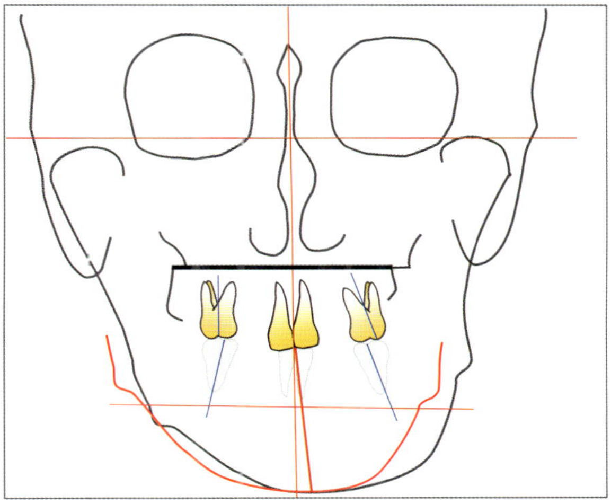

그림 4-6. 하악골 수술 후 비대칭이 잔존하는 모습.

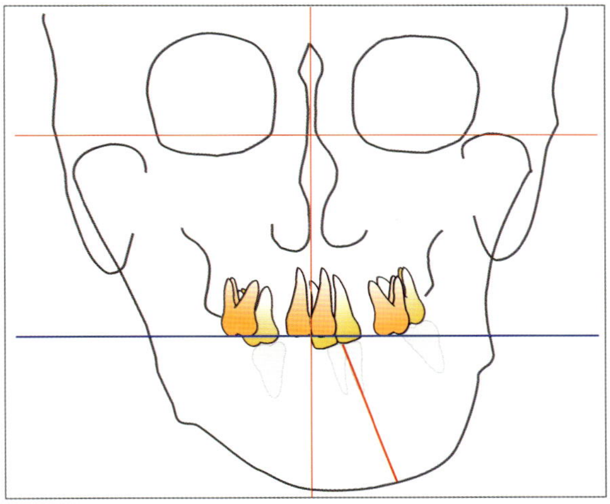

그림 4-7. 상악치열의 탈보상 치료를 보여주는 그림.

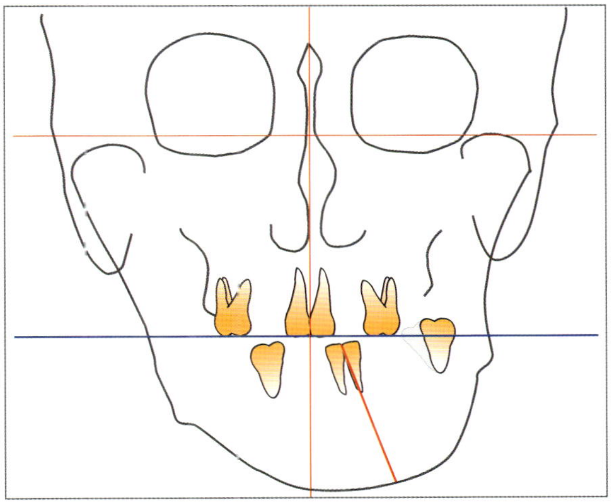

그림 4-8. 하악치열의 탈보상 치료를 보여주는 그림.

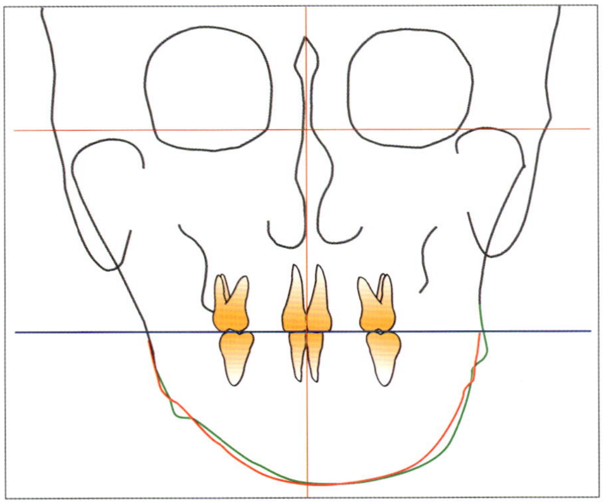

그림 4-9. 하악골 수술후 비대칭이 개선된 모습, 치열의 대칭성도 개선됨.

란트로부터 압하력을 가하여 전후 교합평면의 경사를 개선한다. 이때 상악에는 횡구개 아치를 장착하고 제 2대구치는 설측면에 lingual button을 부착하고 횡구개 아치에 연결하여 제 1, 2대구치가 동시에 압하되도록 한다(그림 4-11). 또한 굵은 스테인레스 호선을 사용하며 편위측 제 1, 2소구치에는 설측 치관 토크를 부여하여 구개측 교두의 압하를 동시에 얻도록 하여야 한다.

편위측 상악구치의 협측 경사는 Criss-cross elastics를 가하여 개선하는 것이 바람직한데 이유는 편위측 하악 구치는 설측 경사되어 있기 때문에 Criss-cross elastics로 상악구치의 설측 경사와 하악구치의 협측 경사를 동시에 얻을 수 있기 때문이다.

편위측에는 구치부 반대교합을 보이는 경우도 있고 그렇지 않은 경우도 있는데 상악 구치의 협측 교두만이 하악과 교합되는 상황이 발생한다. 따라서 교합력에 의하여 탈보상이동이 잘 일어나지 않는데 이를 촉진하기 위해서는 상악 구치의 구개측 교두에 복합 레진을 올려 구개측 교두가 교합력을 받게 하면 탈보상이동이 촉진되게 된다.

하악 구치 치축의 탈보상이동을 위해서는 Burstone precision lingual arch를 이용하여 편위측 구치에는 협측 치관 토크를 비편위측 구치에는 설측 치관 토크를 부여한다.

상악전치의 후방이동 혹은 후방 경사이동이 필요한 경우에는 협측에 식립된 마이크로 임플란트로부터 상악치열에 후방력을 가할 수 있는데 안면비대칭 환자에서 상악치아의 중심은 편위측으로 편위되어 있는 경우가 많으므로 비편위측 협측에 식립된 마이크로임플란트에서 후방력을 가하여 정중선 편위를 개선할 수 있다. 이 때 하악골 수술 후 구순이 비편위측으로 이동하게 되므로, 술전 인중(philtrum)을 기준으로 상악치아를 위치시켜서는 안되고 비편위측으로 과치료 이동시켜야 한다.

이부의 편위가 심한 경우 하악의 치열 중심선을 개선하기 위하여, 골격형 III급 부정교합에서는 비편위측 구치의 전방이동이 필요한데, 이는 견치와 제 1소구치 사이에 식립된 마이크로 임플란트로부터 구치에 전방견인력을 가하여 얻을 수 있다(그림 4-12). 물론 골격형 II급 부정교합에서는 편위측 구치부사이에 마이크로 임플란트를 식립하여 후방견인력을 가하여 하악치열의 중심선 편위를 개선할 수 있다.

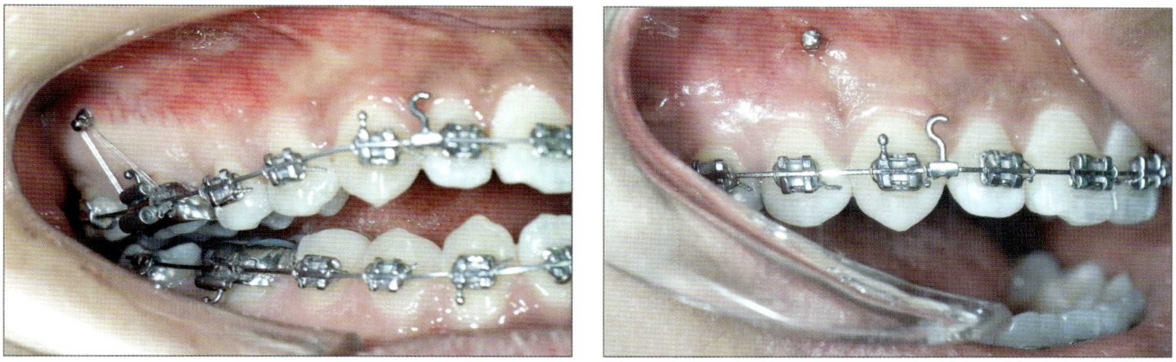

그림 4-10. 상악 구치 및 견치의 압하이동을 위하여 식립된 마이크로 임플란트.

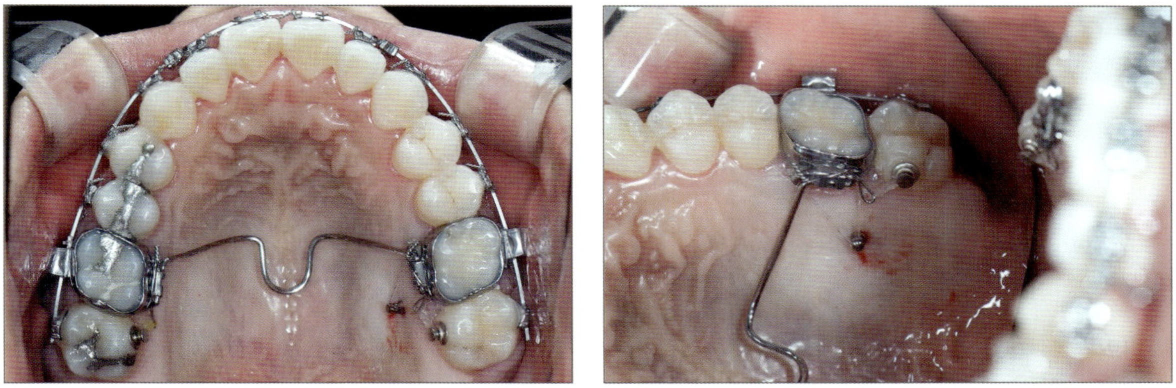

그림 4-11. 상악 구치 압하를 통하여 전후 교합평면을 개선하기 위하여 구개측에 식립된 마이크로 임플란트.

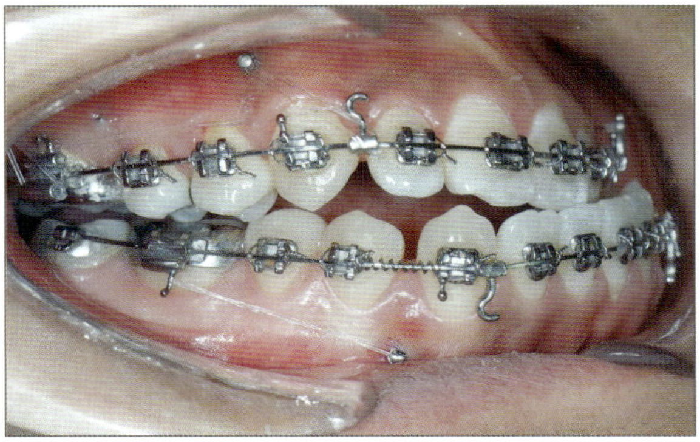

그림 4-12. 하악 치열 중심선을 편위측으로 이동시키고 구치를 전방견인하기 위하여 식립된 마이크로 임플란트.

수술 후 골치유기간 동안의 골편의 위치 조작 및 교합 안정시 마이크로 임플란트의 역할

안면비대칭 환자는 수술에 의한 연조직의 반응이 다양하게 나타나므로, 수술 후에도 하악골의 위치를 조절할 필요성이 있는 경우가 대부분이다. 또한 수술 후 좌우측의 교합관계가 정확하지 않으면 하악골을 편위시키는 교합력이 발생하여 안면비대칭이 남아 있는 상황이 종종 발생한다.

수술 직후에는 국소적 골활성(regional acceleratory phenomenon)으로 인하여 치아의 이동이 매우 빠르게 일어나므로[3] 악골 이동을 위하여 상하 치아사이에 악간고무를 걸면 악골의 이동이 생김과 동시에 치열도 함께 이동하게 된다. 예를 들어 하악골을 우측으로 이동시키고자 상악 우측 견치에서 하악 좌측 견치로 악간고무를 사용하면, 초기에는 골격이 우측으로 이동되지만 치아에서도 변화가 발생한다. 즉 상악 우측 견치는 설측 경사되고 하악 좌측 견치도 설측 경사된다. 이런 방향의 치아이동은 하악골의 우측 방향의 이동을 얻는 것이 아니라 치아의 간섭에 의하여 하악골의 이동이 없거나 오히려 좌측으로 이동하게 만든다. 따라서 하악골에 직접 교정력을 가하는 것이 바람직하다. 마이크로 임플란트를 수술 후 악간 고정을 위하여 식립한다면 골격 이동을 위한 악간고무는 상하악에 식립된 마이크로 임플란트 사이에 걸고, 치아의 이동은 골격의 이동과 반대방향의 악간고무를 적용한다(그림 4-13). 즉 상악 중절치 사이에 식립된 마이크로 임플란트에서 하악 좌측 견치와 제 1소구치 사이에 식립된 마이크로 임플란트로 악간고무를 걸어 하악골의 우측 이동을 얻고, 치열에는 상악 좌측 견치에서 하악 우측 견치로 악간고무를 걸어 상악 좌측 견치의 설측 경사를 얻어, 하악의 이동에 의해 커진 수평피개를 줄이고 하악 우측 견치는 설측 경사시켜 하악의 우측 이동을 위한 공간을 확보하는 것이다. 물론 치아의 경사에 따라 상악 우측 견치를 협측 이동시키고 하악 좌측 견치를 협측 경사시킬 수도 있다.

이와 같이 치조골에 마이크로 임플란트를 식립하여 악간 고정에 사용하고 이후 치열의 배열을 진행함과 동시에 하악골의 위치를 조절하기 위한 악간고무를 마이크로 임플란트간에 사용하면 빠른 술후 교합안정과 하악골의 위치조절을 얻을 수 있다.

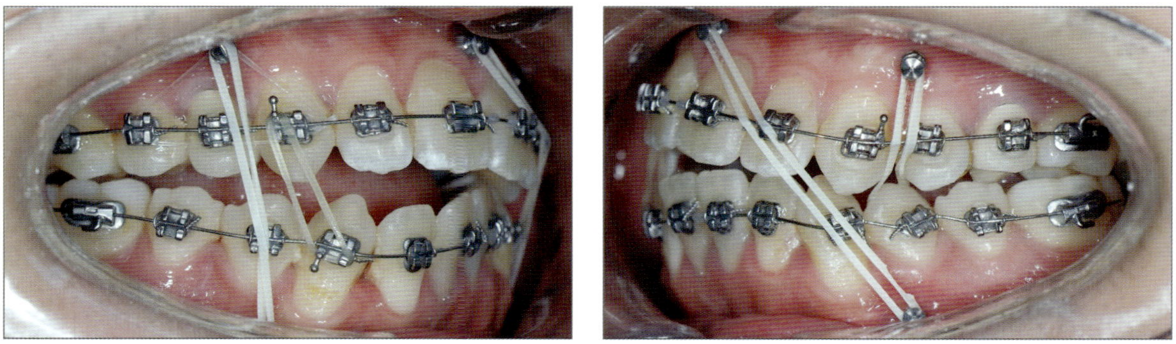

그림 4-13. 하악골의 위치조절을 위하여 마이크로 임플란트 사이에 악간고무를 적용한 모습, 동시에 치아의 이동을 위한 악간고무 혹은 악내 고무를 사용할 수 있다.

◀ 증 례 1 ▶

18세 여자 환자가 안면비대칭과 주걱턱을 주소로 내원하였다.

1. 구외사진 소견

구외사진에서 하악이 좌측으로 편위된 안면비대칭이 관찰되고 하악골의 전돌로 오목한 안모를 가지고 있었다. 정면 사진에서 하악이 좌측으로 편위되어 있었고 구순은 우측이 낮게 위치하였다(그림 4-14). 또한 우측의 구각에 비하여 좌측의 구각이 더 외방에 위치하여 전반적으로 구순이 좌측 위치되어 있었다.

하악골의 전방 돌출로, 상하순은 심미선(Esthetic line)으로부터 각각 -1mm, 4mm에 위치하였다.

2. 방사선사진 소견

측모 두부 방사선 규격 사진 분석에서는 77.6도의 SNA각, 81.2도의 SNB각, -3.6도의 ANB각을 가져 골격성 III급 부정교합으로 진단되었다. 상악 전치는 정상범위의 경사도를 보였고(U1 to FH, 114.8도), 하악 전치는 경미하게 설측 경사(L1 to mandibular plane, IMPA, 83.1도)되어 있었다(표 4-1).

정모 두부 방사선 규격 사진 분석에서는 상악골의 우측이 좌측에 비해 0.5mm 하방 위치되어 있었고 상악 구치의 수직 높이는 약간 더 큰 차이를 보여서 교합 평면의 좌우 경사가 관찰되었다. 하악지의 길이도 우측이 좌측에 비해 2mm 길었고 이부는 좌측으로 8mm 편위되어 있었다. 파노라마 방사선 사진에서 상악 제 3대구치가 존재하였다(그림 4-15).

삼차원 CT분석에서 상악전치는 우측으로 0.8mm, 하악전치는 좌측으로 1.8mm 편위되어 있었고 하악 이부가 좌측으로 6.9mm 편위되어 있었다(그림 4-16, 표 4-2). 수직적으로 상악구치는 우측이 좌측에 비하여 1mm 하방에 위치하였다. 하악지와 하악골체의 길이는 우측이 각각 0.1mm, 2.1mm 길었다.

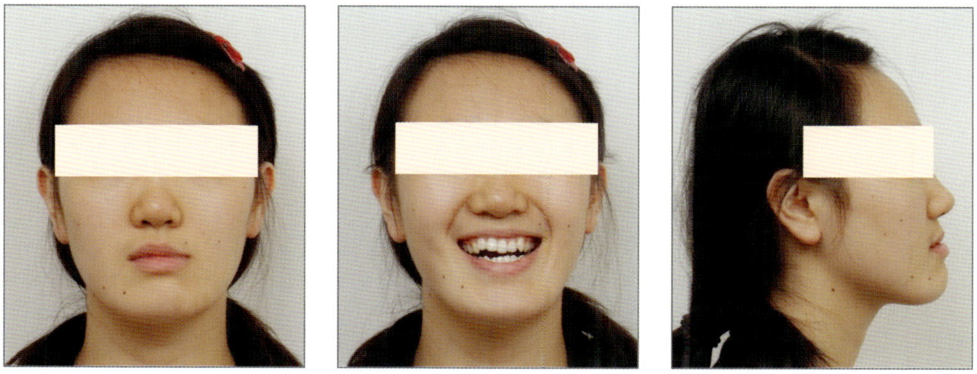

그림 4-14. 치료전 구외사진

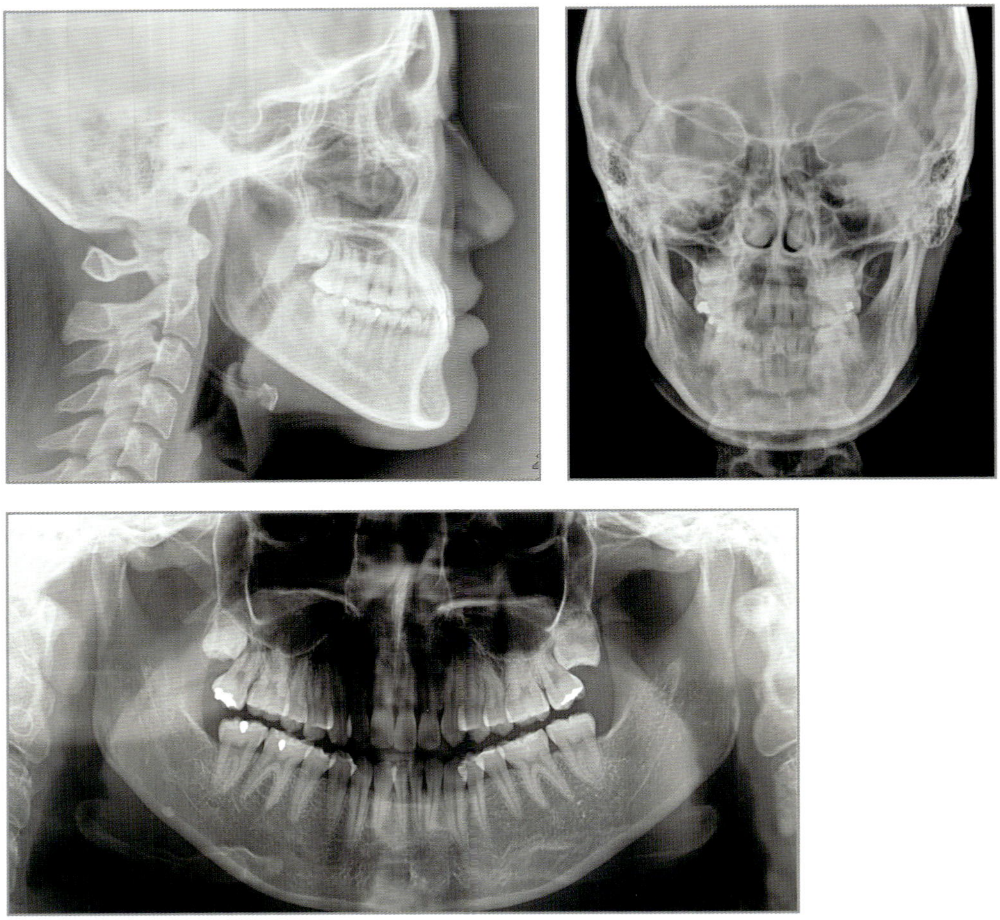

그림 4-15. 치료전 두부방사선 규격사진과 파노라마 방사선 사진.

표 4-1. 표준 두부 방사선 규격사진 계측치

	Pretreatment	3 month after surgery	Posttreatment
SNA	77.6	77.9	76.3
SNB	81.2	74.1	75.2
ANB	−3.6	3.2	2
FMA	27.6	30.7	31.1
PFH/AFH	0.6	0.6	0.6
OP to FH	7.6	14	13.9
U1 to FH	114.8	106.9	107.9
IMPA	83.1	88	85.6
Z-ANGLE	80.9	74	74.3
Upper lip to E-line	−6	−2	−2
Lower lip to E-line	−[illegible]	0	0

3. 구내사진 소견

수직피개 2mm, 수평피개가 -2mm로 전치부 반대교합을 가지고 있었다. 치열궁의 공간 부족은 상악에서 3mm, 하악에서는 스피 만곡을 포함하여 6mm의 공간부족을 가지고 있었다. 상하악 치열의 중심선은 3mm의 불일치가 있었다(그림 4-17). 전치부 Bolton ratio는 78.1으로 하악이 0.4mm 컸다. 좌우측 견치 및 구치는 III급 관계를 가지고 있었고, 하악의 좌측 편위로 우측의 III급 경향이 컸다.

4. 진단 및 치료계획

안면비대칭이 심하고 상하악간 골격적 부조화가 크므로 악고정 수술이 계획되었다. 상악에서는 경도의 밀집을 해소하기 위해 마이크로 임플란트를 이용하여 전체 치열을 원심이동시키기로 하였고, 하악 전치는 전방경사 시켜 탈보상을 얻기로 하였다. 마이크로 임플란트를 이용하여 상악구치를 압하시키는 계획을 수립하였다. 좌우 상악 구치의 수직 높이 차이가 있으므로 우측 구치를 더 압하시키기로 계획하였다. 또한 안면비대칭으로 인한 보상된 치축경사의 탈보상을 위해 Criss-cross elastic을 사용하기로 하였다.

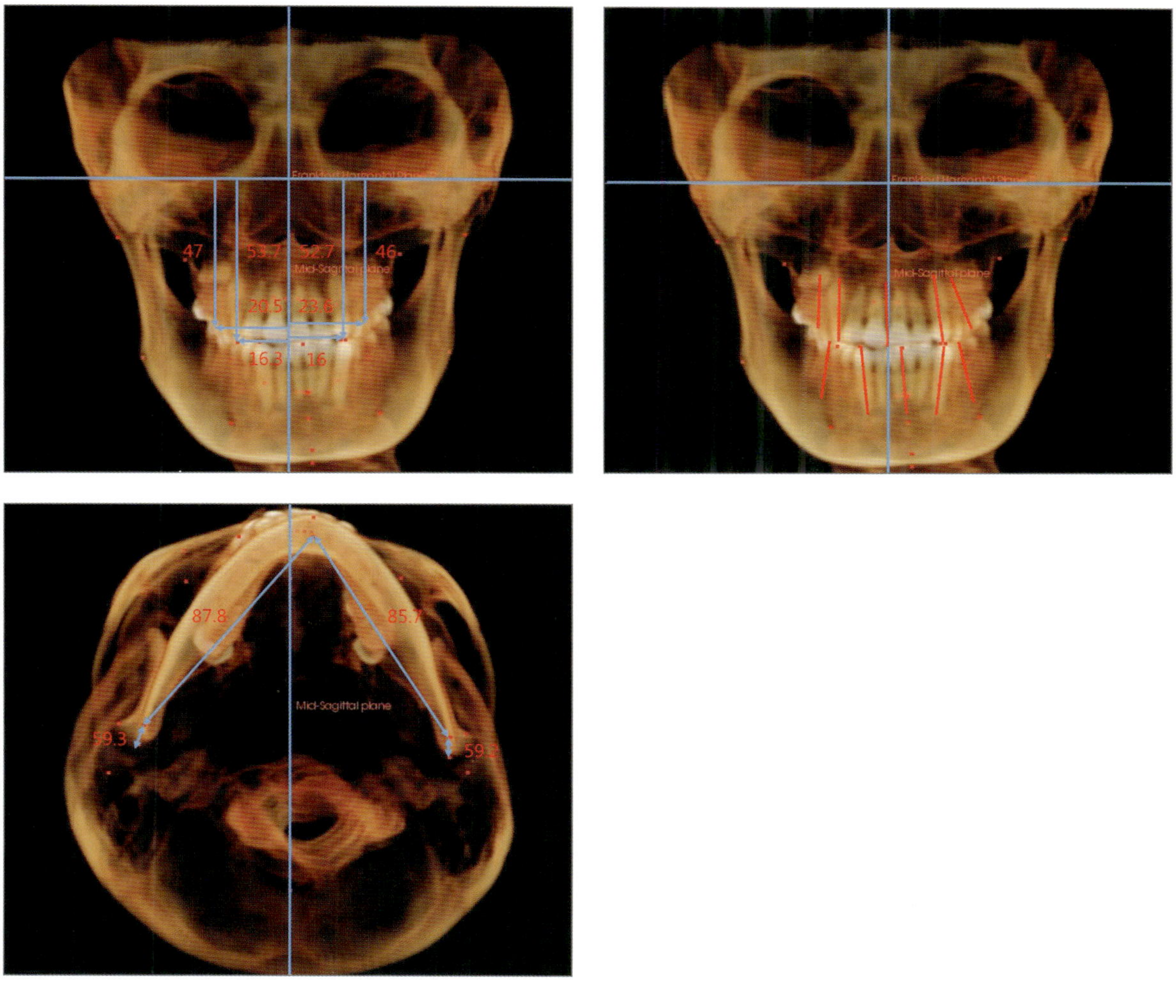

그림 4-16. 치료전 CT 분석.

표 4-2. CT 분석 계측치

Measurements		Pretreatment Rt.	Pretreatment Lt.	After presurgical orthodontics(12 months) Rt.	After presurgical orthodontics(12 months) Lt.	Posttreatment Rt.	Posttreatment Lt.
Horizontal (mm)	Umid-MSP	0.8		0.6		1.2	
	Lmid-Mn.VP		1.8	1.6		1	
	U6-MSP	20.5	23.6	23.8	24	23.6	23.1
	U3-MSP	16.3	16	18.4	17.3	18.9	15.8
	GoInf-MSP	46	49.9	48.4	50.8	44.6	47.9
	Me-MSP		6.9		6.9		1
Vertical	U6-FHP	47	46	46.1	46.1	46.1	46.5
	U3-FHP	53.7	52.7	53.4	53.1	52.9	53.2
	GoInf-FHP	58.6	56.5	58.5	57.1	59.3	55.9
3D length (mm)	Ramus	59.3	59.2	59.3	59.2	57.4	58
	Mn. body	87.8	85.7	87.8	85.7	82.8	81.6
Angle(°)	U1-MSP		1.4	0.4		1.5	
	U3 inclination	4	7.2	5.6	7	6.6	6.8
	U6 inclination	1.2	14.8	11.5	11.9	12.6	11.2
	L1-Mn.VP		0.2		0.2		0.1
	L3 inclination	5	9.9	3.2	2.9	5.6	4.1
	L6 inclination	15.6	19	3.7	2.8	7.8	8.5
	Ramus	10.4	8.1	9.8	7.8	11.1	9.5

MSP : midsagittal plane, Mn.VP : Mandibular vertical plane, FHP : FH plane, 적색 : 반대측에 비해 1mm 이상 큰 값

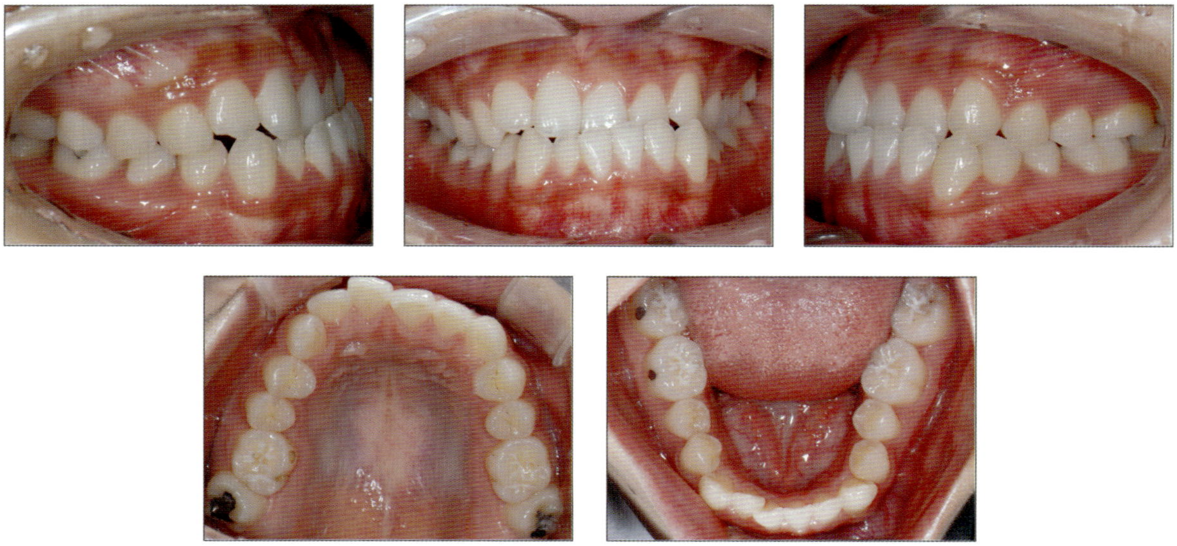

그림 4-17. 치료전 구내사진.

상악 전체 치열의 원심 이동을 위해 상악 제 3대구치는 발치하기로 하였다.

5. 치료과정

022 Kosaka straight wire brackets을 부착하고 초기 배열을 시작하였다. 치료 시작시 032x032 TMA wire로 제작된 Precision lingual arch를 상하악 제 1대구치에 장착하여 상악에는 mesial-out rotational force를 가하였고 하악은 확장시키는 힘을 가하였다(그림 4-18).

치료 1개월 상악 협측 제 2소구치와 제 1대구치 사이에 마이크로 임플란트(Absoanchor, SH1312-07,

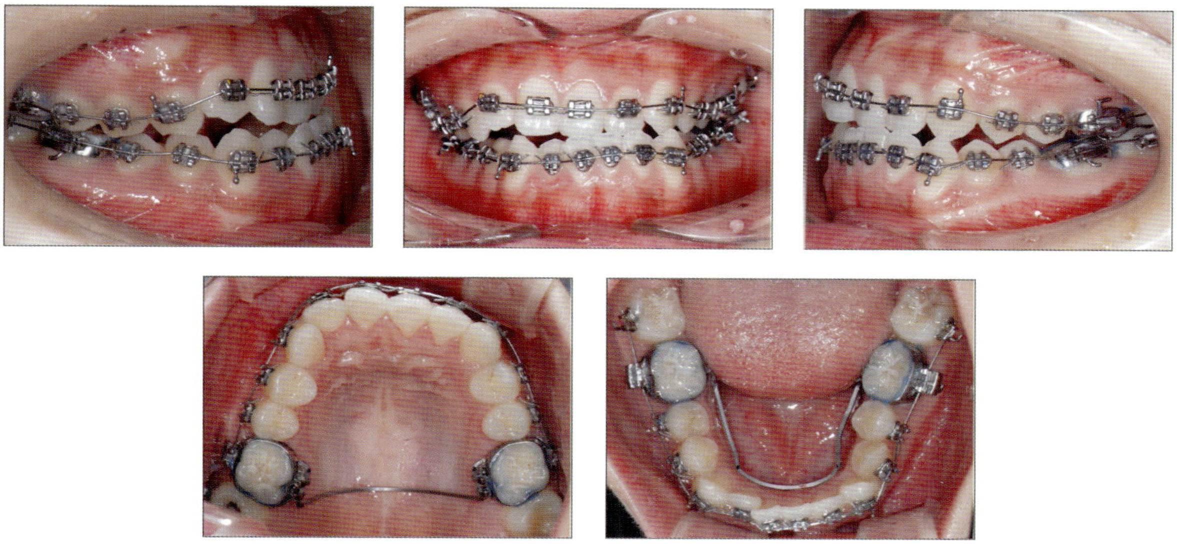

그림 4-18. 치료 시작시 구내사진.

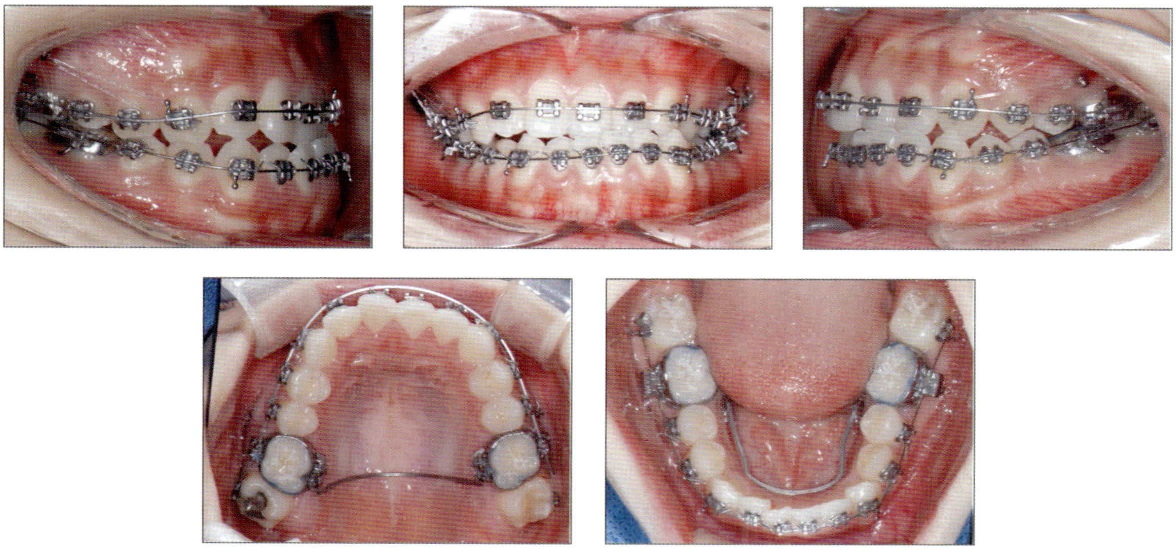

그림 4-19. 마이크로 임플란트 식립 후 견치에 후방력 및 우측구치부에 압하력을 가하는 구내사진(치료 1개월).

Dentos Co. Ltd, Daegu, Korea)를 식립하였다. 식립 즉시 Square thread(ST-045, Dentos Co. Ltd, Daegu, Korea)를 마이크로 임플란트에서 양측 견치에 연결하여 후방력을 가하였고, 우측 구치부에는 압하력을 가하였다(그림 4-19). 치료 2개월 상악 제 2대구치 설면에 lingual button을 부착하고 제 1대구치에 결찰된 고바야시 훅에서 Super thread(T-45, RMO, Denver, Co, USA)로 압하력을 가하였다.

치료 4개월 하악에 016x022 SS wire를 장착하였다. 상악 양측 견치에 후방력을 계속 가하였으며, 하악 호선에 긴 훅을 부착하여 하악 전치의 전방경사를 도모하였다. 또한 좌측 구치부에 Criss-cross elastic을 사용하여 치축경사의 개선을 시도하였다(그림 4-20).

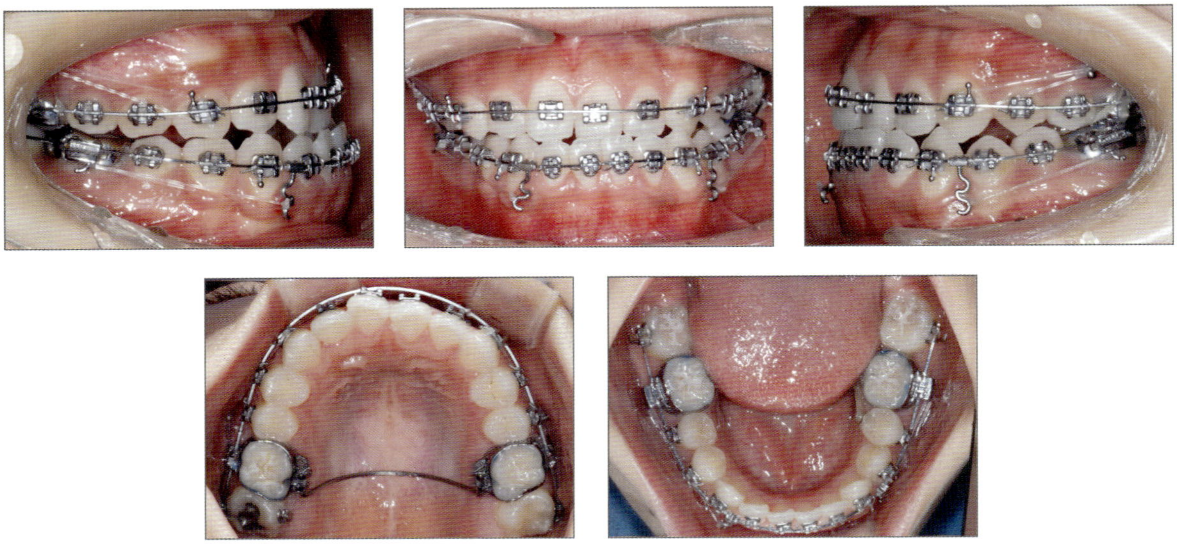

그림 4-20. 치료 4개월 구내사진. 하악전치의 순측 경사를 위하여 long hook을 부착하고 순측 모멘트를 얻는 사진.

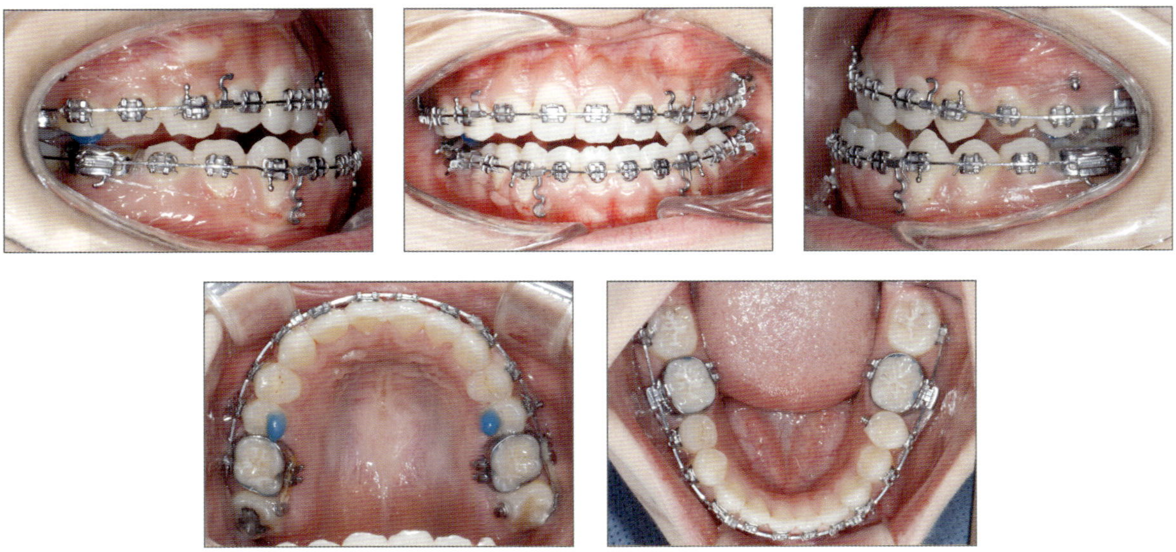

그림 4-21. 치료 8개월 구내사진.

치료 8개월 상악에 016x022 SS wire를 장착하였다. 치료 11개월 하악 전치의 전방경사력을 계속 가하였고, 좌측 구치부의 Criss-cross elastic 사용도 지속하였다. 상악 양측 제 2소구치 구개측 교두에 레진을 올려서 치축개선에 도움을 주고자 하였다(그림 4-21).

치료 13개월 술전 교정치료가 완료되었다(그림 4-22, 4-23, 4-24). 치로전과 수술전 CT 측모상을 보면 하악 전치의 탈보상이 충분히 이루어졌음을 알 수 있다(그림 4-25). 상악 우측 구치는 약 1mm 압하되어 양측의 수직적 높이차가 해소되어 수술시 하악 우측이 좌측에 비해 더 상방 이동되게 하여 안면비대칭이 해소될 수 있도록 하였다(그림 4-26, 4-27). 상악 전치의 중심선은 인중선에 비하여 더 우측으로 위치시켰는데 이것은 수술에 의하여 하악이 우측으로 이동되면 연조직도 우측으로 이동하는데 이를 보상하기 위하여 과치료의 관점에서 필요한 이동이다. 삼차원 CT 구성 사진에서 상악 치아는 두개골에 대하여 대칭적으로 잘 위치되었고 하악의 중심선은 좌측으로 이동하였으나 하악 골격의 중심 즉, 이부 중심보다 우측에 위치하였다(그림 4-28).

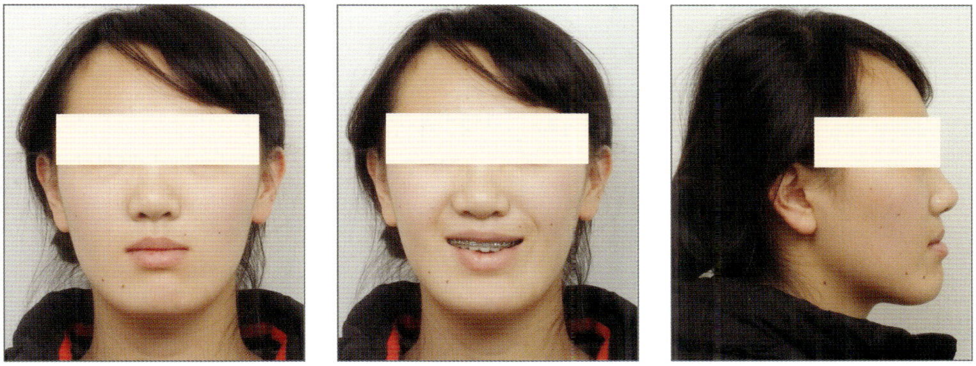

그림 4-22. 치료 13개월 술전 교정 완료시 구외사진.

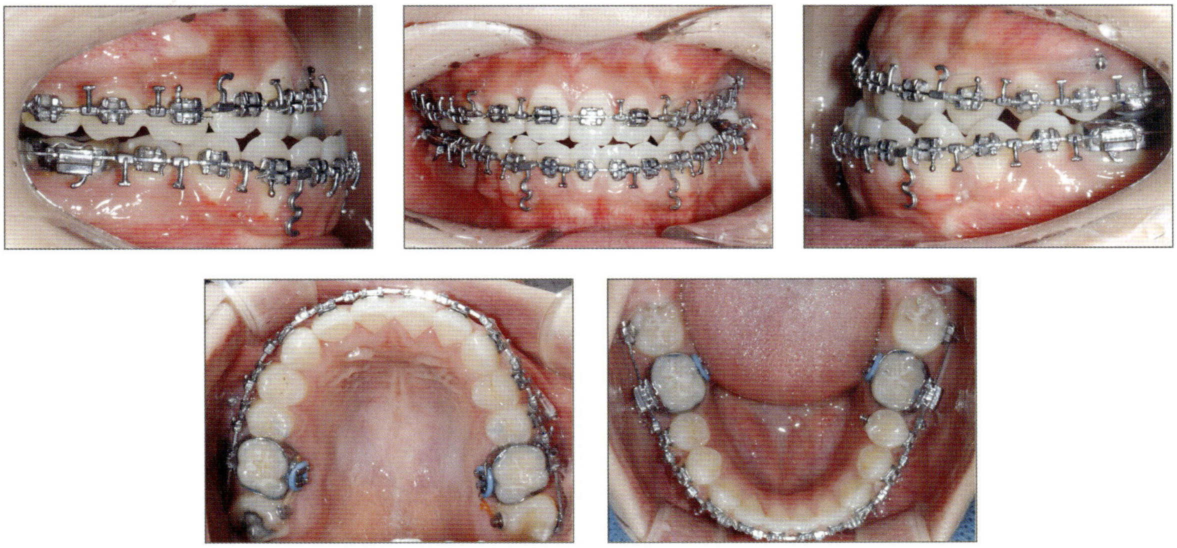

그림 4-23. 치료 13개월 구내사진.

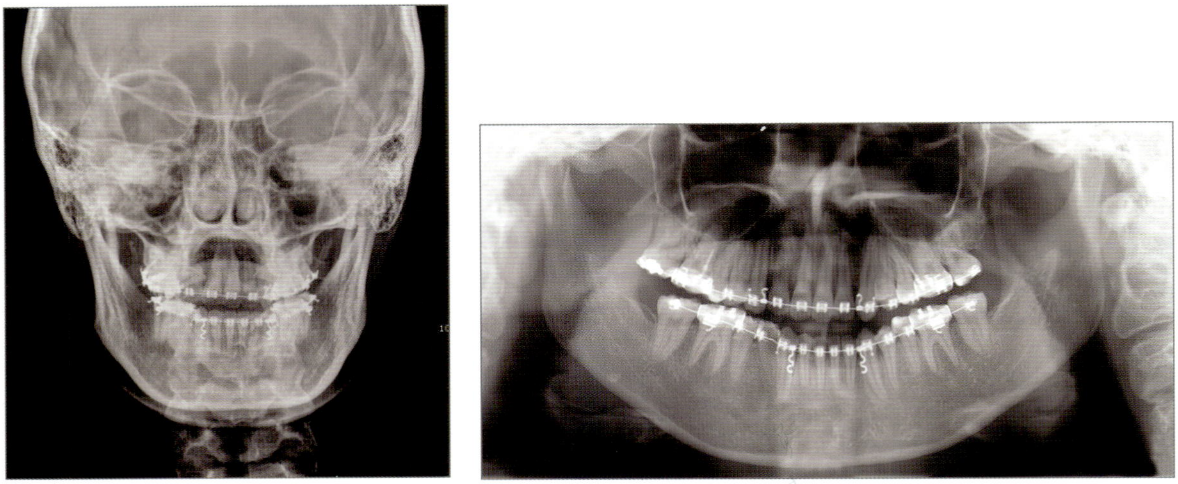

그림 4-24. 수술전 두부방사선 규격사진과 파노라마 방사선 사진.

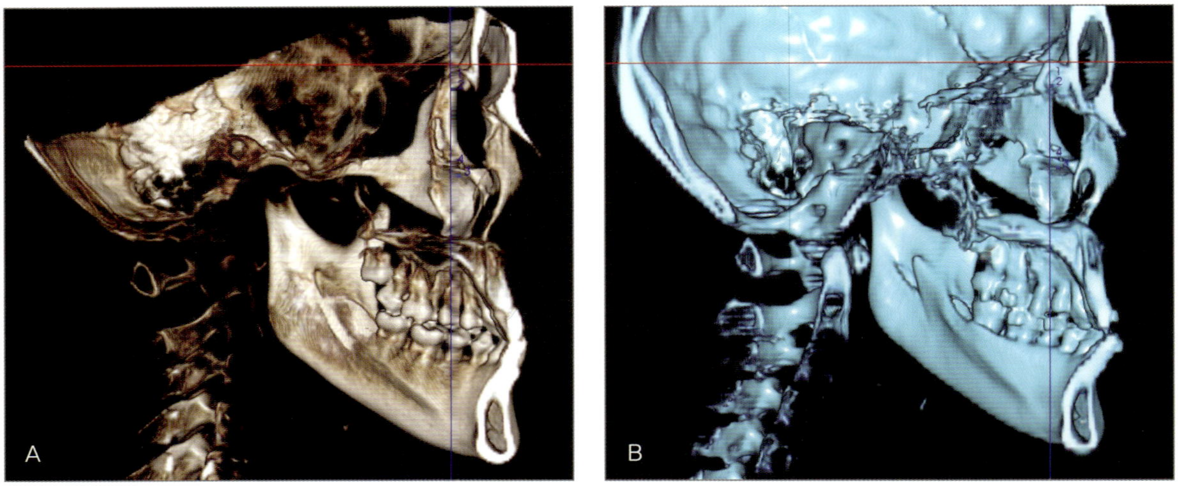

그림 4-25. 치료전과 수술전 CT의 측면 절단사진 ; 상악구치의 압하와 상악전치의 후방 경사, 하악전치의 전방경사이동이 관찰됨 : 치료전(A) : 수술전 (B).

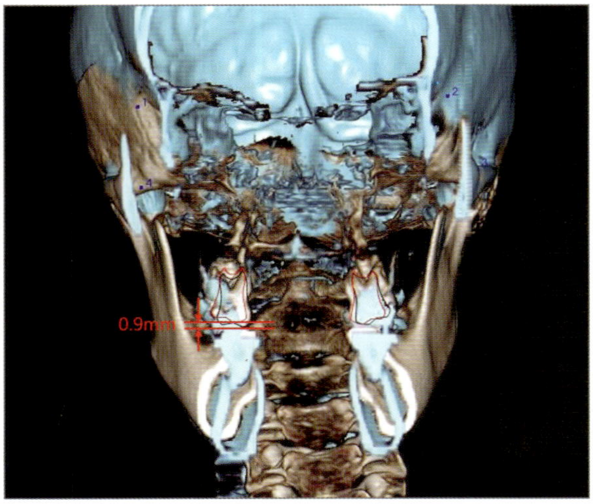

그림 4-26. 치료 전과 수술 전 상악 구치의 수직적 위치 변화.

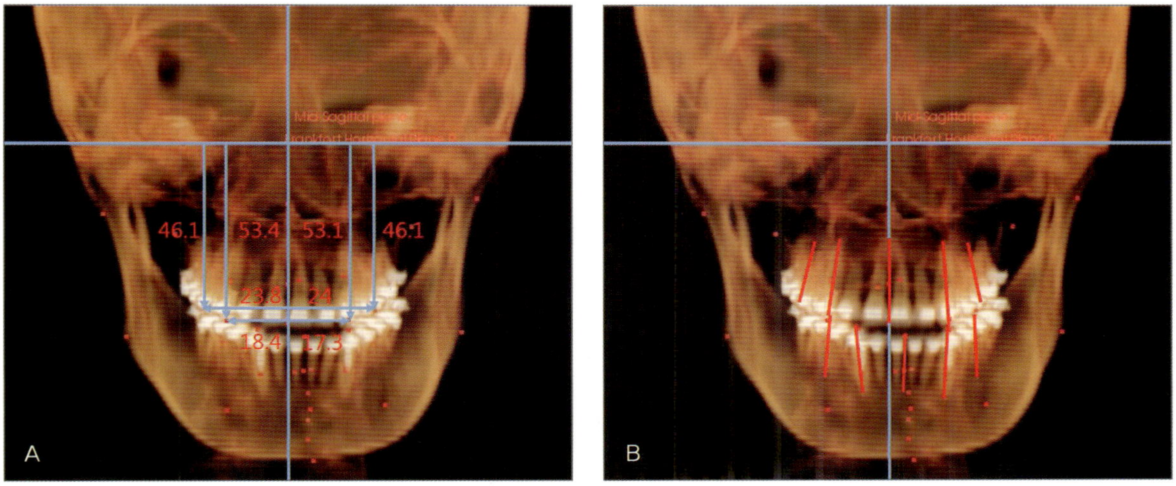

그림 4-27. 수술전 CT 분석, 상악 견치 및 좌우 구치의 수직 높이가 유사하게 개선도고 치축의 대칭성이 얻어짐.

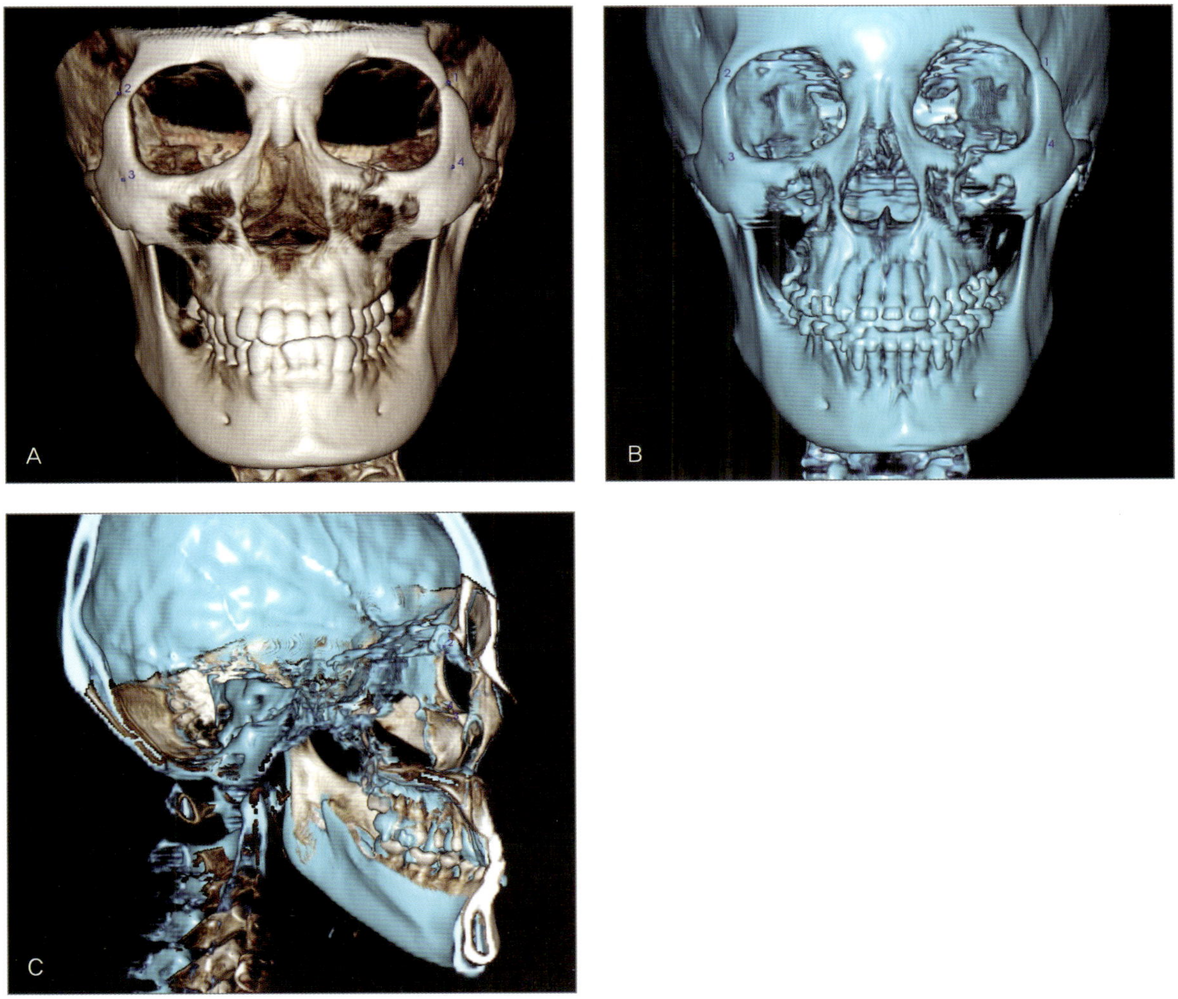

그림 4-28. 치료전 및 수술전 CT A : 치료전, B : 수술전, C : 치료전 및 수술전 중첩.

치료 14개월 sagittal split ramus osteotomy를 시행하였다. 치료 15개월 안면비대칭이 많이 해소되었고 측모는 개선되었으나 이부의 좌측 편위는 조금 남아 있었다(그림 4-29, 4-30). 치료 16개월 상하악 치열의 중심선 일치 및 교합관계개선을 위하여 우측에는 III 급, 좌측에는 II 급 고무를 사용하였다.

치료 23개월 기능적 교합을 완성하고 치료를 종료하였다(그림 4-31, 4-32, 4-33).

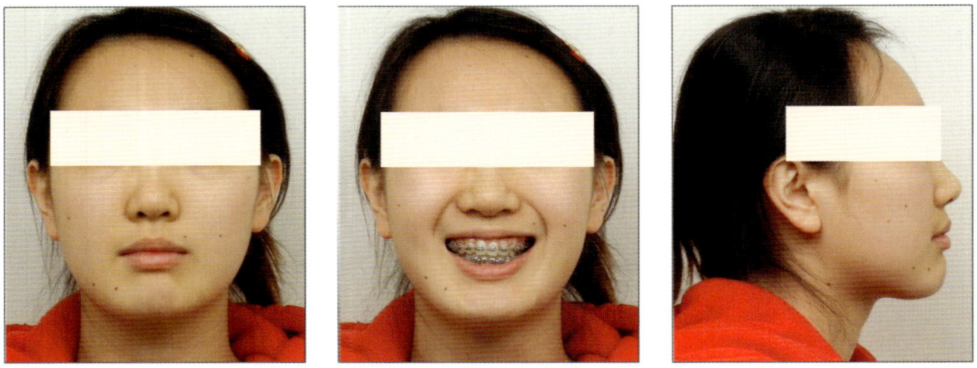

그림 4-29. 수술후 1개월, 치료 15개월 구외사진.

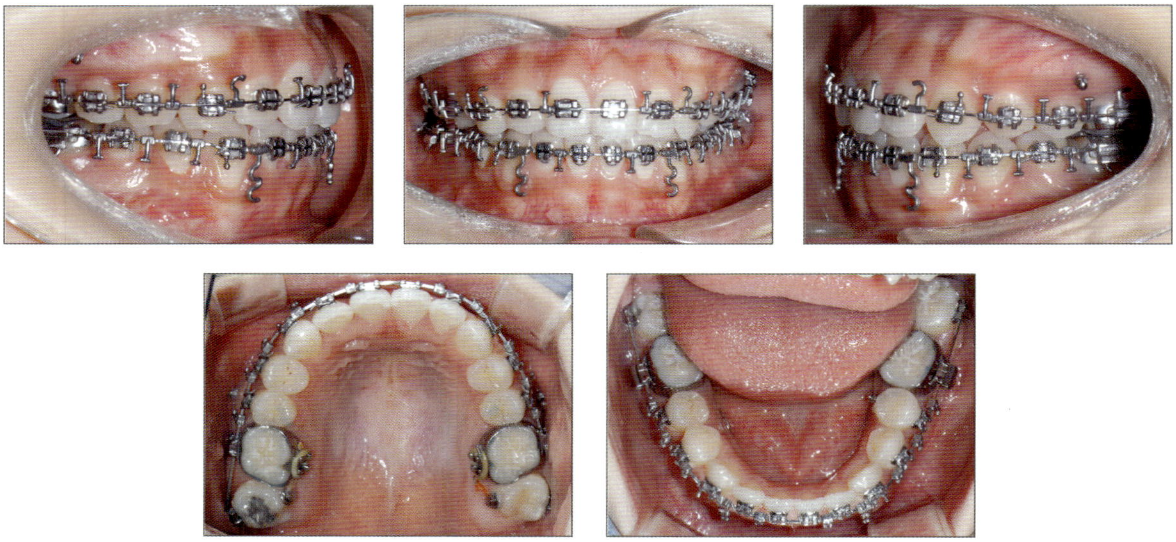

그림 4-30. 수술 후 1개월 구내 사진

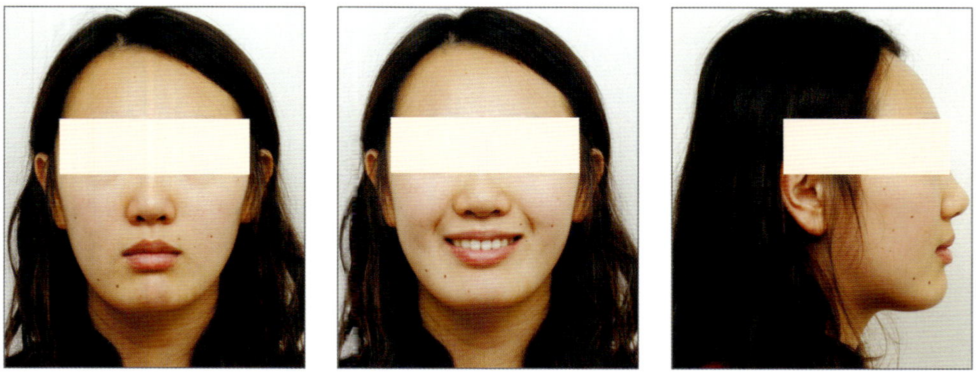

그림 4-31. 치료 종료시 구외사진(치료 23개월).

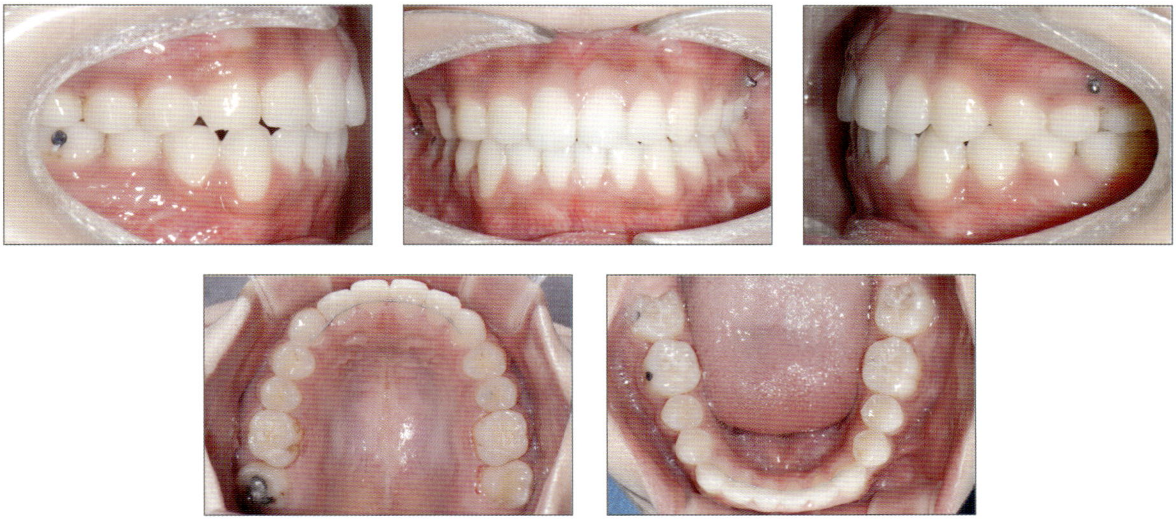

그림 4-32. 치료 종료시 구내사진.

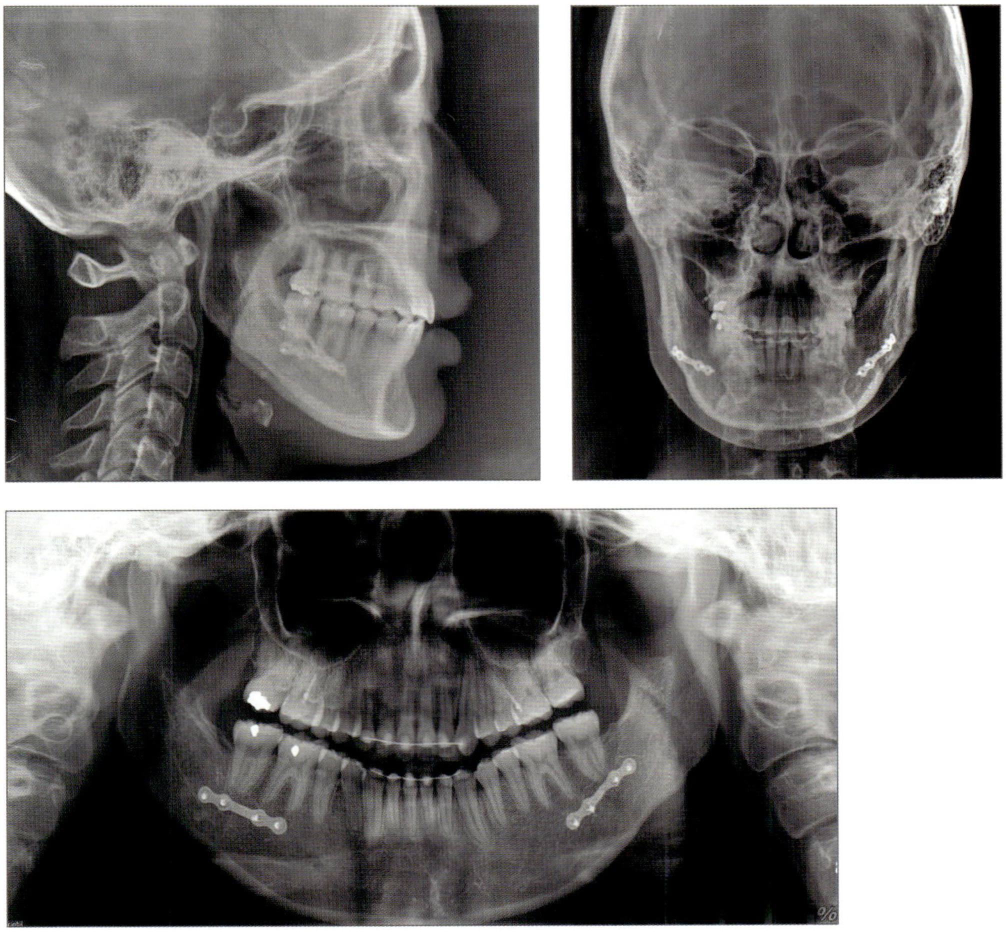

그림 4-33. 치료 종료시 두부방사선 규격사진 및 파노라마 방사선 사진.

6. 치료 결과

견치 구치관계는 I급을 얻을 수 있었으며 중심선이 서로 일치되도록 잘 배열되었다.

삼차원 CT구성상에서 볼 수 있듯이 상악 우측 구치의 압하이동과 하악의 우측으로의 수술적 이동에 의하여 대칭적인 골격을 얻을 수 있었다(그림 4-34, 표 4-2). 표 4-2에서와 같이 치료 후 상하악치아의 기준선에 대한 수평, 수직거리 및 치축이 좌우가 대칭적으로 잘 배열되었고 하악지와 하악골체의 길이도 하악 수술에 의하여 대칭적으로 개선되었다(그림 4-35).

연조직의 변화로는 하악골의 우측으로의 이동에 따라 좌측 구각부가 하방 및 내측으로 이동하여 구순의 경사가 개선되었다.

상악구치의 압하이동과 더불어 상악전치의 후방경사이동으로 하악골의 후방이동을 위한 수술량을 확보하였다(그림 4-36).

유지기간동안 교합은 잘 유지되었고 안모는 연조직의 적응으로 더 개선된 모습을 보여주었다(그림 4-37, 4-38).

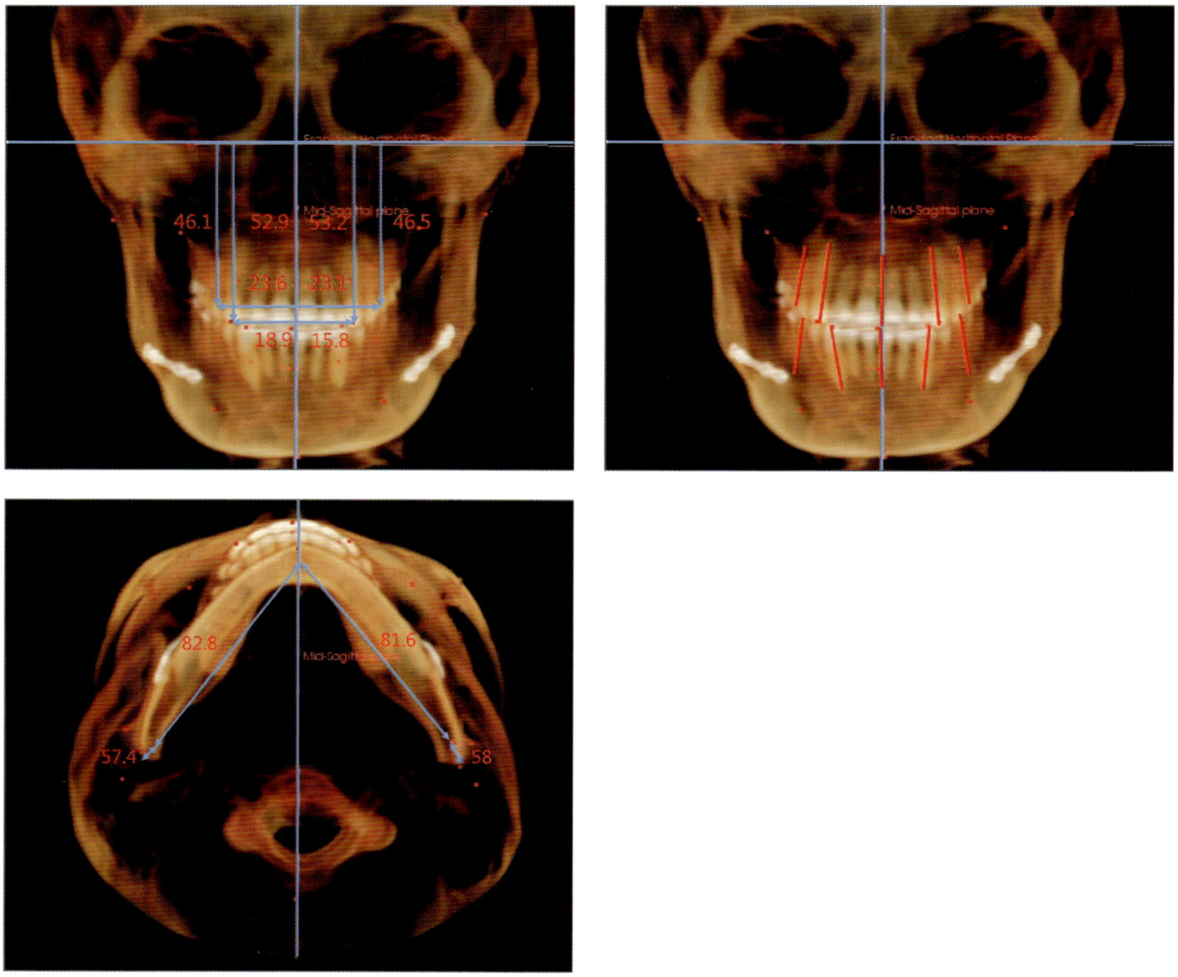

그림 4-34. 치료후 CT 분석.

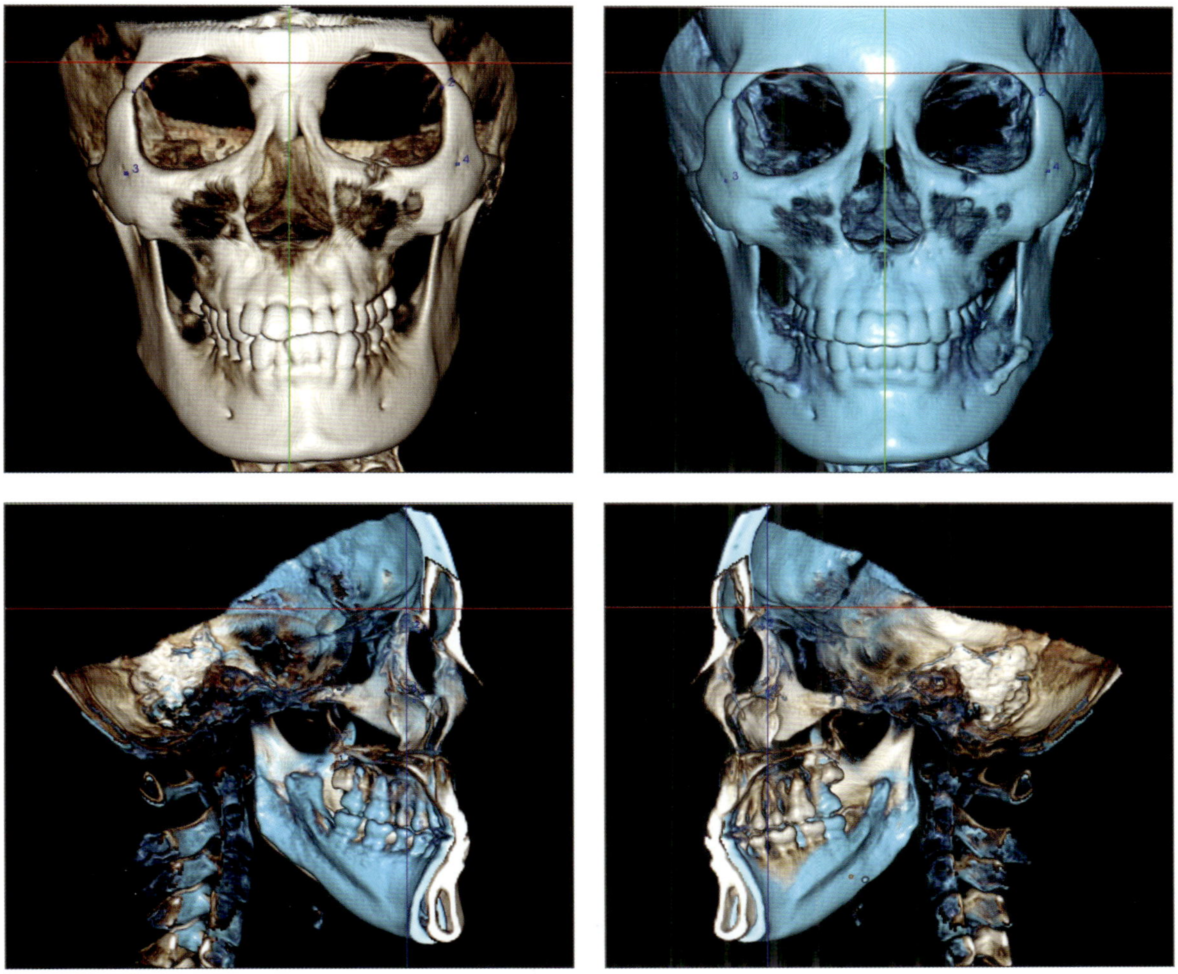

그림 4-35. 삼차원 CT 구성 상 및 중첩: 치료전(회색), 치료후(청색)

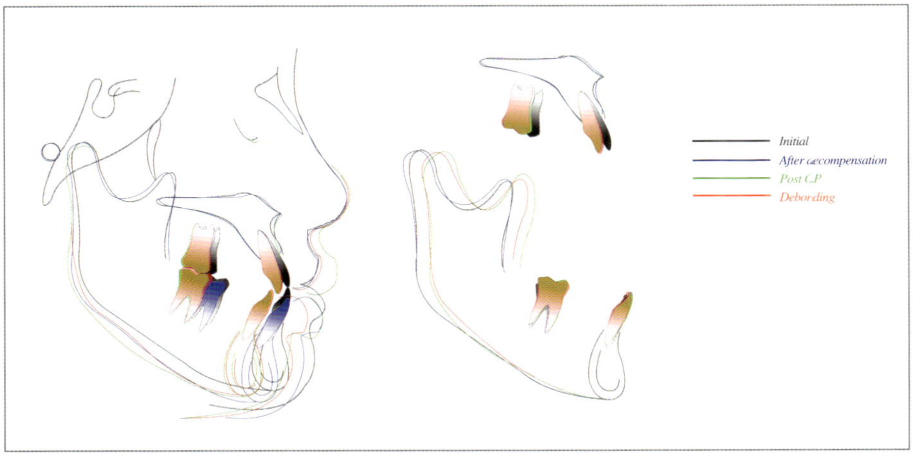

그림 4-36. 측모 두부 방사선 사진 중첩

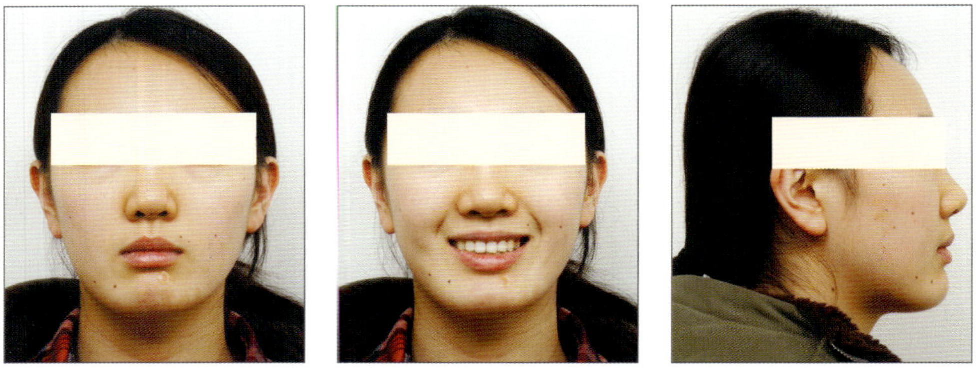

그림 4-37. 유지 3개월 구외사진.

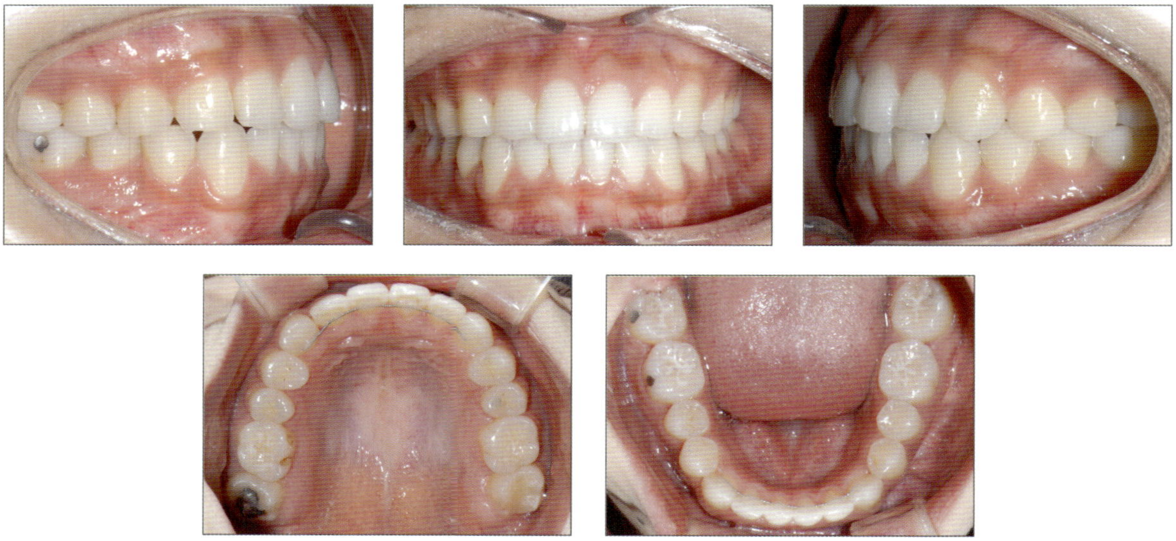

그림 4-38. 유지 3개월 구내사진.

7. 증례 고찰

위 환자에서 하악 치아의 중심선은 좌측으로 1mm 가량 더 이동하여 이부와 정확히 일치시켰어야 하였다고 생각된다. 하악 전치의 좌측으로의 이동량이 약간 부족하여 이부의 대칭성 개선이 약간 미흡하였다고 생각된다. 반면 상악 치아의 정중선은 수술전 사진에서는 인중에 대하여 우측으로 편위되었다고 판단될 정도로 우측으로 이동시켰는데(그림 4-22, 4-23) 술후 연조직의 이동에 따라 인중과 거의 일치된 상태로 치료되었다(그림 4-31, 4-32). 이와 같이 연조직 반응을 고려한 치아 중심선의 과치료는 항상 필요하다고 생각된다. 상순의 좌측 구각부가 내측 및 하방으로 이동하여 상순의 경사가 개선되었지만 치료 후에도 약간의 경사가 남아 있었다. 본 증례에는 적용이 되지 않았으나 우측 상악 견치를 압하시키고, 협측 경사시키면 구순을 지지하여 구각부를 상방으로 이동시키므로 적절한 분석을 통하여 시도하여 볼 수 있다.

치료 후에도 하악골 하연의 좌우의 대칭성은 얻지 못하였는데 이는 하악골 자체가 비대칭적이어서 생긴 것으로 하악 골체를 거울상으로 중첩하여 좌우 차이가 심한 경우 골표면을 부분적으로 삭제하여 좌우 대칭성을 회복하는 노력이 필요하다고 생각된다.

좌우측 구개측 혹은 우측은 협측 제 1, 2대구치 사이 치조골에, 좌측은 구개측에 마이크로 임플란트를 사용하여 압하력을 가하면 많은 양의 구치부 압하를 얻을 수 있는데 이런 구치부 압하는 하악골 수술시 하악골을 후하방으로 회전이동시켜 이부의 후방이동량을 크게하여 골격형 III 급 부정교합의 수술 치료의 효과를 극대화한다.[2] 위 증례에서도 상악구치의 압하를 통하여 더 많은 하악골의 후방 회전 이동을 얻도록 계획했어야 한다고 생각된다.

◀ 증 례 2 ▶

22세 남자 환자가 안면비대칭과 주걱턱을 주소로 내원하였다.

1. 구외사진 소견

구외사진에서 하악이 좌측으로 편위된 안면비대칭이 관찰되고 하악골의 전돌로 오목한 안모를 가지고 있었다. 정면 사진에서 하악이 좌측으로 편위되어 있었고 구순은 우측이 낮게 위치하였고 인중도 하방으로 갈수록 좌측으로 편위되었다(그림 4-39). 교합평면은 우측이 하방으로 떨어져 있었고 상악 우측 견치가 좌측에 비하여 중심선에 가깝게 위치하고 있었다

상하순은 심미선(Esthetic line)으로부터 각각 -4mm, -2mm에 위치하였다.

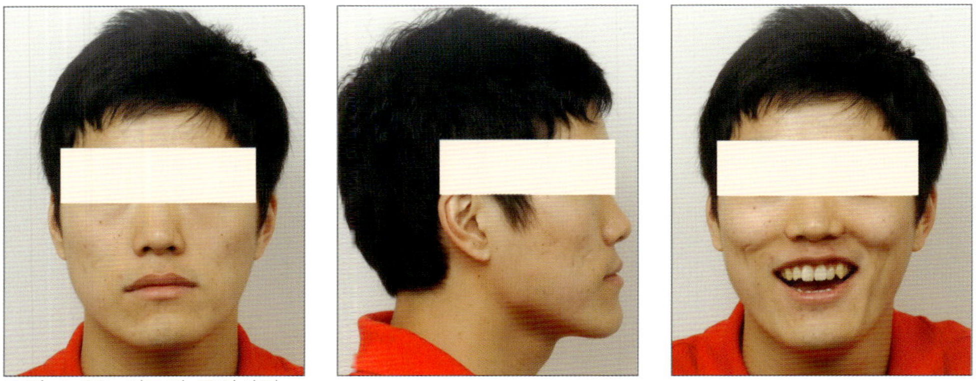

그림 4-39. 치료전 구외사진.

2. 방사선사진 소견

측모 두부 방사선 규격 사진 분석에서는 78.7도의 SNA각, 81.4도의 SNB각, -2.8도의 ANB각을 가져 골격성 III급 부정교합으로 진단되었다. 상악 전치의 각도는 정상이었으나(U1 to FH, 116.2도), 하악 전치는 설측 경사(L1 to mandibular plane, IMPA, 77.5도)되어 있었다(표 4-3).

정모 두부 방사선 규격 사진 분석에서는 상악골의 우측이 좌측에 비해 6mm 하방 위치된 것에 비해 상악 구치의 수직 높이는 우측이 좌측에 비해 5mm 하방 위치되어 있었다. 이에 따라 교합 평면의 좌우 경사가 관찰되었다. 하악지의 길이도 우측이 좌측에 비해 4mm 길게 측정되어 이부는 좌측으로 6mm 편위되어 있었다. 파노라마 방사선 사진에서 상악 좌우측 및 하악 우측의 제 3대구치가 존재하였다(그림 4-40).

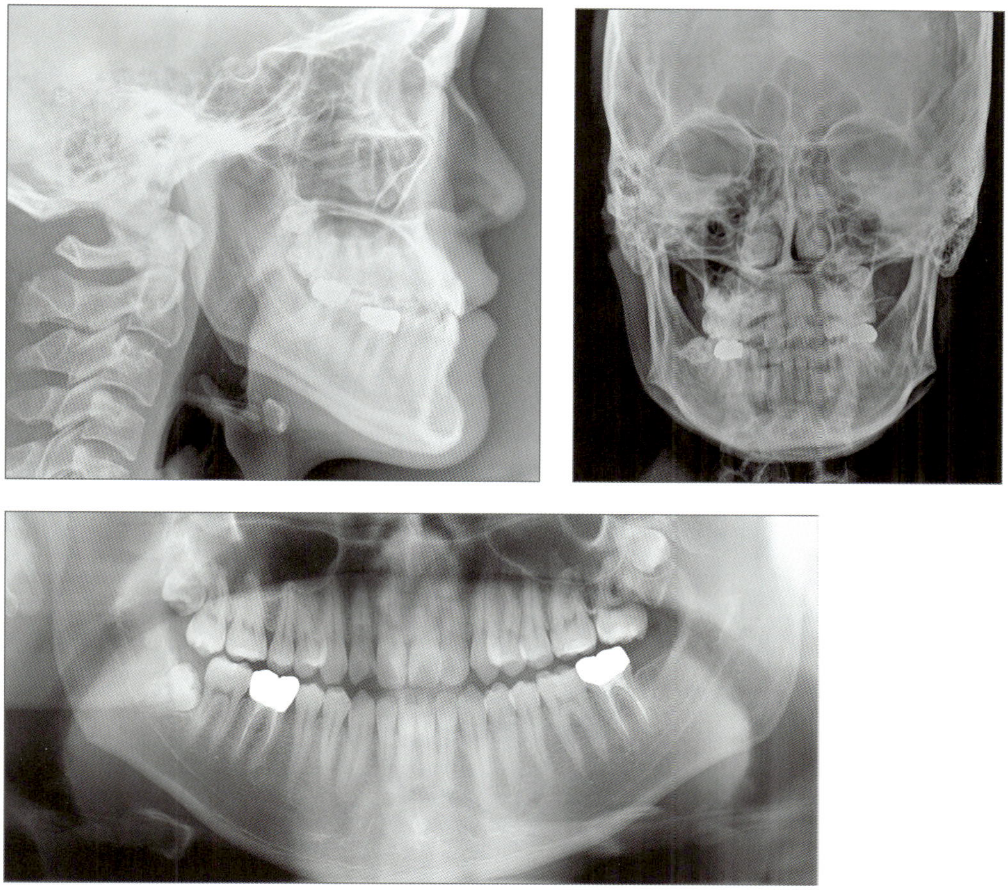

그림 4-40. 치료전 두부방사선 규격사진과 파노라마 방사선 사진.

표 4-3. 표준 두부 방사선 규격사진 계측치

	Pretreatment	After decompensation	Posttreatment
SNA	78.7	79	79.1
SNB	81.4	81.9	77.8
ANB	−2.8	−2.5	1.3
FMA	25.5	23.5	32.2
PFH/AFH	0.6	0.7	0.6
OP to FH	8.3	10.2	6.6
U1 to FH	116.2	111.2	106
IMPA	77.5	92.9	77.9
Z-ANGLE	83.7	77.4	76.2
Upper lip to E-line	−4	−4	−2
Lower lip to E-line	−2	3	0

3. 삼차원 CT분석

삼차원 CT분석에서 상악 전치의 중심선은 우측으로 0.2mm, 하악 중심선은 좌측으로 1.1mm 편위되어 있었고 하악 이부가 좌측으로 5.9mm 편위되어 있었다(그림 4-41, 표 4-4). 수직적으로 상악구치는 우측이 좌측에 비하여 3.5mm 하방에 위치하였고 우측 상악 견치는 좌측에 비하여 2mm 하방에 위치하였다. 하악지와 하악골체의 길이는 우측이 각각 2.7mm, 6mm 길었다. 따라서 우측 하악골체 및 하악지의 길이가 길어서 생긴 하악골 비대칭을 동반한 골격형 III급 부정교합 환자로 판단되었다.

치열분석에서 상악 좌측 구치는 12도의 협측 경사를 보여 2도인 좌측에 비하여 10도 큰 협측 경사를 보였고 하악전치는 하악 기준선에 대하여 좌측으로 6.9도 기울어져 술전교정치료시 하악전치의 좌측이동과 함께 치축은 우측경사이동시켜야 하는 상황으로 판단되었다. 하악 구치는 좌우측간 큰 차이가 없었다.

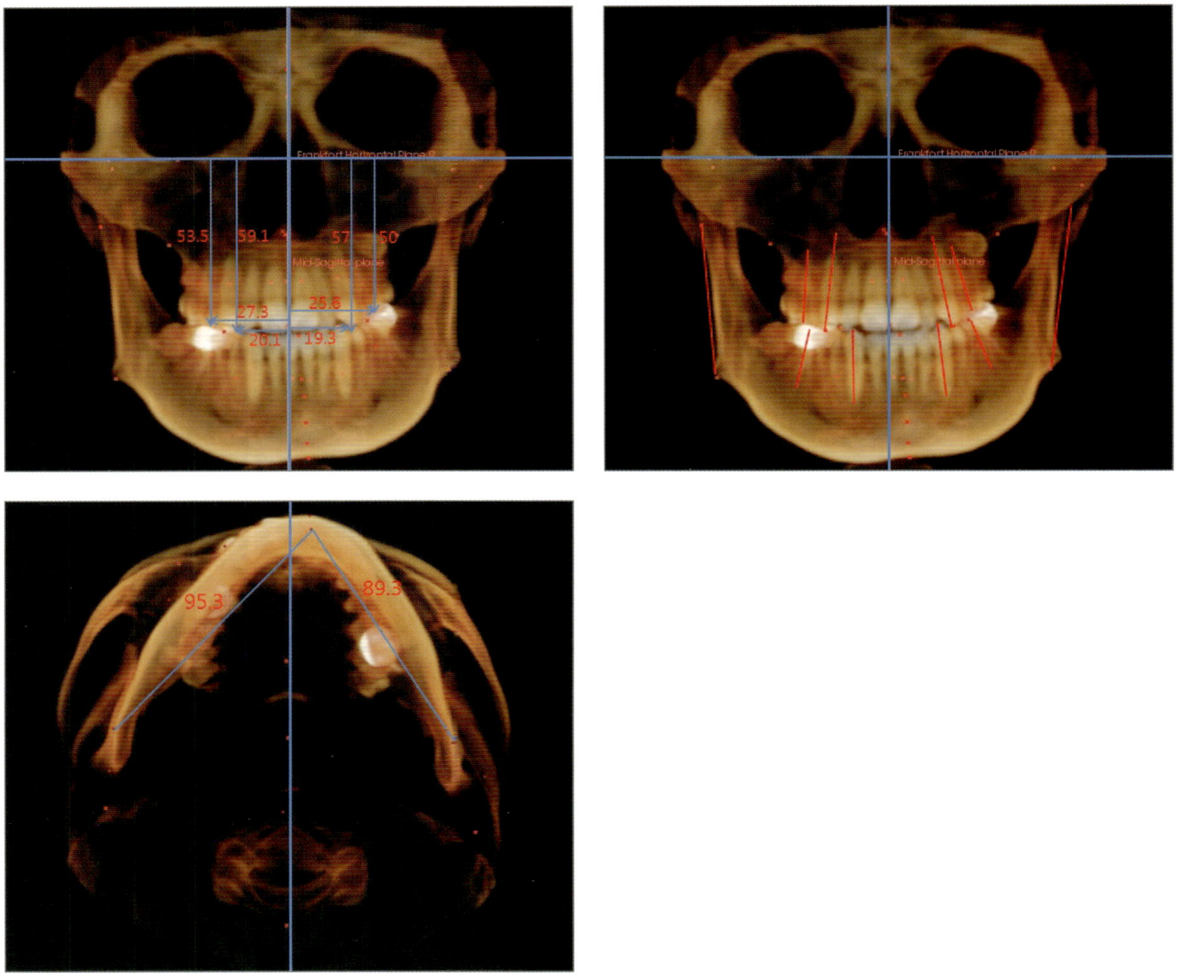

그림 4-41. 치료전 CT 분석.

표 4-4. CT 분석 계측치

	differences between Rt. and Lt.	Pretreatment		After presurgical orthodontics(15 months)		Posttreatment	
		Rt.	Lt.	Rt.	Lt.	Rt.	Lt.
Horizontal (mm)	Umid-MSP	0.2		1.6		0.6	
	Lmid-Mn.VP		1.1		0.2		0.3
	U6-MSP	27.3	25.6	27.7	26.6	26.9	27.1
	U3-MSP	20.1	19.3	22.3	18.9	21.5	19.4
	Golnf-MSP	56.8	52	55.9	55.2	49	52.2
	Me-MSP		5.9		7.1	0.1	
Vertical (mm)	U6-FHP	53.5	50	50.7	50.2	51.4	50.8
	U3-FHP	59.1	57	56.7	57.4	56.1	56.3
	Golnf-FHP	74.9	71.8	74.2	71.7	65.7	66.1
3D length (mm)	Ramus	73.3	70.6	72.9	70.1	63.9	63.9
	Mn. body	95.3	89.3	96.1	90.2	82.9	90.1
Angle(°)	U3 inclination	14.5	11.0	7.4	12.7	7.5	10
	U6 inclination	2.0	12.2	8.4	6	11.6	3.8
	L1-Mn.VP	6.9		2.4		2.8	
	L3 inclination	18.9	3.6	6.4	6.5	3.9	3.5
	L6 inclination	8.2	10.7	9.8	9.4	8.9	17.9
	Ramus	5.6	9.3	6.9	8.8	8	7

MSP : midsagittal plane, Mn.VP : Mandibular vertical plane, FHP : FH plane, 적색 : 반대측에 비해 1mm 이상 큰 값

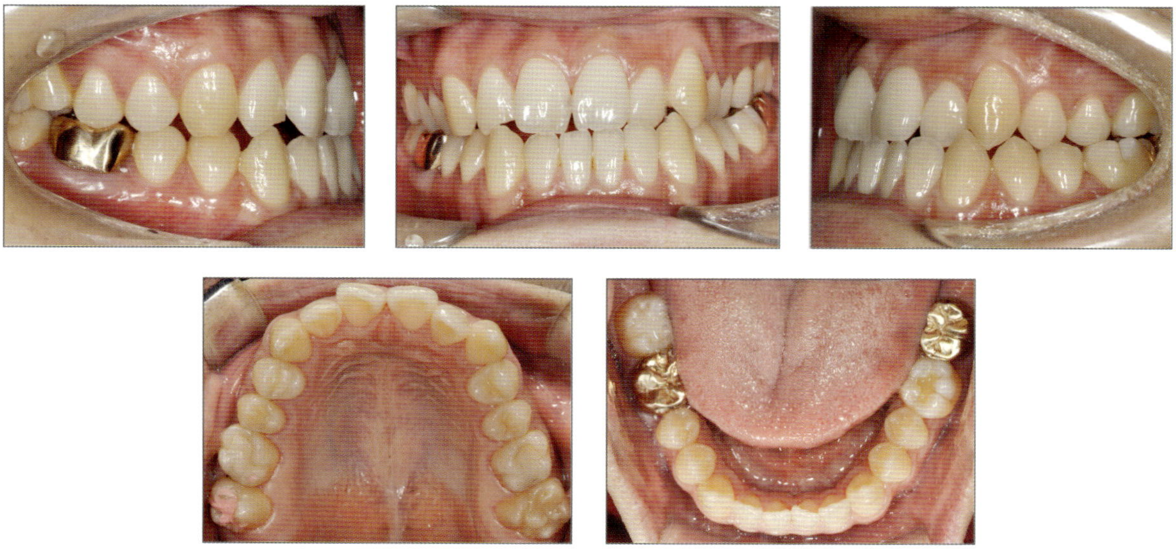

그림 4-42. 치료전 구내사진.

4. 구내사진 소견

수직피개 0mm, 수평피개가 1mm로 전치부 절단 교합을 보였다. 치열궁 공간 부족은 상악에서 3.5mm, 하악에서도 스피만곡을 포함하여 3.5mm의 공간부족을 가지고 있었다. 상하악 치열의 중심선은 3mm의 불일치가 었었다(그림 4-42). 전치부 Bolton ratio는 74.8으로 상악이 1.6mm 컸다. 좌우측 구치 모두 III급 관계를 가지고 있었으며, 하악의 좌측 편위로 우측의 III급 경향이 더 컸다. 좌측 구치는 절단 교합상태로 하악구치의 설측 경사란 보상이 비교적 적게 일어나 좌우의 협설측 경사 차이가 작은 상태였다. 구치간 폭경은 상하악 간에 차이가 없어 유지시키고자 하였다.

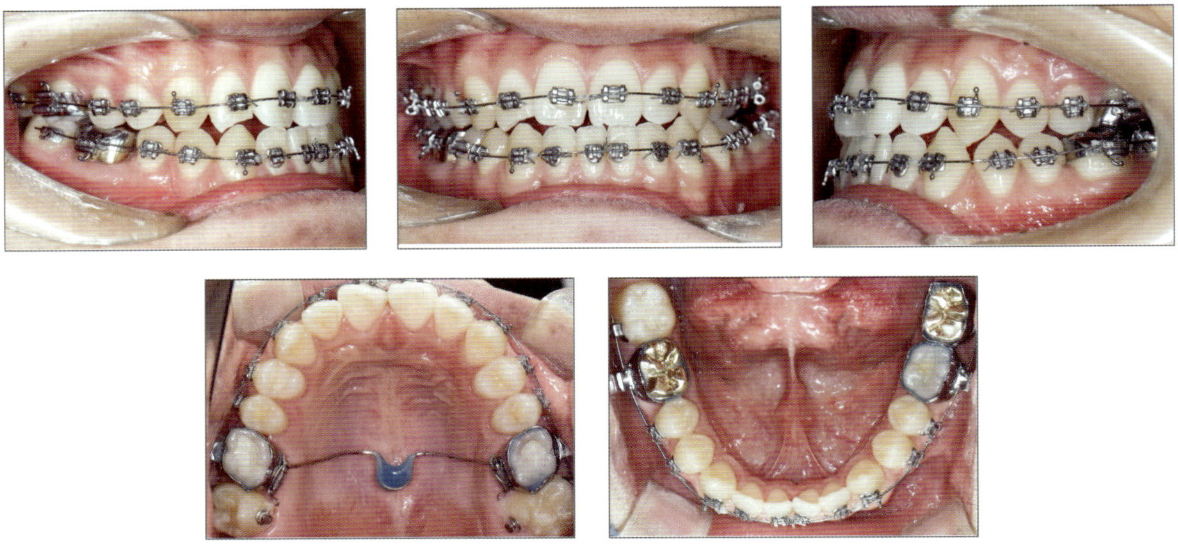

그림 4-43. 초기 와이어와 함께 레진 버튼을 추가한 횡구개 아치를 삽입한 구내사진.

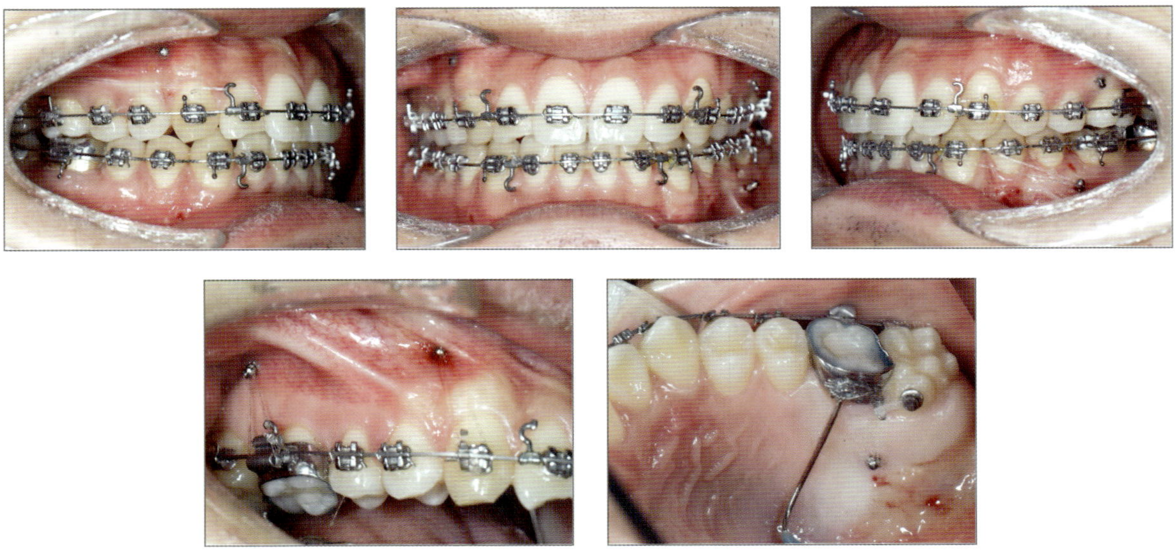

그림 4-44. 상악 우측 협측과 상악 좌측 구개측에 식립된 마이크로 임플란트.

5. 진단 및 치료계획

안면비대칭과 상하악간 전후적 골격적 부조화를 해소하기 위하여 악교정 수술이 계획되었다. 수술의 정확성을 위하여 상악 치열의 탈보상이동은 술전 교정으로 얻고, 하악골의 비대칭은 수술로 해소하기로 하였다. 상악 우측은 협측, 상악 좌측은 구개측에 마이크로 임플란트를 이용하여 압하력을 가하여 상악 구치의 협설측 치성 보상을 해소함과 동시에 상악 구치를 압하시켜 하악골 수술 후방이동시 후방이동량을 증가시키고자 하였다. 상악 제 1대구치 사이에 삽입한 TPA 중앙부에 레진 버튼을 만들어 혀로 구치 압하력을 가하도록 하였다. 하악 전치는 전방경사시켜 하악하연에 대한 하악전치각을 개선하고 하악전치의 중심선을 하악 골격의 중심선에 일치시키기 위하여 하악전치를 좌측 이동시키기로 계획하였다.

상악 구치 조절을 위해 상악 제 3대구치는 사전에 발치하였고, 하악 우측 제 3대구치는 악교정 수술 도중 발치하기로 하였다.

6. 치료과정

022 Kosaka straight wire brackets을 부착하고 초기 배열을 시작하였다. 치료 시작시 SS wire로 제작된 횡구개 아치를 상악 제 1대구치에 장착하였다. 이때 횡구개 아치의 중앙 루프 부위에 구개부에서 약 2mm 가량 떨어지도록 레진 버튼을 만들고, 혀로 레진 버튼을 상방으로 밀면서 침을 삼키도록 교육하였다. 상악 제 2대구치 설면에 lingual button을 부착하고 횡구개 아치에 결찰된 고바야시 훅에서 Super thread(T-45, RMO, Denver, Co, USA)로 압하력을 가하였다(그림 4-43).

치료 2개월 상악에는 016*022 TMA wire로 교환하였고, 교합면 좌우 경사를 치료하기 위하여 상악 우측 견치와 제 1소구치 사이, 제 1대구치와 제 2대구치 사이에 마이크로 임플란트 (Absoanchor, SH1312-07, Dentos Co. Ltd, Daegu, Korea)를 식립하였다. 삼차원 CT분석에서 상악 우측 견치와 구치는 각각 2mm, 3mm의 압하가 필요하였으므로, Square thread(ST-045, Dentos Co. Ltd, Daegu, Korea)를 마이크로 임

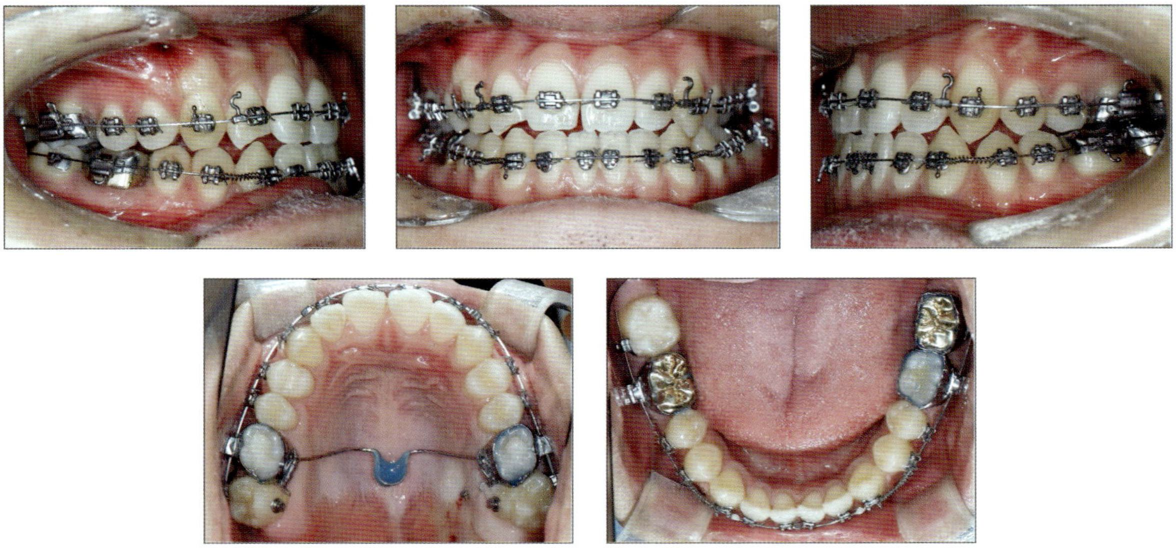

그림 4-45. 치료 2개월 구내사진.

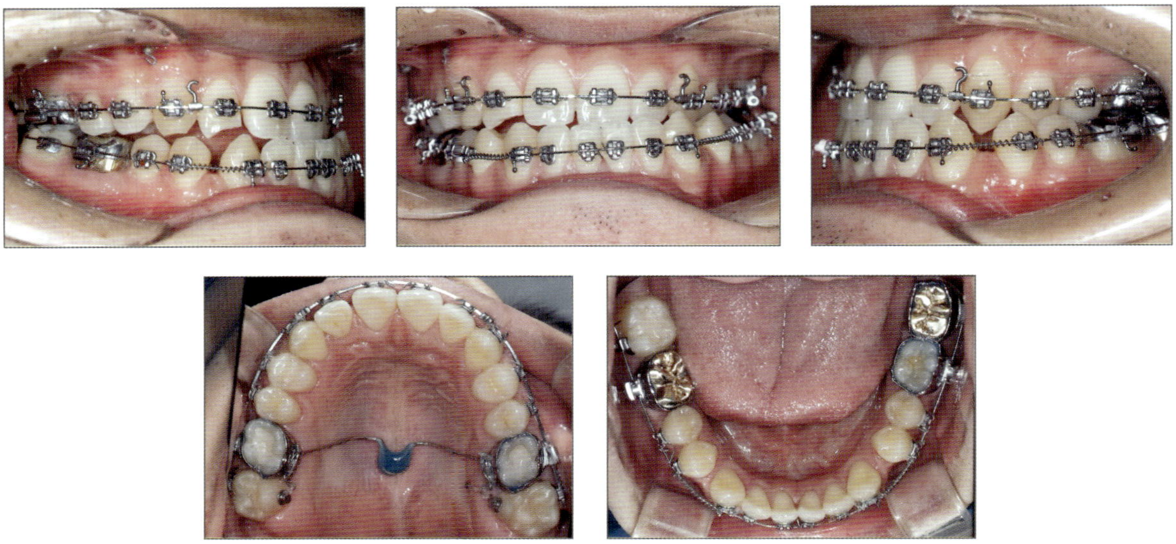

그림 4-46. 치료 2개월 구내사진.

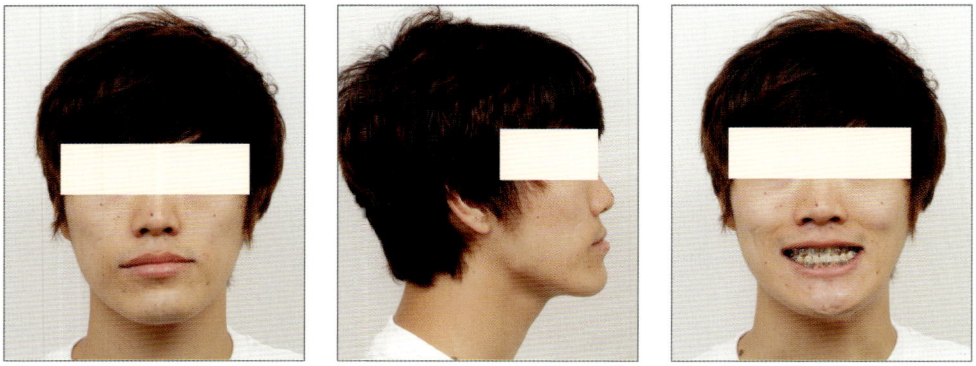

그림 4-47. 치료 11개월 술전 교정 완료시 구외사진.

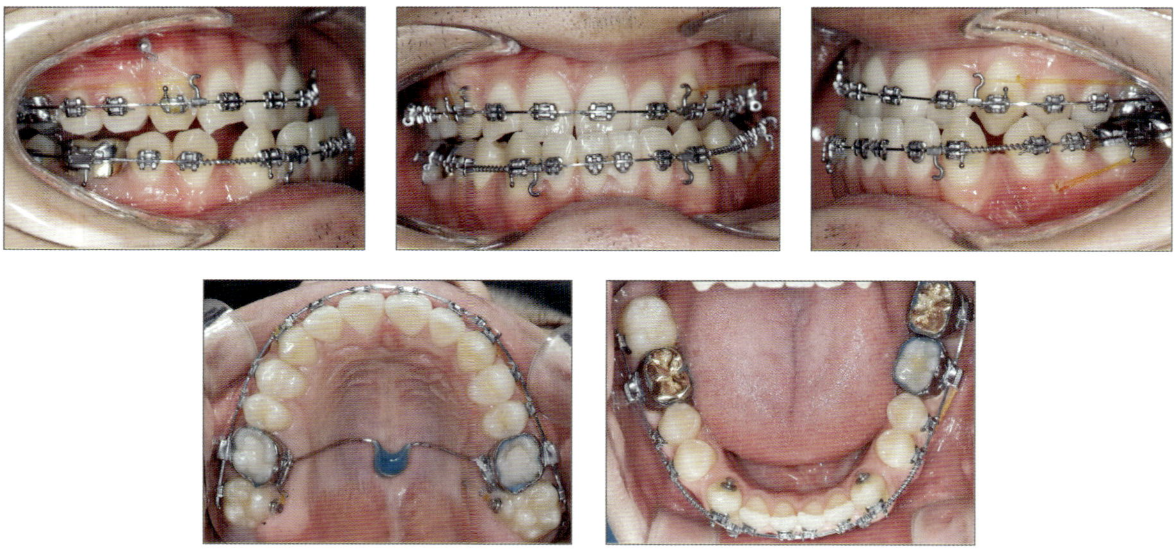

그림 4-48. 치료 11개월 구내 사진.

플란트로부터 연결하여 우측 견치와 제 1대구치에 압하력을 가하였다. 상악 좌측은 구치 치축 개선 및 압하를 얻기 위하여 구개측에 마이크로 임플란트 (Absoanchor, SH1312-10, Dentos Co. Ltd, Daegu, Korea)를 식립하였고, 즉시 횡구개 아치와 연결하여 압하력을 가하였다(그림 4-44). 하악에는 전치의 전방 경사를 위해 하악 견치와 제 1소구치 사이에 open coil spring을 삽입하였다(그림 4-45).

치료 7개월 상악 017*025 SS로 교체하였으며, 상악 교합면 좌우 경사를 관찰하면서 지속적으로 후방 및 압하력을 가하였다(그림 4-46).

치료 8개월 하악 견치와 제 1소구치 사이에 마이크로 임플란트 (Absoanchor, SH1312-06, Dentos Co. Ltd, Daegu, Korea)를 식립하여 하악 구치에 전방견인력을 가하였다.

치료 11개월 술전 교정치료가 완료되었다(그림 4-47, 4-48, 4-49). 치료전과 수술전 CT 측모상을 보면 하악 전치의 탈보상이 충분히 이루어졌음을 알 수 있다(그림 4-50). 상악 좌측 제 1대구치 높이는 거의 유지된 반면, 상악 우측 제 1대구치는 2.8mm의 압하가 얻어져 좌우측 구치의 수평기준선에 대한 수직 높이가 50.7, 50.2mm로 수직적 높이차가 해소되어, 하악 수술 과정동안 안면비대칭이 해소될 것으로 기대되었다(그림 4-51, 4-52). 상악 우측 견치는 좌측에 비하여 더 높게 위치하여 과치료되었다. 상악 우측견치와 구치는 협측으로 이동하여, 하악골의 수술시 우측으로의 공간을 제공하여 줄 수 있도록 치료되었다. 상악 전치의 중심선은

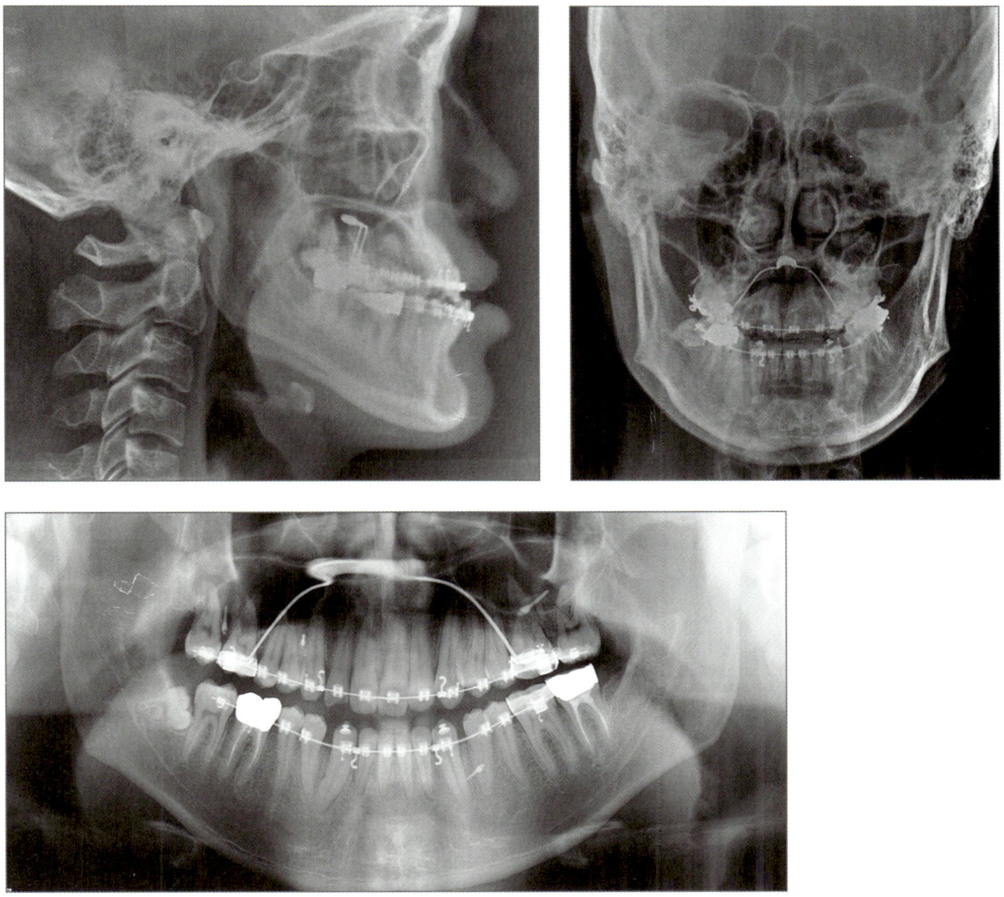

그림 4-49. 수술전 두부방사선 규격사진과 파노라마 방사선 사진.

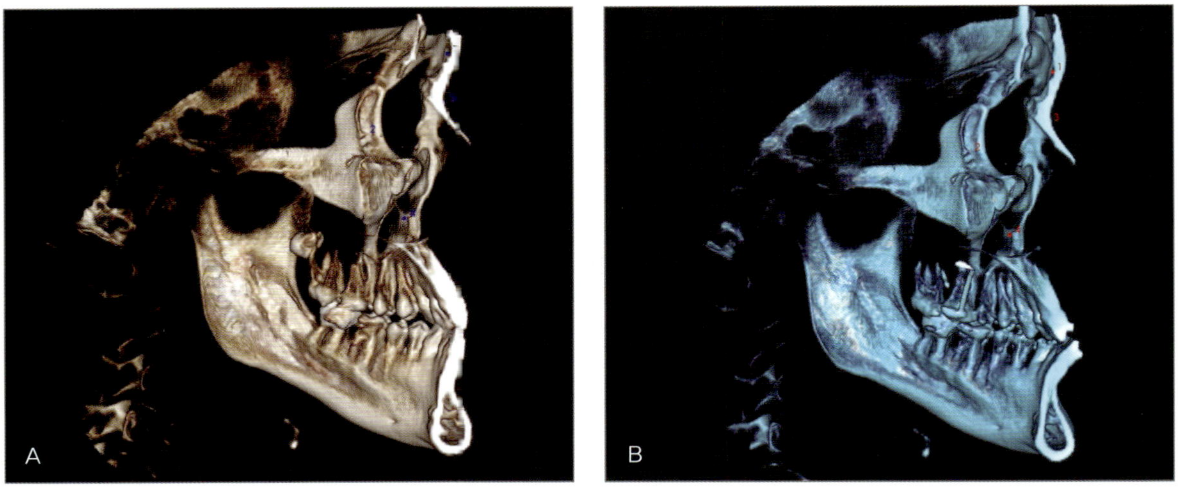

그림 4-50. 치료전과 수술전 CT의 측면 절단사진 ; 상악구치의 압하와 상악전치의 후방 경사, 하악전치의 전방경사이동이 관찰됨 ; 치료전(A); 수술전 (B).

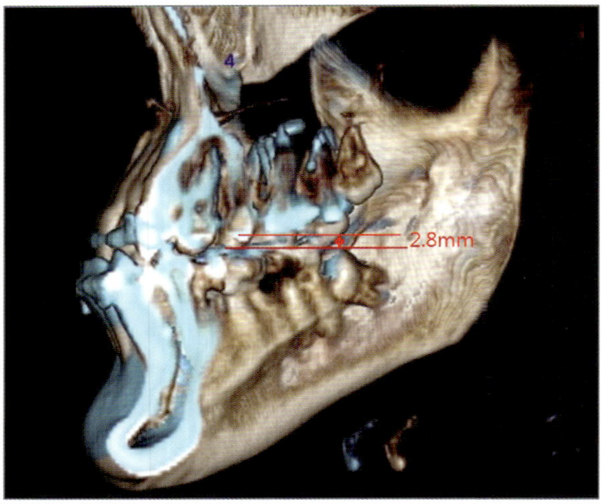

그림 4-51. 치료전과 수술전 상악 우측 구치의 수직적 위치 변화 (좌측 높이는 거의 차이 없음).

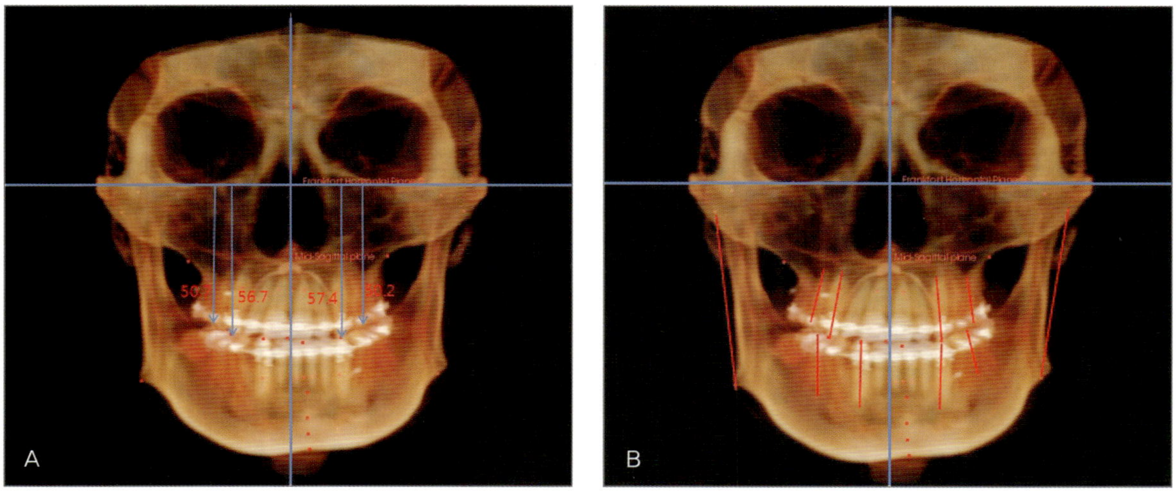

그림 4-52. 수술전 CT 분석, 좌 · 우측 상악 견치 및 구치의 수직 높이와 치측이 유사하게 개선됨.

인중선에 비하여 더 우측으로 위치시켜 하악수술 이동에 의한 연조직 이동을 보상할 수 있도록 하였다. 삼차원 CT 구성 사진에서 상악 치아는 두개골에 대하여 대칭적으로 잘 위치되었고 하악의 중심선은 좌측으로 이동하여 하악 골격의 중심과 거의 일치하였다(그림 4-53).

치료 12개월 Sagittal split ramus osteotomy와 함께 reduction genioplasty를 시행하였고, 동시에 하악 우측 제 3대구치를 발치하였다. 그러나 치유 기간 도중 (수술 1개월 후) 저작에 의하여 우측 하악지 부위의 골이 파절되어 다시 악간 고정을 실시하였다. 이로 인해 술후 교정 시작 시점이 수술 11주 후로 연기되었다.

치료 14개월 교정과에 술후 교정을 위해 내원하였을 당시, 측모의 개선과 함께 안면비대칭이 많이 해소되었다(그림 4-54, 4-55). 하악 견치와 제 1소구치 사이 공간은 하악 구치부를 전방 견인하여 폐쇄하기로 하고, 견치와 제 1소구치 사이에 식립한 마이크로 임플란트와 제 1대구치를 Square thread(ST-045, Dentos Co. Ltd, Daegu, Korea)로 연결하였다(그림 4-56).

치료 23개월 하악의 공간은 모두 폐쇄되어 견치 후방의 마이크로 임플란트는 제거하였고, 과교정된 중심

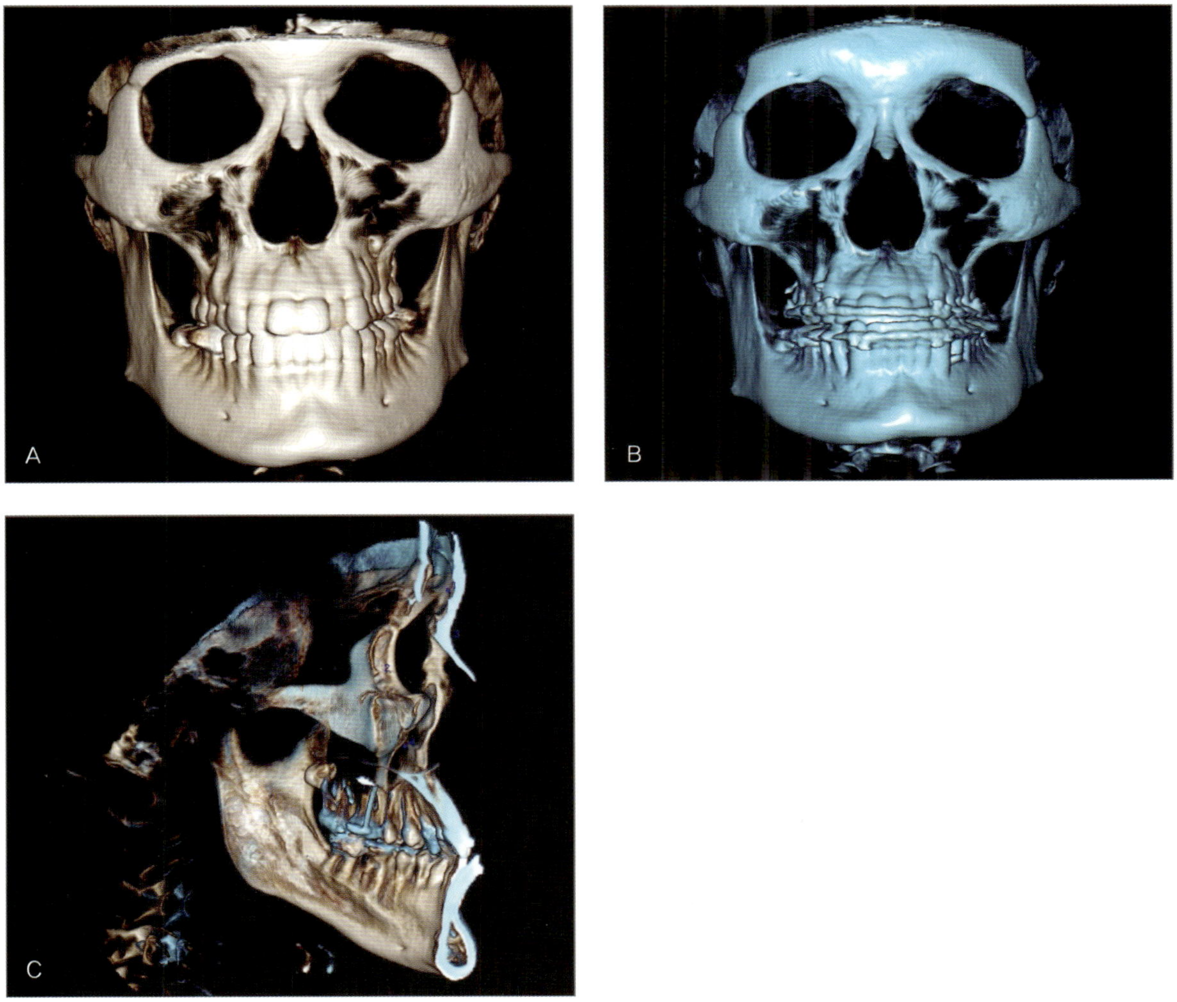

그림 4-53. 치료전 및 수술전 CT상 A : 치료전, B : 수술전, C : 치료전 및 수술전 중첩.

선을 안면의 중심선에 맞게 좌측으로 이동시키기 위하여 하악 좌측에 제 2소구치와 제 1대구치 사이에 (Absoanchor, SH1312-07, Dentos Co. Ltd, Daegu, Korea)를 식립하였고, 상악도 중심선을 좌측으로 이동시키면서 1급 관계를 얻기 위하여 후방력을 가하였다(그림 4-57).

환자의 사정상 치료가 지연되어 치료 34개월 기능적 교합을 완성하고 치료를 종료하였다(그림 4-58, 4-59, 4-60).

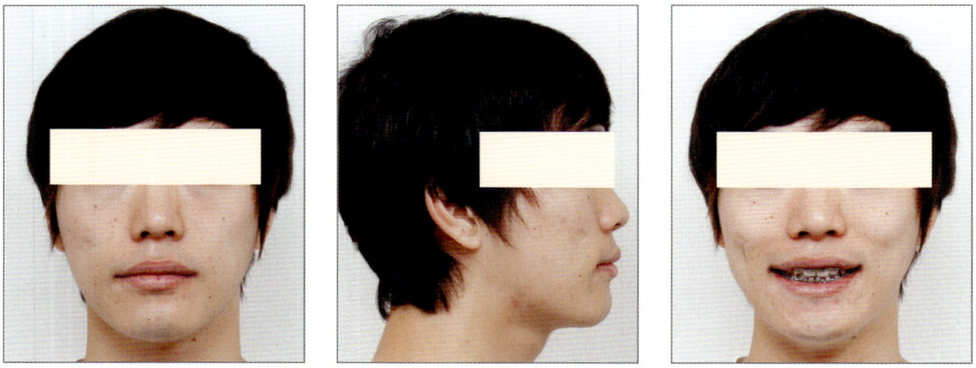

그림 4-54. 술후 교정을 위해 의뢰든 당시 구외사진 (수술 후 11주, 치료 14개월).

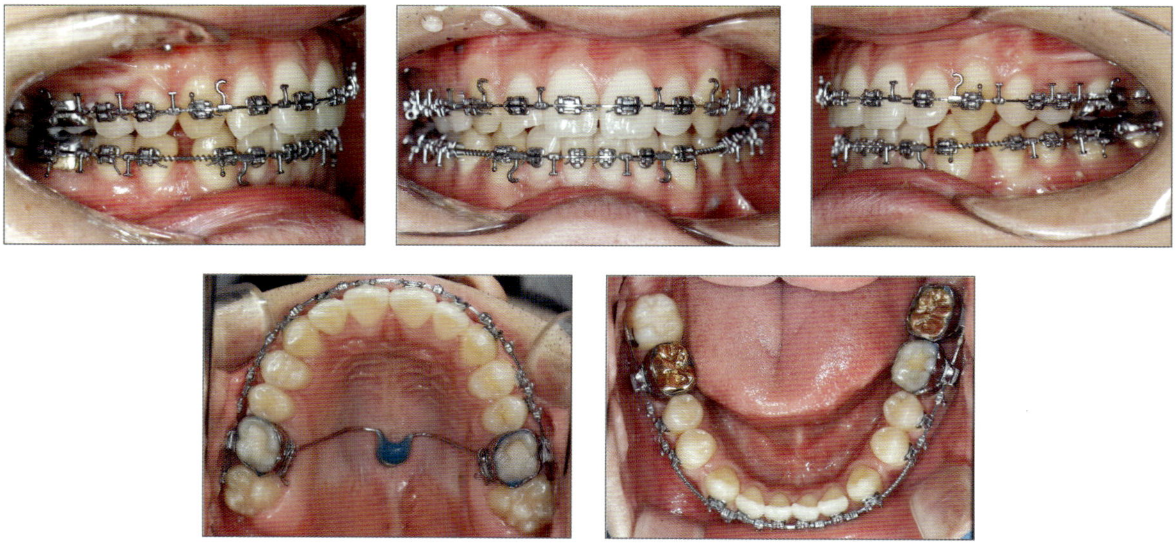

그림 4-55. 술후 교정을 위해 의뢰된 당시 구내사진 (수술 후 11주, 치료 14개월).

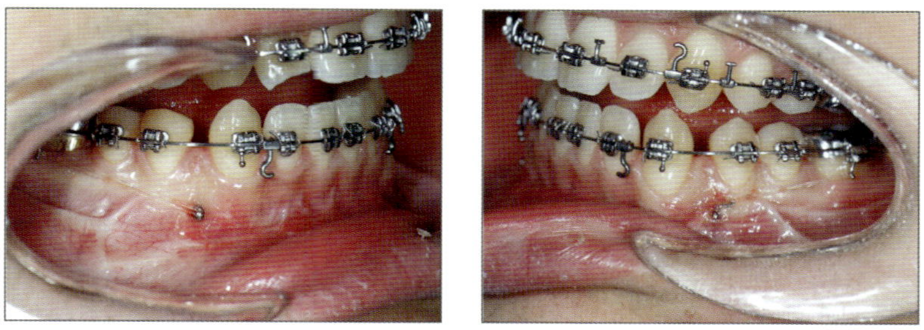

그림 4-56. 하악 공간 폐쇄를 시작하는 구내사진 (치료 14개월).

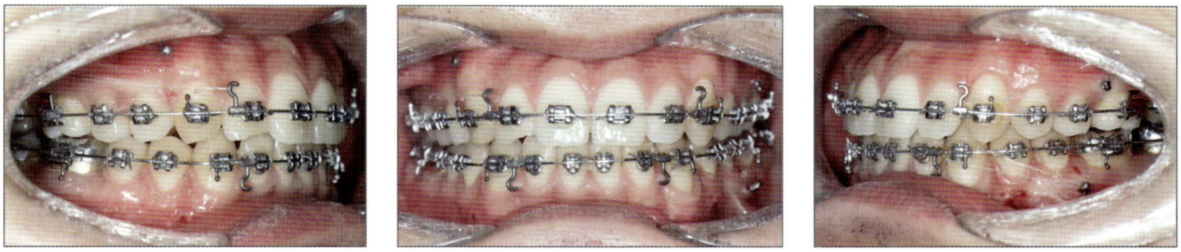

그림 4-57. 치료 23개월 구내사진.

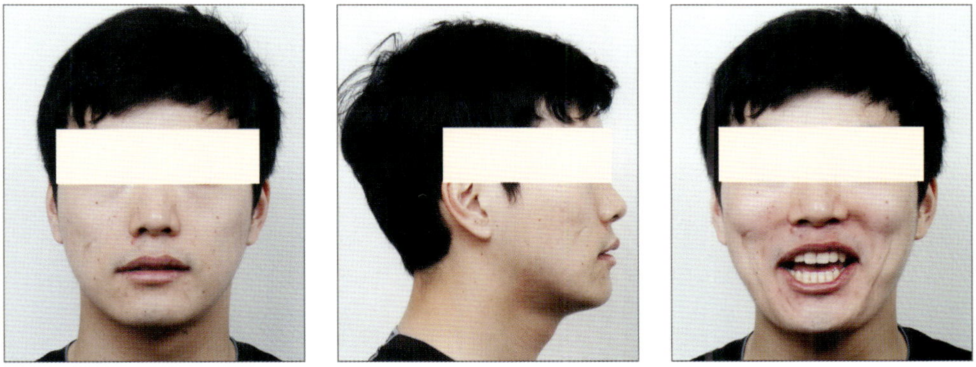

그림 4-58. 치료 종료시 구외사진(치료 34개월).

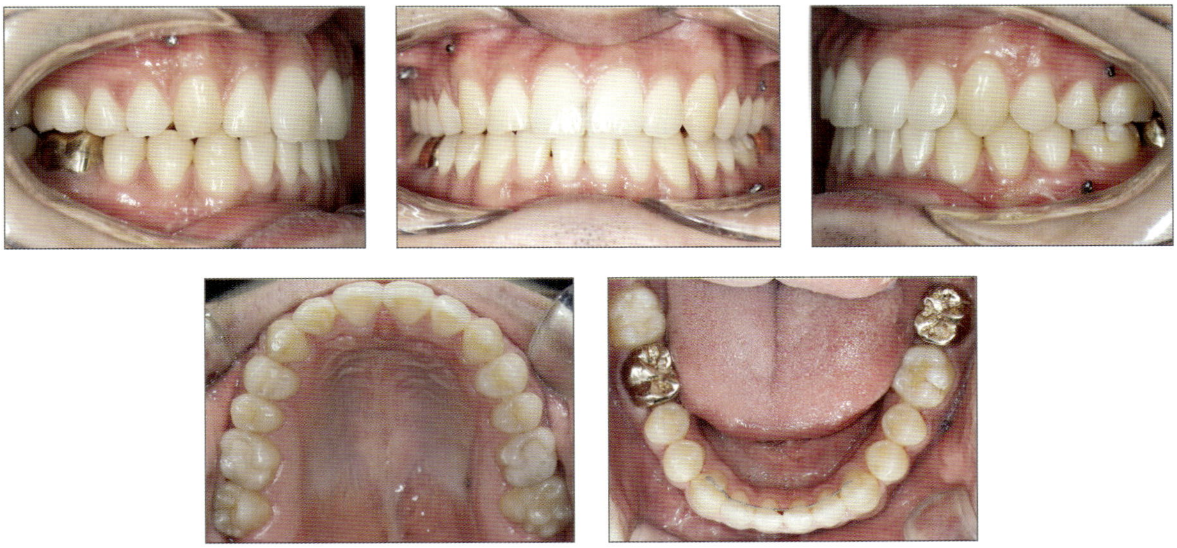

그림 4-59. 치료 종료시 구내사진.

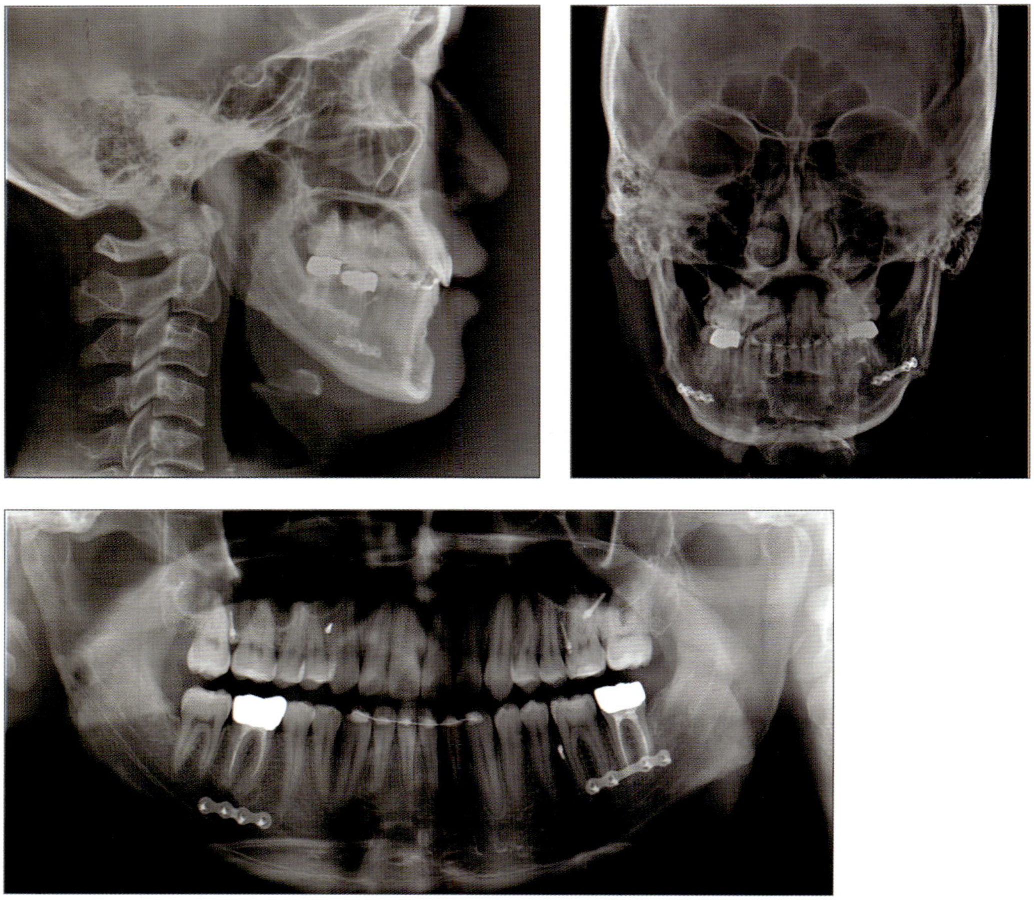

그림 4-60. 치료 종료시 두부방사선 규격사진 및 파노라마 방사선 사진.

7. 치료 결과

치료전 하악골 전돌 양상을 보이던 측모가 개선되었으며, 좌측으로 경사를 보였던 인중은 하악골의 우측 이동에 따라 개선되어 정중선에 맞게 수직으로 개선되었다. 또한 입술의 경사도 개선되었다. 좌측 편위를 보였던 하악골과 이부는 골격 중심선에 잘 위치되어 비대칭이 개선되었다. 견치 구치관계는 I급을 얻을 수 있었으며 중심선이 서로 일치되도록 잘 배열되었다.

삼차원 CT구성상에서 상악 우측 구치의 압하이동과 하악의 우측으로의 수술적 이동에 의하여 대칭적인 골격을 얻었음이 확인되었다(그림 4-61, 4-62, 표 4-4). 표 4-4와 같이 치료 후 상하악 치아의 기준에 대한 수평, 수직거리 및 치축이 좌우가 대칭적으로 잘 배열되었고 하악지와 하악골체의 길이도 하악 수술에 의하여 대칭적으로 개선되었다.

장치 제거 6개월 후 재내원 하였을 때, 유지 기간 동안 안모와 교합은 잘 유지되었고(그림 4-63, 4-64) T-scan에서 볼 수 있듯이 좌우측의 교합접촉은 균등하게 유지되어 비대칭환자에서 관찰되는 교합의 좌우측 불균형이 관찰되지 않았다(그림 4-65).

8. 증례고찰

하악골체의 길이가 좌우 차이가 있는 경우 하악골 수술시 하악골이 수평회전(Yawing)이동이 일어나는데 회전이동자체만이 일어난다면 비편위측 하악 구치가 설측으로 이동되게 되므로 협측 수평피개를 충분히 확보하여 주어야만 이를 방지할 수 있다. 하악지 경사(ramus inclination)도 치료전 좌측의 경사가 더 심하였는데 치료 후 비교적 비슷하게 개선되었다.

치료전 구순은 우측이 하방으로 쳐져있었는데 하악골의 우측으로의 수술적 이동에 의하여 개선되었으나 동공선(interpupillary line)에 대하여 완전히 평행을 이루지 못하였다. 이런 연조직의 변화에 대한 예측은 매우 어렵고 또 개선이 잘되지 않는 것으로 알려져 있다. 근육 운동을 통하여 개선하는 노력을 하는 등 또 다른 접근이 필요할 것으로 생각된다.

치료 종료 후 구외사진에서 약간의 비대칭이 남아 있는 것이 관찰되는데, 이는 그림 4-62, 치료 후 삼차원 CT구성상에서 관찰되듯이 하악골의 형태의 비대칭으로 인한 것이라 생각된다. 즉 우측 견치 하방, 하악골 하연의 골침착으로 인하여 비대칭이 남아 있는 것으로 관찰된다. 수술용 플레이트 제거시, 이를 수정하려는 계획을 가지고 있었으나 환자가 플레이트 제거를 원치 않아 제거할 수 있는 기회를 가지지 못하였다.

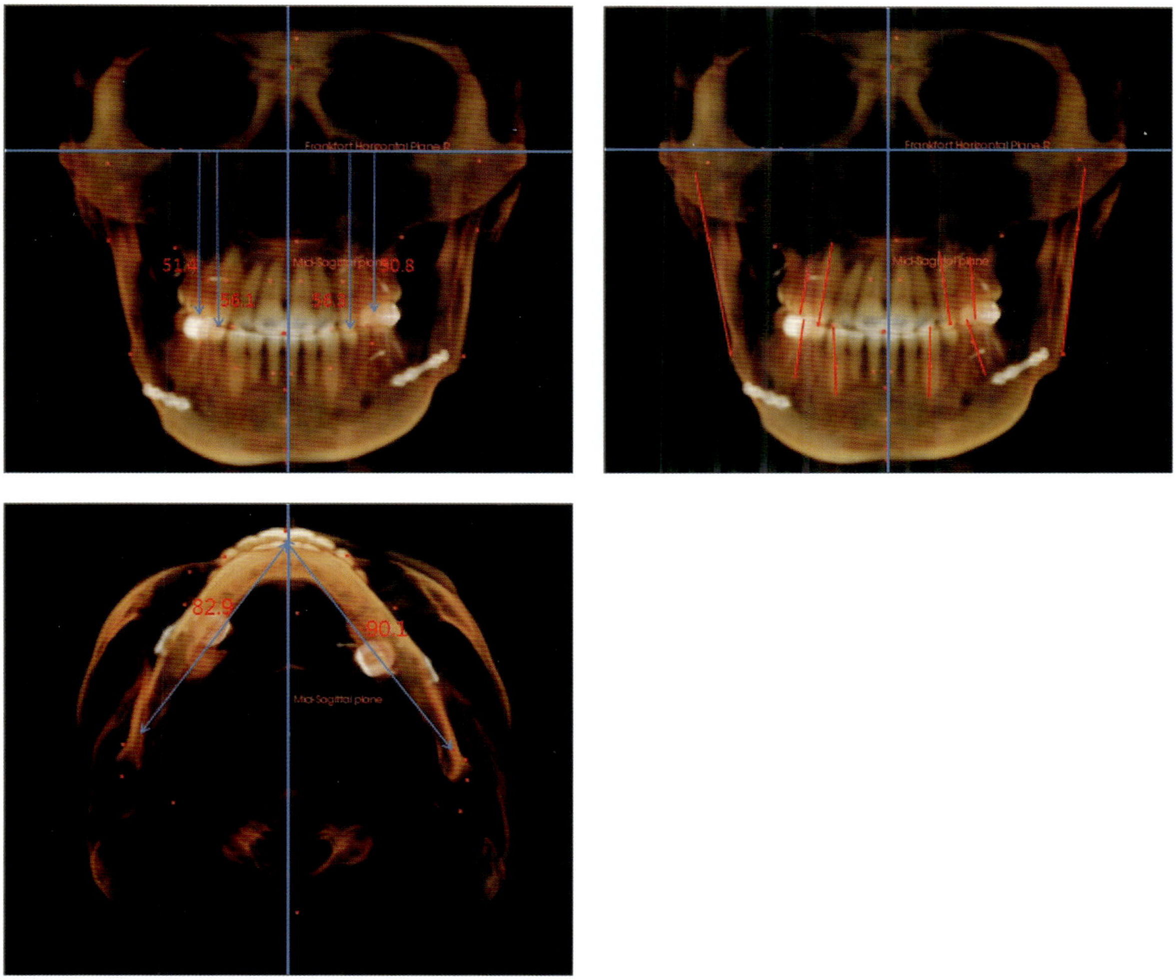

그림 4-61. 치료후 CT 분석.

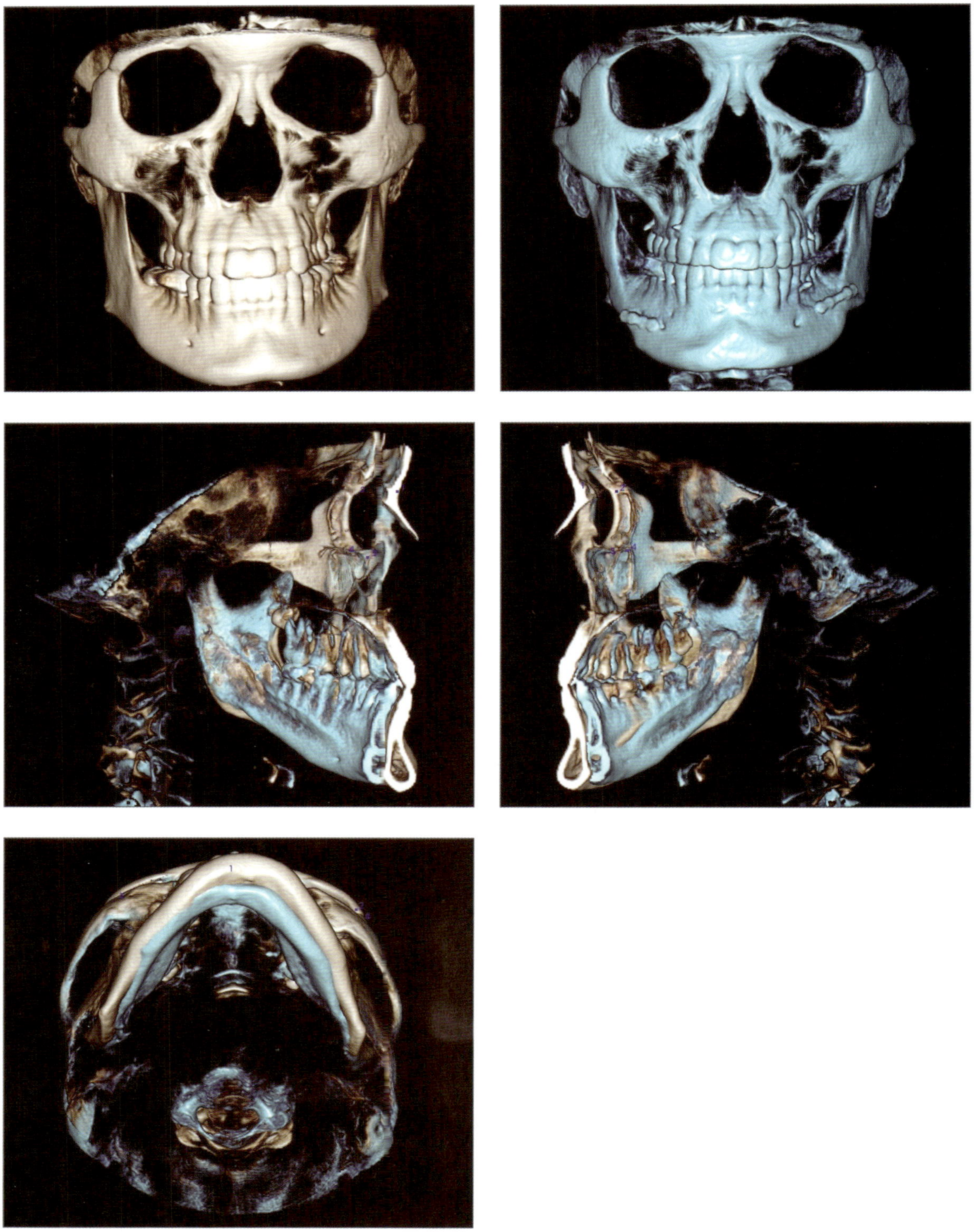

그림 4-62. 삼차원 CT 구성 상 및 중첩: 치료전(회색), 치료후(청색).

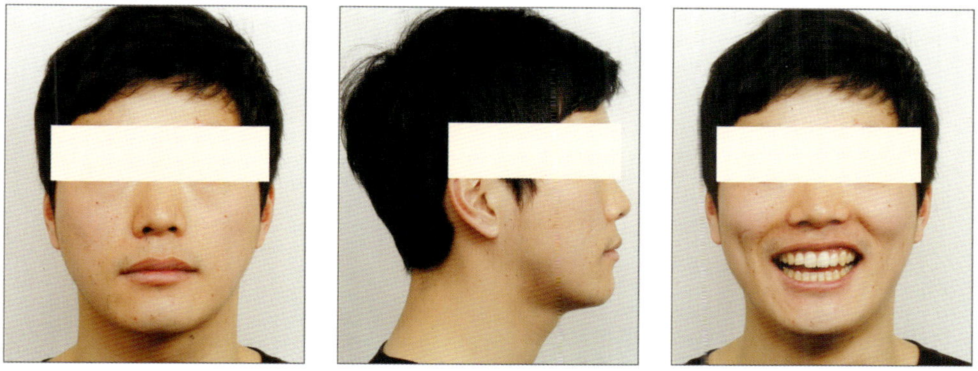

그림 4-63. 유지 6개월 구외사진.

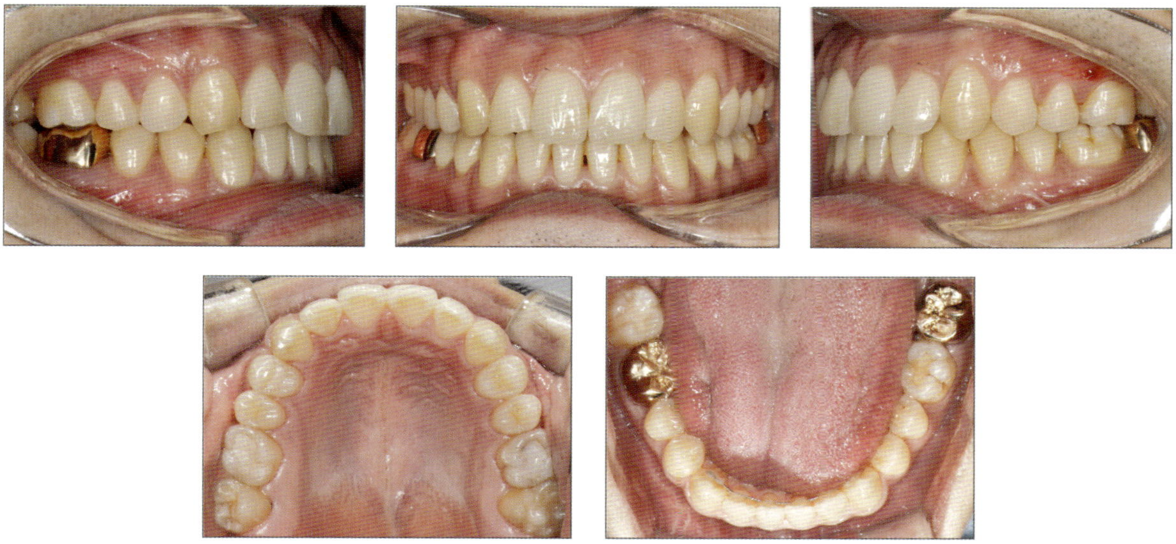

그림 4-64. 유지 6개월 구내사진.

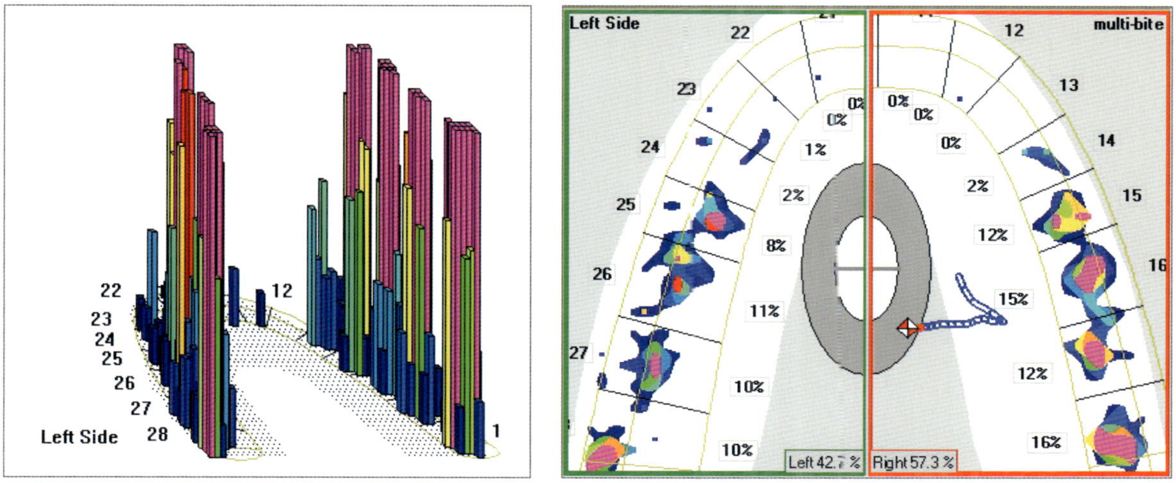

그림 4-65. 유지 6개월 T-scan.

본 증례에서 치료 6개월 T-scan으로 확인하여 본 결과 좌우 구치에 비슷한 교합 접촉을 가져 적절하게 비대칭이 치료되고 치아에 가하여지는 교합력도 대칭적으로 유지되는 것으로 생각되었다. 치아의 접촉이 비대칭적이거나 비대칭적인 교합력이 가하여진다면 하악골은 지속적으로 뒤틀리는 힘에 노출되고 서서히 안모비대칭이 재발될 수도 있다는 것을 염두에 두어야 한다.

고찰

마이크로 임플란트는 치아를 삼차원적으로 정확히 위치시킬 수 있는 고정원을 제공하므로 비대칭 악교정 수술환자에서도 치아의 수직적, 수평적 위치를 정확히 이동시키고 또 치축의 좌우 비대칭을 개선할 수 있다. 치료계획 수립시 연조직의 개선을 위한 악골의 위치를 정하고 이를 얻기 위한 치아의 삼차원적인 위치를 정하게 된다. 술전 교정치료시 마이크로 임플란트를 이용하여 치아의 수직적 및 수평적 위치 및 치축의 대칭성을 쉽게 얻을 수 있는데 이런 이동은 상악골의 수술 필요성을 줄일 수 있다. 상악에서는 비록 골격적인 위치의 이상이 있어도 치아의 위치가 바르면 안모에 미치는 영향이 미미하기 때문에 치열을 잘 배열하면 수술 없이도 좋은 결과를 얻을 수 있다. 상악골 수술의 정확성이 떨어짐[4]을 고려하면 상악골 수술을 배제하면 수술 오차가 작은 하악골 수술의 이동량과 이동 양상을 교정치료로서 이미 결정하게 되므로 수술 결과의 예측력을 높이게 된다고 생각된다. 그러나 전후적인 문제가 있어서 상악골의 수술이 반드시 필요한 경우에도 위와 같이 좌우 상악 치아의 수직 높이, 수평적 위치, 치축을 개선한다면 상악골 수술 시 더욱 정확하게 이동시킬 수 있도록 한다고 생각된다.

요약

술전 교정치료에 마이크로 임플란트를 이용하면 치아의 수직적 및 수평적 위치의 대칭성을 쉽게 얻을 수 있다. 즉 비편위측 협측에 식립된 마이크로 임플란트로 압하이동과 협측 경사를 얻고 상악치아의 중심선을 골격중심선에 정확히 일치시킬 수 있다. 하악에 식립된 마이크로 임플란트로 하악치열의 중심선을 하악이부에 매우 정확하게 일치시킬 수 있다. 또한 수술 후 하악골의 위치조절과 교합완성에도 매우 유용하게 이용될 수 있다. 이러한 마이크로 임플란트를 이용한 접근은 치아의 중심선과 좌우측 견치 및 구치의 협설측 경사를 기저골에 대하여 정확히 일치시키고 수평적, 수직적인 대칭성을 얻어, 악교정 수술 후 골격 및 치열의 정확한 대칭성을 얻을 수 있도록 한다.

참고문헌

1. 김호진 CBCT를 이용한 안면비대칭환자의 치성 보상 분석, 경북대학교 대학원, 2013

2. Park HS, Kim JY, Kwon TG. Occlusal plane change after intrusion of maxillary posterior teeth by microimplants to avoid maxillary surgery with skeletal Class III orthognathic surgery. Am J Orthod Dentofac Orthop 2010;138:631-40.

3. Frost HM. The biology of fracture healing an overview for clinicians. part I. Clin Orthop Relat res. 1989;249:283-93.

4. Semaan S, Goonewardene MS. Accuracy of a LeFort I maxillary osteotomy. Angle Orthd 2005;75:964-73.

제 5 장

선수술 양악수술과 술전교정후 하악 편악 수술의 비교

제 5장 선수술 양악수술과 술전교정후 하악 편악 수술의 비교

조기에 안모개선을 얻으려는 환자의 욕구로 인하여 선수술 교정[1]의 시행이 확대되고 있다. 이런 선수술 교정치료가 가능한 배경에는 마이크로 임플란트로 치아를 원하는 위치로 움직여서 교합을 형성할 수 있다는 점이 있다. 대부분의 학자들이 수술 후 교합의 완성을 쉽게 달성하기 위하여 setup model을 이용한 분석을 치료 계획 수립시 사용하지만[2] 이것만으로 술후 안정된 교합을 얻을 수 없기 때문에 절대적인 고정원인 마이크로 임플란트 없이는 얻을 수 있는 치료가 아니라 할 수 있다.

먼저 선수술 교정의 장점을 살펴보면 첫째로 수술 전 교정치료기간이 없거나 매우 짧고 술전 교정치료 기간동안 생기는 안모의 악화가 없는 것인데, 이것은 분명한 장점에 해당된다고 볼 수 있다. 두 번째로는 골격부조화에 의하여 생긴 보상을 풀어주는 탈보상 치아이동을 수술 후 시행하므로 빠른 치아이동이 가능하여 치료기간이 감소된다는 것이다.[1] 치료기간 감소의 요인으로 두 가지를 들고 있는데 하나는 수술을 먼저 시행하므로 치아의 이동이 연조직의 장력에 반하는 방향으로의 이동이 아니라는 것이다. 즉 수술 전 교정치료에서 탈보상이동은 연조직의 장력에 반하는 방향으로 이동시키는 것이나, 수술을 먼저 시행하면 오히려 연조직 장력을 이용하는 방향의 이동이 된다는 것이다. 그러나 골격성 III급 부정교합자의 치료에서 선수술을 시행한 경우, 큰 수평피개가 발생하여 혀가 상하악 전치사이로 돌출, 위치하여 상악 전치의 후방경사이동을 막고 하악 전치의 후방 경사를 유도하는 상황이 발생할 수 있어 일정의 위험 요소가 존재한다고 생각된다. 따라서 이와 같은 연조직의 기능에 대한 고려가 있어야 한다. 두 번째로는 수술 자극으로 유도된 국소적 골활성(regional acceleratory phenomenon)을 들고 있는데 수술이라는 자극에 의하여 혈행이 좋아지고 골대사량이 증가하여 일시적으로 치아이동 속도가 증가한다는 이론이다.[3] 그러나 골대사가 증가된 시기를 이용하여 빠른 치아 이동을 얻고자 한다면, 수술 후 조기에 치아이동을 시켜야 하는데 수술 후 2개월 이내에는 골편의 이동도 쉽게 일어나므로 골편의 이동을 조절하는 요소가 없는 상태에서 치아를 이동시키는 것은 치료의 정확성, 특히 골격 위치의 정확성을 떨어뜨리는 결과를 초래하게 된다. 따라서 골격 고정원을 이용한 악간 고정과 수술에 의한 오차를 수술 직후에 조절하는 것이 필요하다.

특히 안모비대칭을 가진 경우 좌우 구치부의 균등한 접촉을 얻기 쉽지 않은데, 이유는 좌우 상악 구치의 치축경사가 서로 다르고, 골격과 치아의 좌우측으로의 수평위치가 서로 상이하여 치아 혹은 골격 어느 쪽도 정확히 위치시키지 못하는 문제점이 발생한다. 비록 수술로서 어느 정도 대칭성을 가지도록 위치시킨다고 하여도 상악골과 하악골이 동시에 움직일 수 있는 환경이 만들어졌으므로 골격의 이동이 쉽게 일어날 수 있는데 근육의 작용에 의하여 비대칭이 치료되는 방향이 아닌 비대칭이 악화되는 방향으로 쉽게 이동될 수 있어 문제가 발생할 수 있다고 생각된다.

선수술 교정의 첫 번째 단점으로는 대부분은 양악 수술로 시행되고 있는데[4,5] 이것은 상악골 수술의 부정확성으로 인하여[6] 정확한 수술이 어려운 점이 있다. 특히 선수술로 하악골 편악 후퇴 수술을 시행한 경우 교정 후 하악골 후퇴 수술에 비하여 전방 재발 이동량이 큰 것으로 보고되고 있어[7] 선수술은 양악 수술을 통한 수술이 일반적이다. 하악 수술의 재발을 상악골의 적응 이동으로 문제를 최소화하여 큰 문제가 발생하지 않는 것으로 생각된다. 그러나 상악 수술은 정확성이 떨어지기 때문에 수술에 의하여 비대칭을 만들 수도 있고 비대칭이 개선이 되지 않는 등의 문제가 발생할 수 있다.

반면 하악골 단독 수술의 경우 정확도가 매우 높은 것으로 알려져 있다. 즉 술전 교정을 시행하고 수술을 시행하는 경우, 잘 아는 바과 같이 정확한 수술과 교정치료를 시행할 수 있다는 장점이 있다. 또한 골격 부조화가 심하지 않은 경우, 마이크로 임플란트를 이용한 교정치료로서 상악 치아를 삼차원적으로 정확히 계획된 위치로 이동시킴으로서, 상악 교합평면의 좌우 경사 및 전후 경사를 조절할 수 있고 치아의 수직 위치 및 치축 경사를 정확히 조절하여, 하악골의 수술적 이동을 매우 정확하고 예측 가능하게 만드는 장점이 있다.

두 번째 단점으로는 수술로서 안모 개선을 이미 얻은 환자의 입장에서는 교정치료에 의한 교합의 형성이 중요하지 않게 인식되어 교정의는 치료기간에 대한 압박을 받게 되고 기능적 교합을 얻기 어렵고 치료기간이 길어질 수 있다.

안모비대칭 선수술 양악 수술환자와 하악 편악 수술환자의 비교

선수술 양악수술과 상악교정치료 후 하악 수술을 받은 안므비대칭을 가진 두 성인환자를 비교하여 보고자 한다.

22세의 여자환자로 하악골이 우측으로 편위되어 있었고 상악골의 좌우 경사를 가진 안모비대칭환자(그림 5-1)로 하악골은 우측으로 15mm 편위되어 있었고 상악 좌측 구치는 반대측에 비하여 낮게 위치하였고 우측 구치는 협측 경사를 가지고 있었다. 또한 하악 좌우측 구치는 좌측으로 경사되어 있었다(그림 5-2).

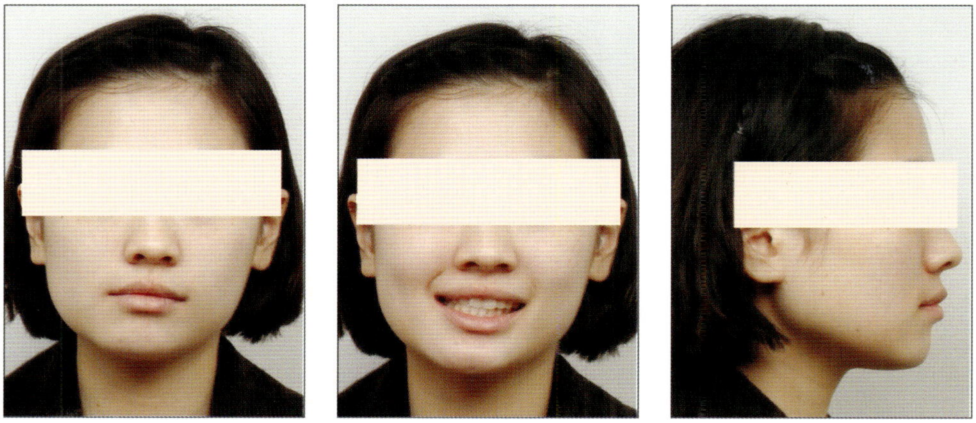

그림 5-1. 하악의 우측 편위와 교합평면의 좌우 경사를 보이는 안모비대칭 환자.

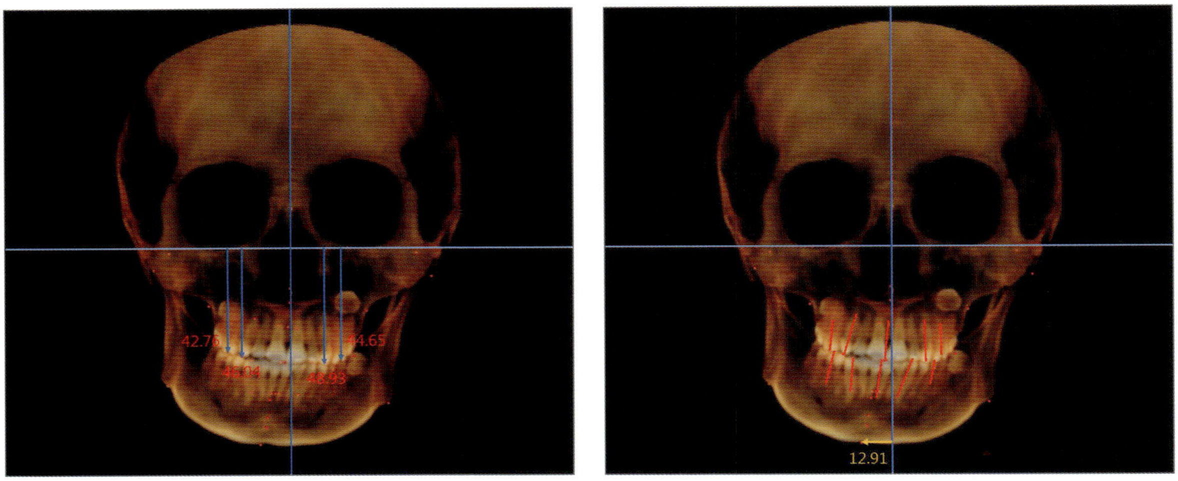

그림 5-2. 이부가 우측으로 15mm 편위되고 상악 좌측 구치가 2mm 낮게 위치되고 상악 우측 구치의 협측 경사, 하악 우측 구치의 설측 경사가 관찰되는 CT 삼차원 형성 영상.

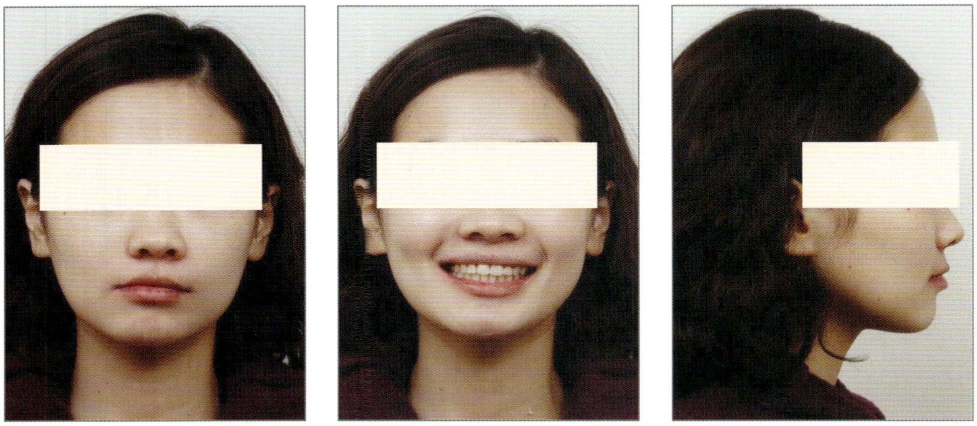

그림 5-3. 치료 후 안모 사진; 구순의 경사와 하악의 우측 편위가 잔존하는 모습.

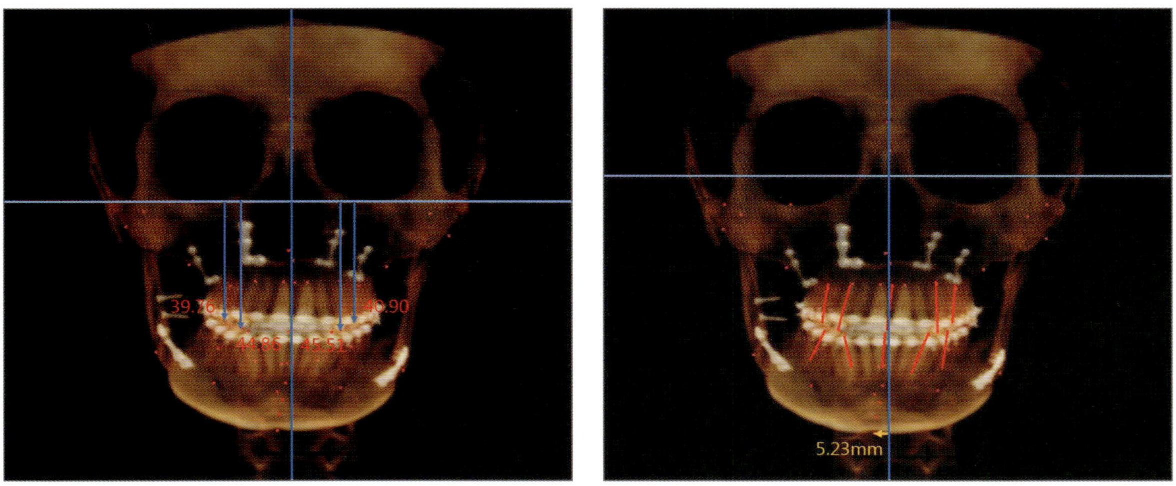

그림 5-4. 이부가 우측으로 5mm 편위된 상태이고 상악 우측 구치의 협측 경사, 하악 우측 구치의 설측 경사가 관찰되는 CT삼차원 형성 영상.

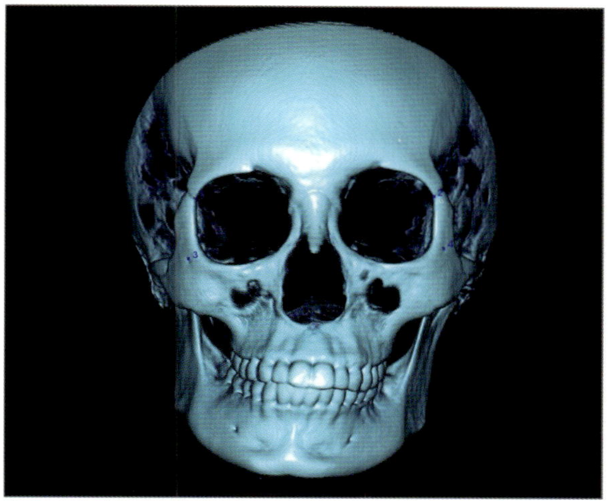

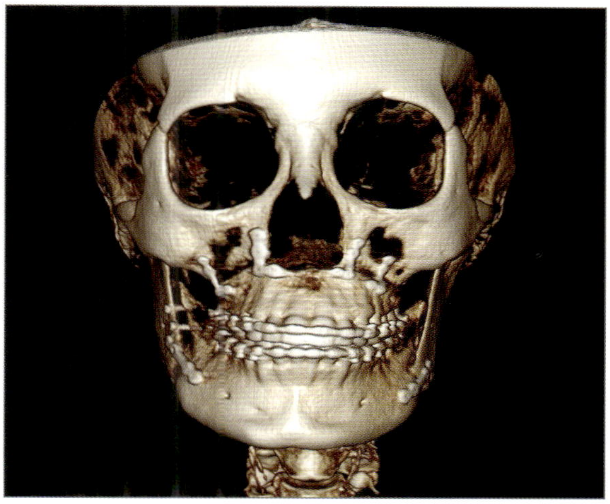

그림 5-5. 치료 전후 CT 삼차원 영상.

선수술 양악 수술로서 안모의 비대칭을 개선하였고 이후 교정치료를 통하여 교합을 완성하였다. 수술 직후에도 하악골의 비대칭이 잔존하였으나 교정치료기간동안 비대칭이 악화되어 불만족스러운 결과를 얻었다(그림 5-3, 5-4). 상악골의 좌우 경사를 수술로서 개선하였으나 상악 및 하악 구치의 협설측 치축 경사를 개선하지 못하였고 이로 인하여 교합시 하악골이 우측으로 이동하려는 힘을 받게되어 안모비대칭의 재발이 발생하였다고 생각된다(그림 5-5). 즉 하악 이부는 우측으로 5mm 정도의 비대칭이 남은 상태로 종료하였으며 구순의 좌우 경사가 남아 있었으며 상악 치축의 좌우 대칭성이 얻어지지 못하였다. 즉 상악 우측 구치는 협측 경사되어 있으며 하악 우측 구치는 설측 경사가 남아 있는 상태이다. 이러한 교합 상태는 교합 접촉시 측방력을 초래하므로 하악 구치의 설측 경사를 유도할 수 있다. 치료기간은 8개월로 매우 짧은 기간에 종료되었다.

21세 남자환자로 안모비대칭을 치료하고자 내원한 환자(그림 5-6)로 하악 이부가 좌측으로 15mm 편위되어 있었고 상악 우측 구치가 좌측에 비하여 4mm 낮게 위치하였다(그림 5-7). 상악 좌측 구치는 협측 경사, 하악 좌측 구치는 설측 경사되어 있었다. 14개월간의 술전 교정치료 동안 상악 우측 견치와 구치는 압하시켰고 상악 전치의 중심선은 우측으로 이동시키고 하악 전치의 중심선은 좌측으로 마이크로 임플란트를 이용하여 탈보상이동시켰다(그림 5-8).

술전 교정치료 후 상악 구치의 좌우 높이는 같아졌고 상악 치아 중심선은 우측으로 이동하였다. 치료 15개월, 하악 수술을 통하여 하악골의 대칭성을 얻었고 치료 24개월 후 치아의 중심선 및 치축 경사 또한 양측이 매우 대칭적으로 개선되었다(그림 5-9). 치료 후 우각부의 좌우 높이 및 하악지의 좌우 대칭을 얻지 못한 것이 아쉽지만 상하악 치아의 좌우 높이 및 수평 위치, 그리고 치축 경사는 대칭적으로 잘 개선되었다(그림 5-10, 5-11).

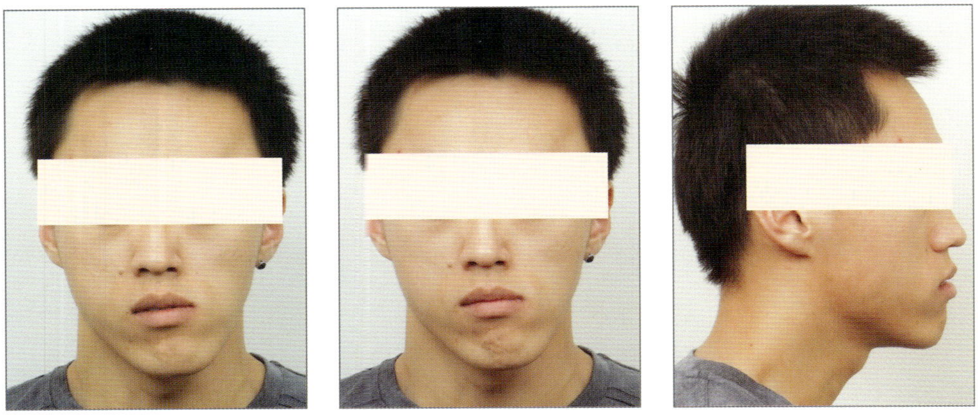

그림 5-6. 하악의 좌측 편위와 구순의 좌우 경사를 보이는 안모비대칭 남자 환자.

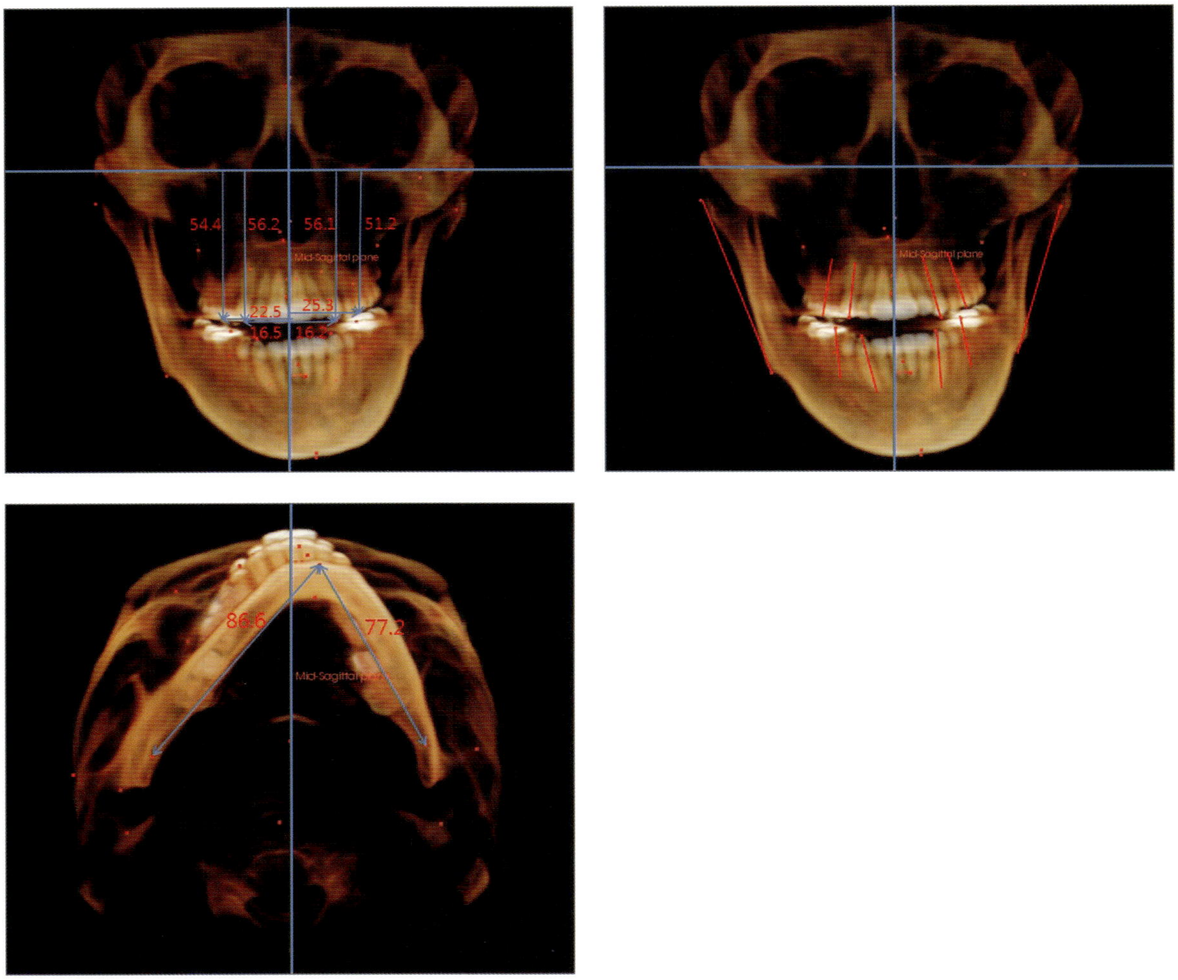

그림 5-7. 이부가 좌측으로 15mm 편위되고 상악 우측 구치가 4mm 낮게 위치되어 있고 상악 좌측 구치의 협측 경사가 관찰되는 CT 삼차원 영상.

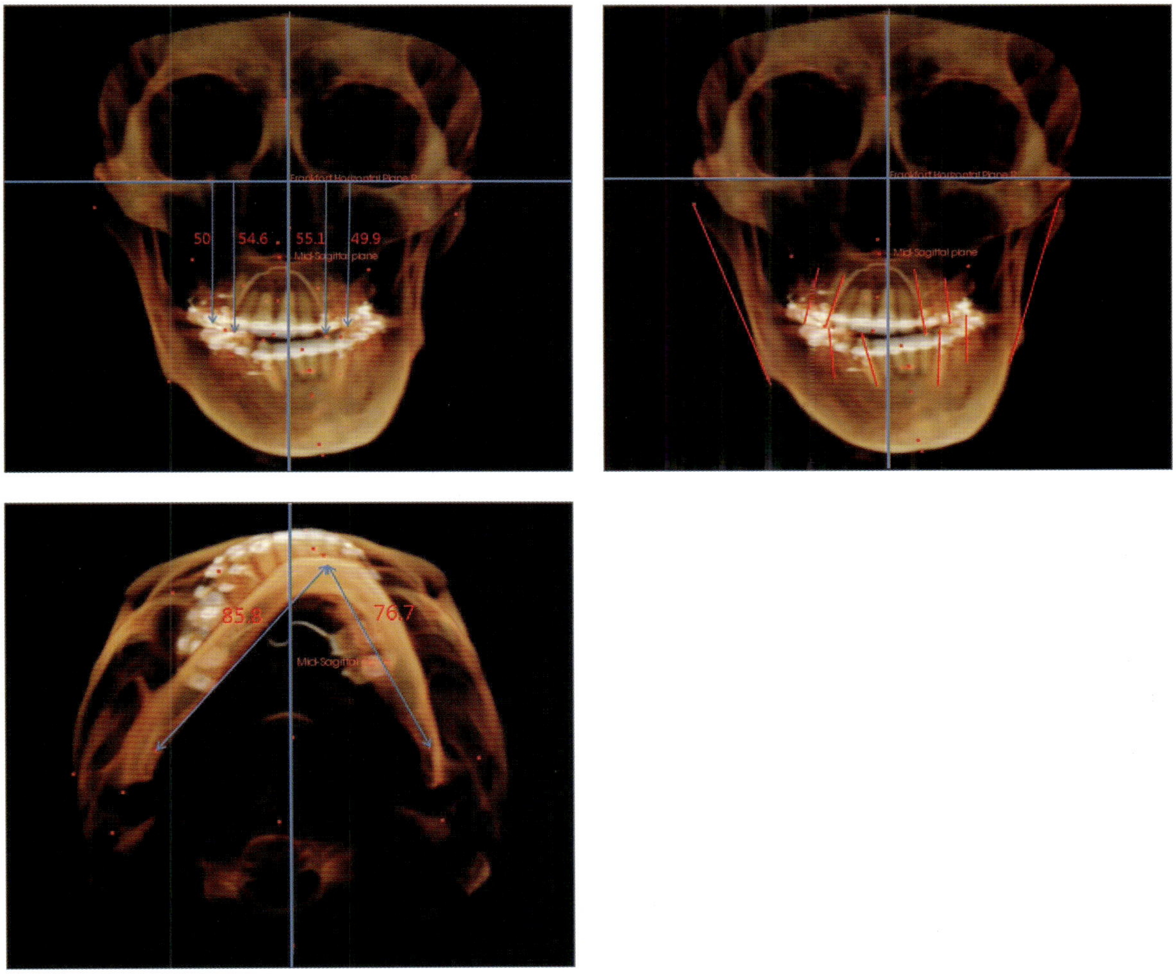

그림 5-8. 술전 교정치료 후 CT 삼차원 영상으로 좌우 상악 구치으 수직 높이가 같아 졌으며 구치의 치축 경사의 좌우 대칭성이 개선됨.

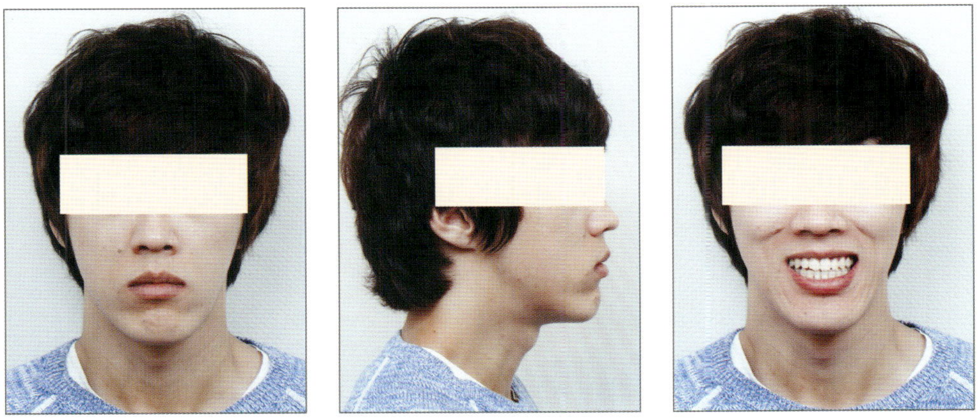

그림 5-9. 치료 후 안모사진.

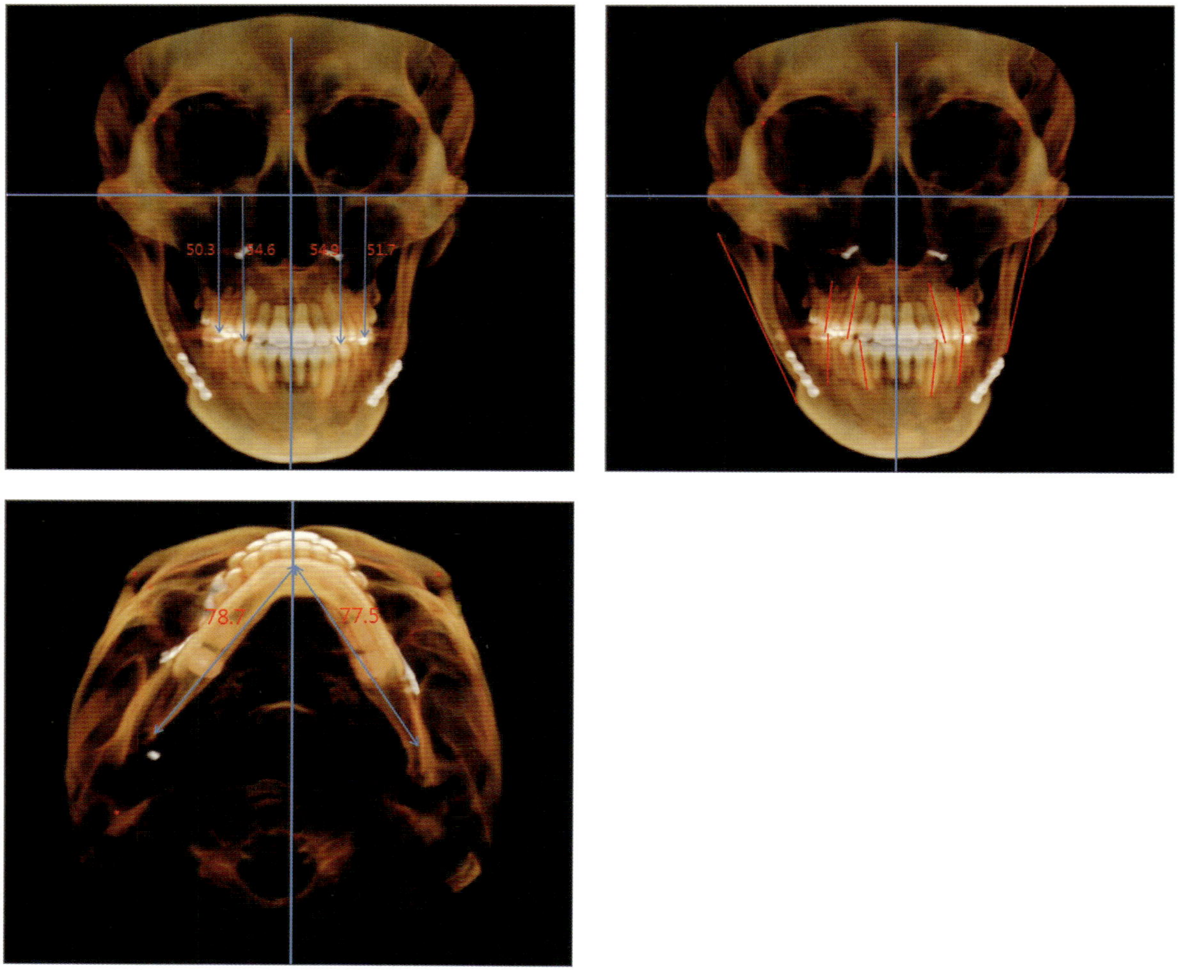

그림 5-10. 하악 이부가 골격 중심선에 일치하고 구치의 치축 경사 및 수직, 수평 위치의 대칭성이 얻어짐.

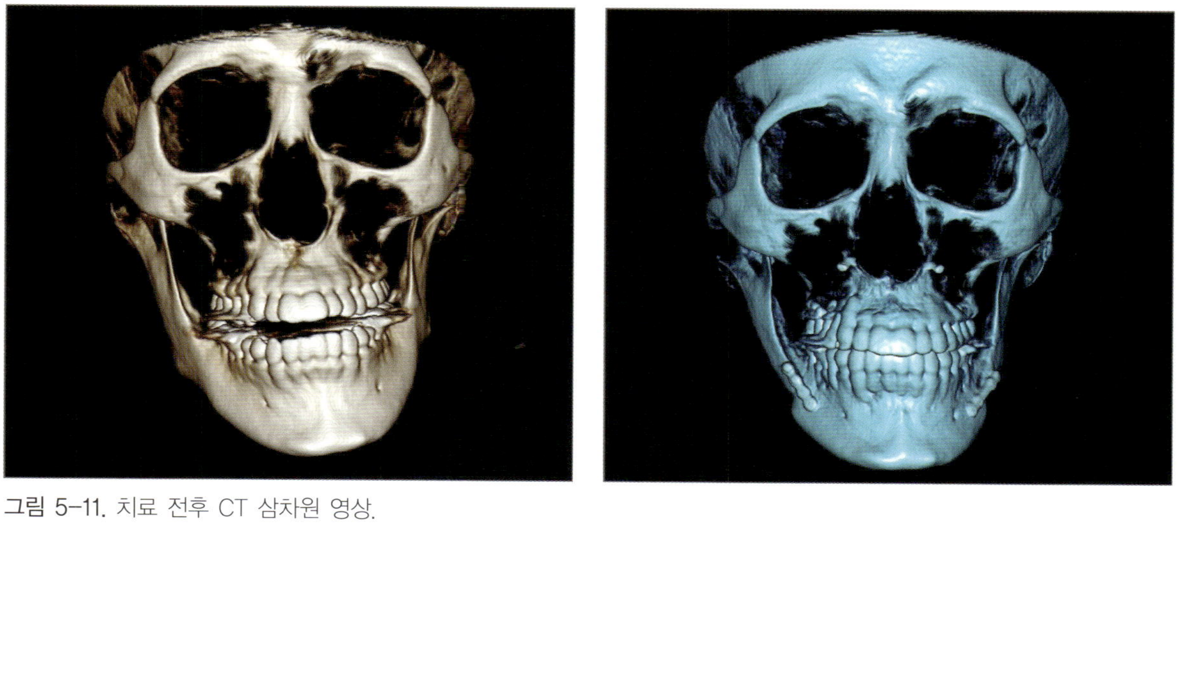

그림 5-11. 치료 전후 CT 삼차원 영상.

위 두 증례를 비교하면 선수술에 의하여 치료된 여자 환자는 빠른 시간내에 치료가 종료되었으나 안모비대칭이 남아 있고 치축의 좌우 대칭성을 얻지 못하여 비대칭적인 교합력을 받는 상태가 지속된다고 볼 수 있다. 반면 마이크로 임플란트를 이용한 술전교정으로서 상악 치아의 탈보상이동을 얻은 후 하악 편악 수술을 통하여 안모비대칭을 개선한 남자 환자 증례에서는 치축의 좌우 경사 및 수직, 수평 위치의 대칭성을 얻어 좌우 균등한 교합력을 받는 상태로 치료가 종료되어 안정적으로 개선된 안모가 유지될 것이라 생각된다. 그러나 치료기간이 24개월로 비교적 긴 치료기간이 필요하여 빠른 탈보상이동을 얻고 가능한 조기에 수술을 하는 절충적인 치료가 필요하다고 생각된다.

이와 같이 상악의 교합 평면의 조절과 상하악 치아의 탈보상이동은 마이크로 임플란트를 이용한 교정치료로서 얻고 하악 편악 수술로서 안모 개선을 얻는 방법을 저자는 선호하는데 이 방법으로 치료된 환자 증례를 제시하고자 한다.

◀ 증 례 ▶

17세 여자 환자가 안면비대칭과 주걱턱을 주소로 내원하였다.

1. 구외사진 소견

구외사진에서 하악이 좌측으로 편위된 안면비대칭이 관찰되고 하악골의 전돌로 오목한 안모를 가지고 있었다. 우측의 구각에 비하여 좌측의 구각이 더 외방에 위치하여 전반적으로 구순이 좌측으로 위치되어 있었다(그림 5-12).

하악골의 전방 돌출로, 상하순은 심미선(Esthetic line)으로부터 각각 -4.5mm, 2mm에 위치하였다.

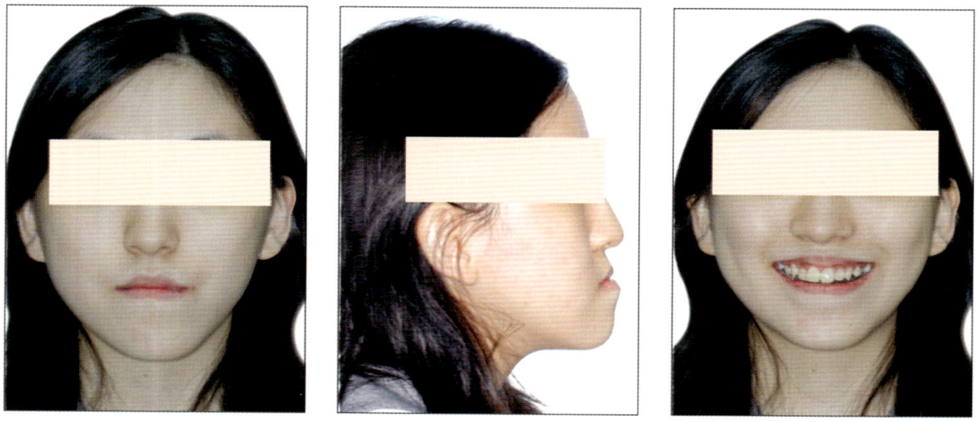

그림 5-12. 치료전 구외사진.

표 5-1. 표준 두부 방사선 규격사진 계측치

	Pretreatment	After decompensation	Posttreatment
SNA	78.5	78.6	78
SNB	81.9	81.5	77.9
ANB	−3.4	−2.9	0.1
FMA	27.2	27.9	29.8
LFH	76.6	78.7	78.2
U1 to FH	123.3	124	124.3
IMPA	75.8	89.4	82.2
Z-ANGLE	80	74.9	76.4
Upper lip to E-line	−4.5	−5	−2.5
Lower lip to E-line	2	6	1

2. 방사선사진 소견

측모 두부 방사선 규격 사진 분석에서는 75.8도의 SNA각, 81.9도의 SNB각, -3.4도의 ANB각을 가져 골격성 III급 부정교합으로 진단되었다. 상악 전치는 정상범위의 경사도를 노였고(U1 to FH, 123.3도), 하악 전치는 설측 경사(L1 to mandibular plane, IMPA, 75.8도)되어 있었다(표 5-1).

정모 두부 방사선 규격 사진 분석에서는 상악골의 우측이 좌측에 비해 2mm 하방 위치되어 있었고, 상악 구치의 수직 높이는 우측이 좌측에 비해 1mm 하방 위치되어 있었다. 하악지의 길이도 우측이 좌측에 비해 5mm 길게 측정되어 이부는 좌측으로 3.5mm 편위되어 있었다(그림 5-13). 파노라마 방사선 사진에서 상하악 우측 제 3대구치가 존재하였으며, 상악 우측 제 2소구치가 매복되어 있었다(그림 5-13).

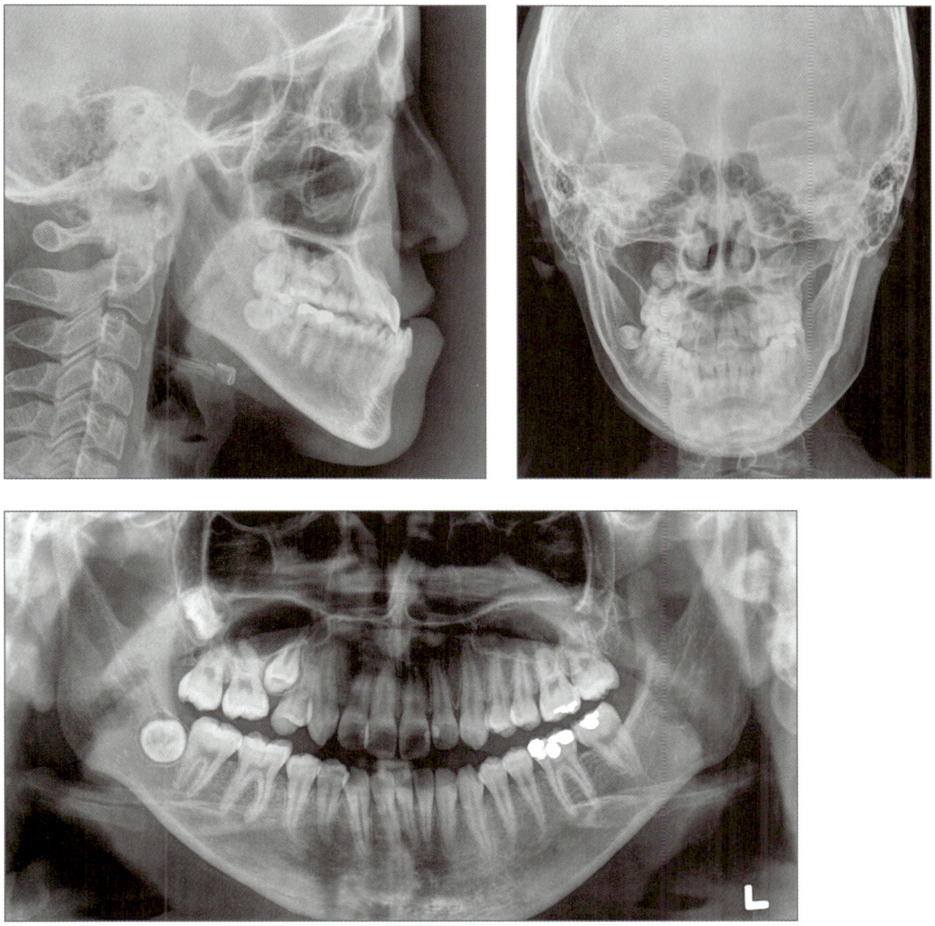

그림 5-13. 치료전 두부방사선 규격사진과 파노라마 방사선 사진.

3. 삼차원 CT분석

삼차원 CT분석에서 상악전치는 우측으로 1mm, 하악전치는 좌측으로 3.2mm 편위되어 있었고 하악 이부가 좌측으로 3.3mm 편위되어 있었다. 수직적으로 상악구치는 우측이 좌측에 비하여 1mm 하방에 위치하였다. 하악지의 길이는 좌측이 7.2mm, 하악골체의 길이는 우측이 6.7mm 길었다(그림 5-14).

4. 구내사진 소견

수직피개 2mm, 수평피개가 -2.5mm로 전치부 반대교합을 가지고 있었다. 치열궁의 공간 부족은 상악에서 5.5mm, 하악에서는 스피만곡을 포함하여 4mm의 공간부족을 가지고 있었고, 상악우측 제 2소구치의 매복으로 인한 공간 상실이 관찰되었다. 상하악 치열의 중심선은 4mm의 불일치가 있었다. 전치부 Bolton ratio는 79.6으로 하악이 1.2mm 컸다. 좌우측 구치 모두 III급 관계를 가지고 있었다(그림 5-15).

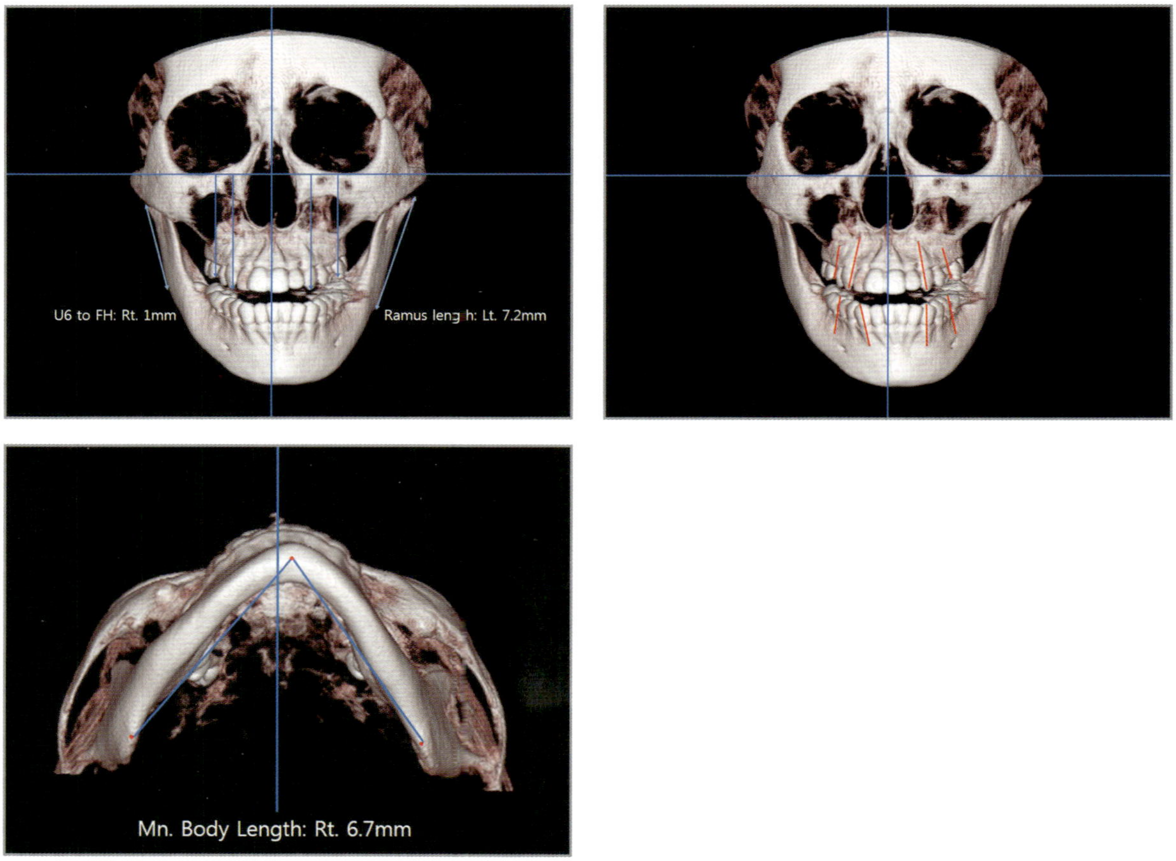

그림 5-14. 치료전 CT 분석.

5. 진단 및 치료계획

매복된 상악 우측 제 2소구치를 위한 공간을 확보하여 치아 맹출을 도모하고, 안면비대칭과 상하악간 전후적 골격적 부조화를 해소하기 위한 악교정 수술이 계획되었다. 수술의 정확성을 위하여 상악 치열의 탈보상 이동은 술전 교정으로 얻고 하악골의 비대칭은 수술로 해소하기로 하였다. 상악에서는 마이크로 임플란트를 이용하여 전체 치열을 원심이동 시키고, 하악 전치는 전방 경사시켜 하악 하연에 대한 하악 전치각을 개선하기로 하였다. 하악골 후퇴수술 시 하악골의 후하방 회전에 의한 이동을 얻고자 마이크로 임플란트를 이용하여 상악구치를 압하시키기로 계획하였다. 하악 우측 제 3대구치는 발치하기로 하였다.

6. 치료과정

상악 우측 제 1소구치와 제 1대구치 사이에 open coil spring을 이용하여 매복된 상악 우측 제 2소구치 맹출을 위한 공간을 획득하고, 치아 상부의 연조직을 절제하겼다. 10개월 후 상악 우측 제 2소구치가 180° 회전한 상태로 맹출 하였으며, 회전시키지 않고 그대로 사용하기로 하였다.

치료 11개월 022 Kosaka straight wire bracket을 부착하고 초기 배열을 시작하였다. 치료 시작시 SS wire로 제작된 횡구개 아치를 상악 제 1대구치에 장착하였다(그림 5-16). 치료 12개월 II급 악간고무를 장착하여 하악 전치의 전방경사를 도모하였다.

치료 14개월 상악에 016x022 TMA wire로 교환하였고, 치료 15개월 상악 구개측 제 1대구치와 제 2대구치 사이에 마이크로 임플란트(Absoanchor, SH1312-10, Dentos Co. Ltd, Daegu, Korea)를 식립하였다. 식립 즉시 Square thread(ST-045, Dentos Co. Ltd, Daegu, Korea)를 마이크로 임플란트에서 횡구개 아치에 연결하여 후방력을 가하였다(그림 5-17). 치료 16개월 상악 제 2대구치 설면에 lingual button을 부착하고 마이크로 임플란트에서 Super thread(T-45, RMO, Denver, Co, USA)로 압하력을 가하였다(그림 5-18).

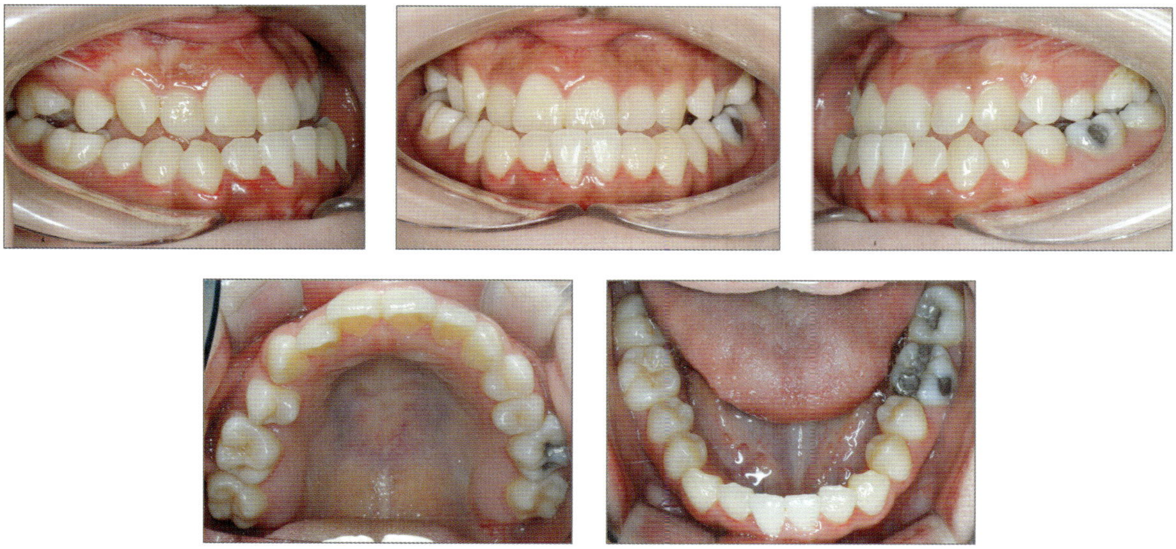

그림 5-15. 치료전 구내사진.

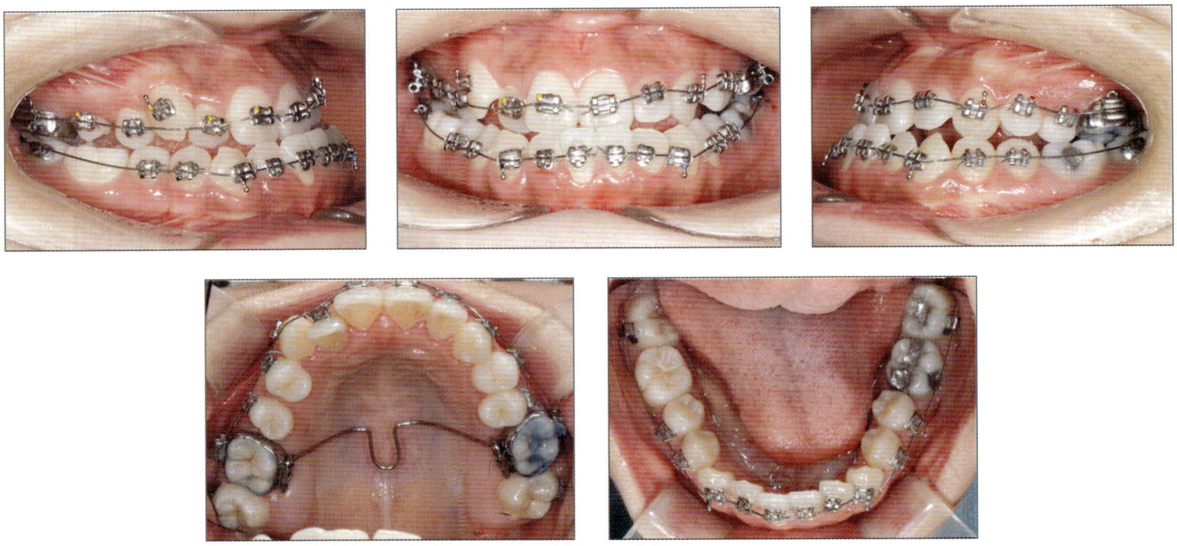

그림 5-16. 상악 우측 제 2소구치 맹출 후 초기와이어 삽입시 구내사진(치료 11개월).

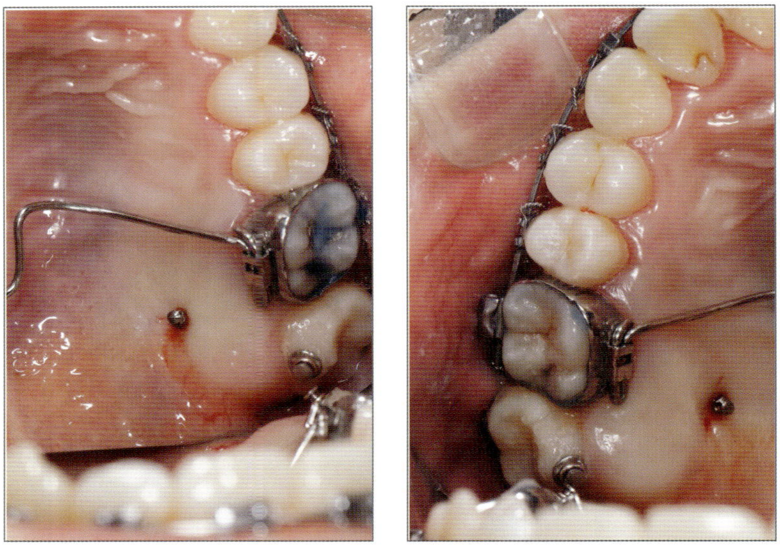

그림 5-17. 상악 구개부 마이크로 임플란트 식립 후 구치부에 후방력을 가하는 구내사진(치료 15개월).

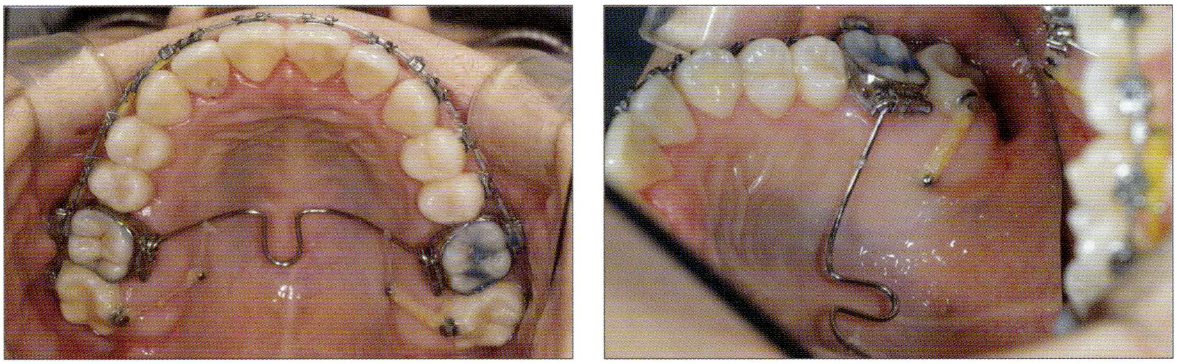

그림 5-18. 상악 제 2대구치에 압하력을 가하는 구내사진(치료 16개월).

치료 18개월 상악에 017x025 SS wire를 장착하였다. 상악 횡구개 아치에 후방력을 계속 가하였으며, 상악 구치에 압하력를 지속적으로 가하였다.

치료 23개월 술전 교정치료가 완료되었다(그림 5-19, 5-20, 5-21). 상악 전치의 중심선은 인중선에 비하여 더 우측으로 이동시켜 하악골의 수술이동에 따른 인중의 이동을 보상하고자 하겼다. 삼차원 CT 구성 사진에서 상악 치아는 두개골에 대하여 대칭적으로 잘 위치되었고, 안면비대칭으로 인한 하악 구치의 보상된 치축경사의 탈보상이 이루어진 것을 알 수 있다(그림 5-22).

치료 24개월 sagittal split ramus osteotomy와 함께 코 주위의 함몰감을 없애기 위하여 MEDPOR를 삽입하는 시술을 시행하였다. 치료 26개월 술 후 교정을 위해 내원하였을 당시, 측모의 개선과 함께 안면비대칭이 많이 해소 된 것을 관찰할 수 있었다(그림 5-23, 5-24). 치료 29개월 상하악 치열의 중심선 일치 및 교합관계개선을 위하여 상악 좌측 제 2소구치와 제 1대구치 사이 협측에 마이크로 임플란트(Absoanchor, SH1312-07, Dentos Co. Ltd, Daegu, Korea)를 식립하여 좌측 견치에 후방력을 가하였다(그림 5-25).

치료 35개월 기능적 교합을 완성하고 치료를 종료하였다(그림 5-26, 5-27, 5-28).

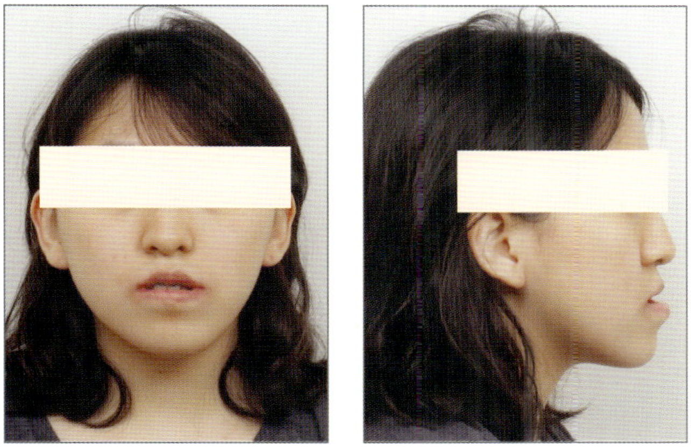

그림 5-19. 치료 23개월 술전 교정 완료시 구외사진.

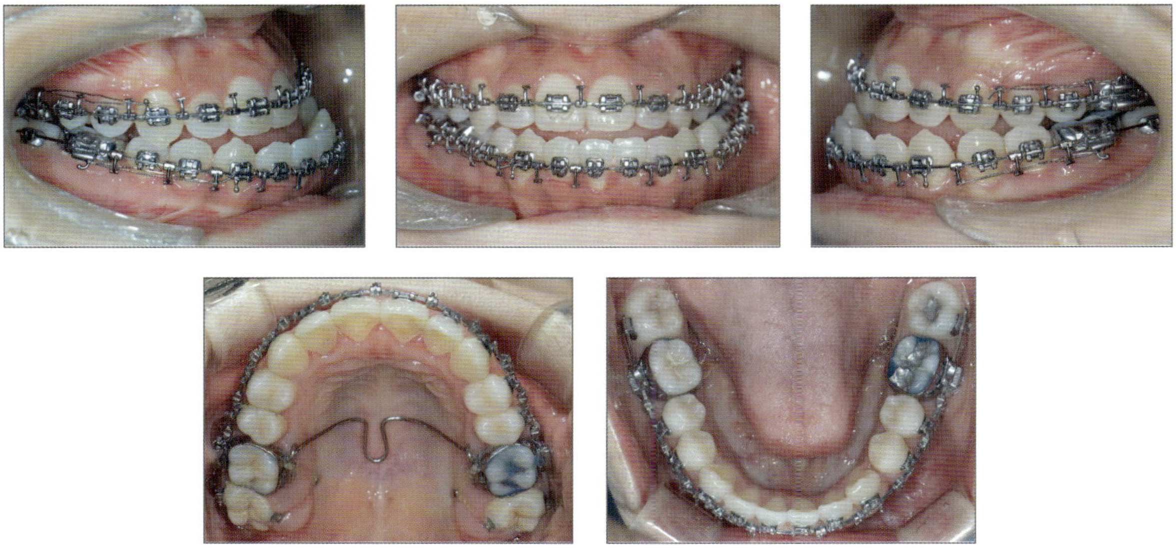

그림 5-20. 치료 23개월 술전 교정 완료시 구내사진.

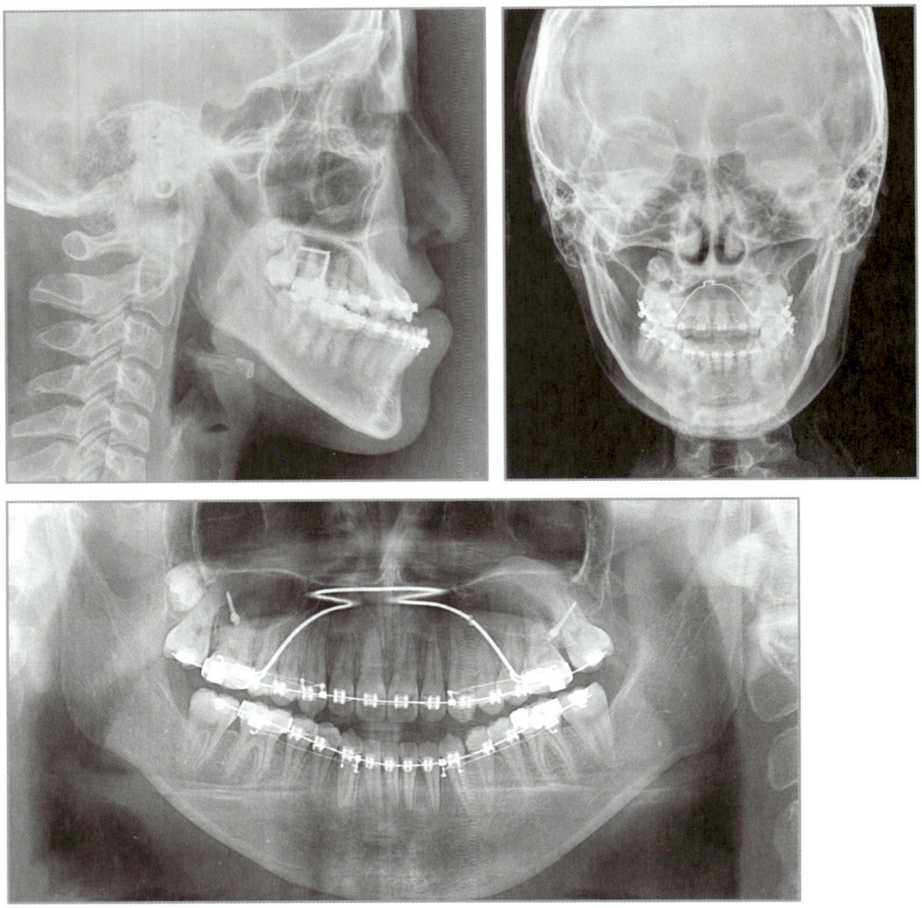

그림 5-21. 수술전 두부방사선 규격사진과 파노라마 방사선 사진.

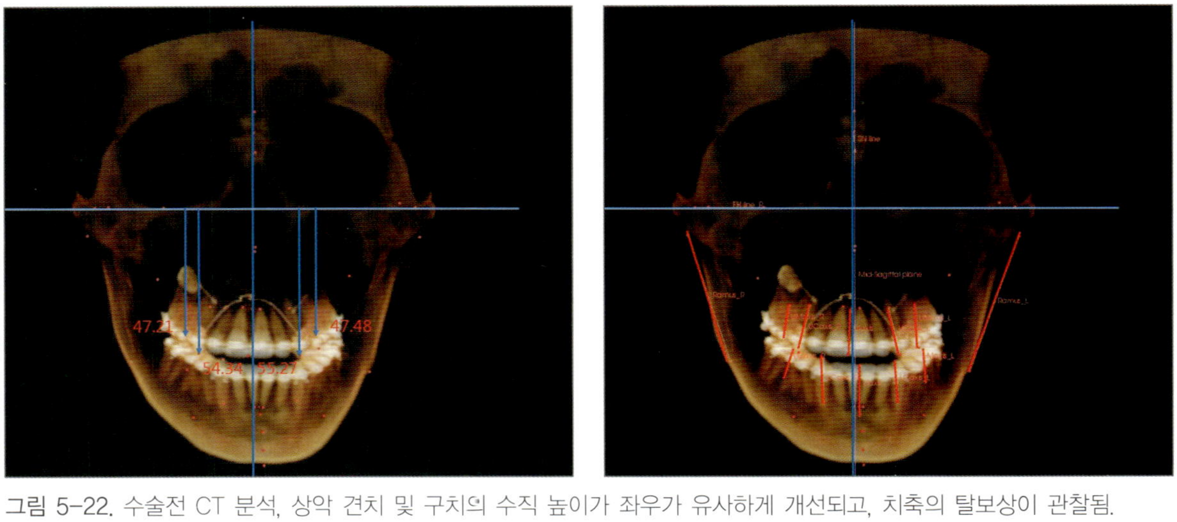

그림 5-22. 수술전 CT 분석, 상악 견치 및 구치의 수직 높이가 좌우가 유사하게 개선되고, 치축의 탈보상이 관찰됨.

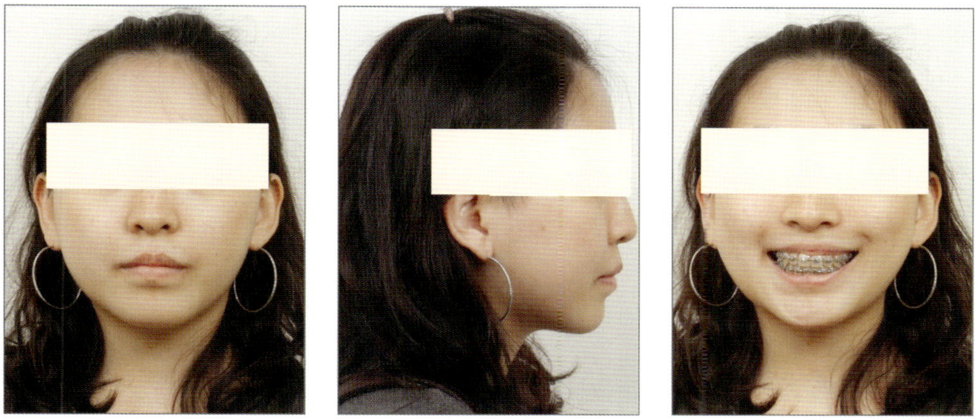

그림 5-23. 수술후 2개월, 치료 26개월 구외사진.

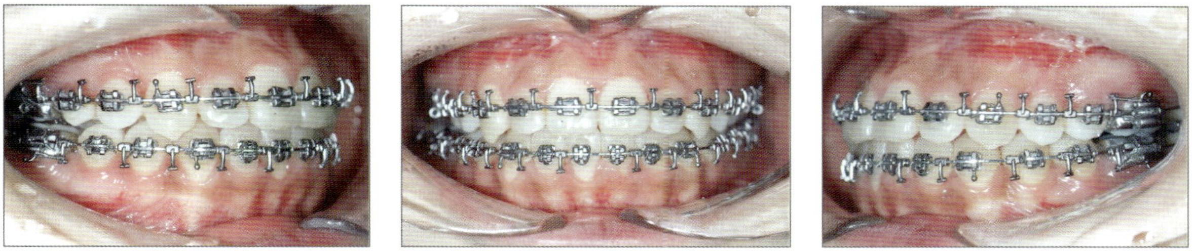

그림 5-24. 수술후 2개월, 치료 26개월 구내사진.

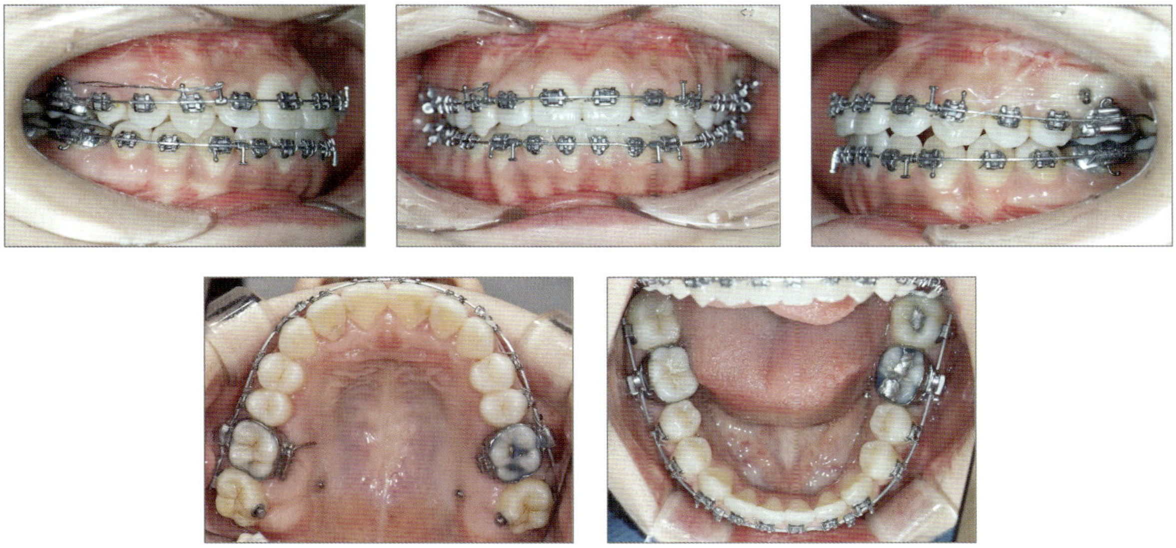

그림 5-25. 상악 좌측 협측 마이크로 임플란트 식립 후 견치부에 후방력을 가하는 구내사진(치료 29개월).

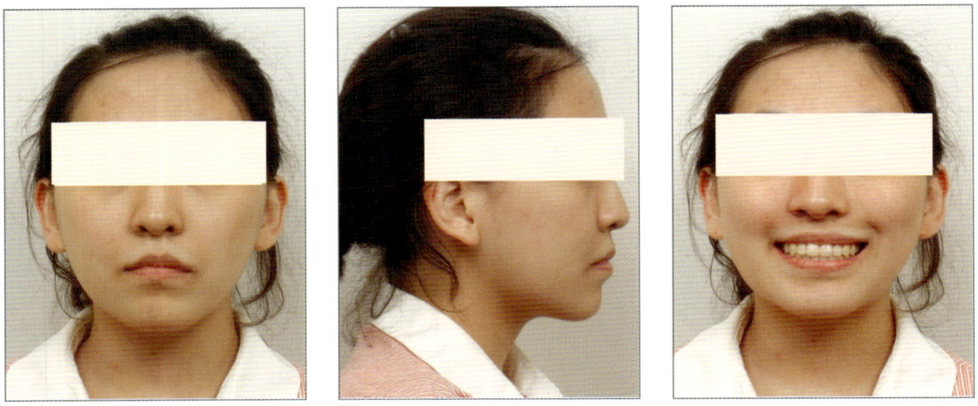

그림 5-26. 치료 종료시 구외사진(치료 35개월).

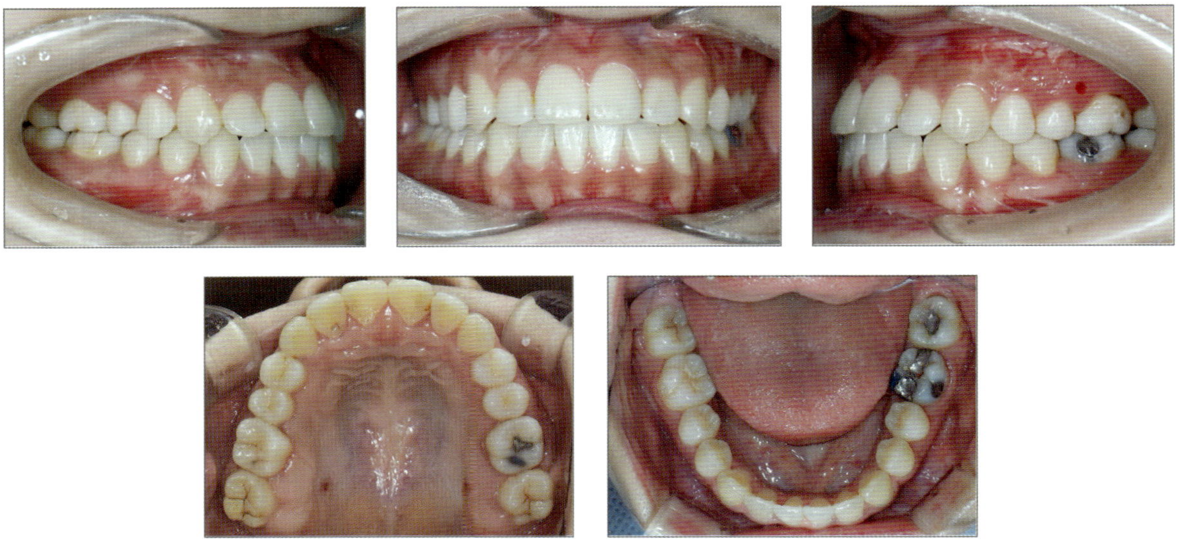

그림 5-27. 치료 종료시 구내사진.

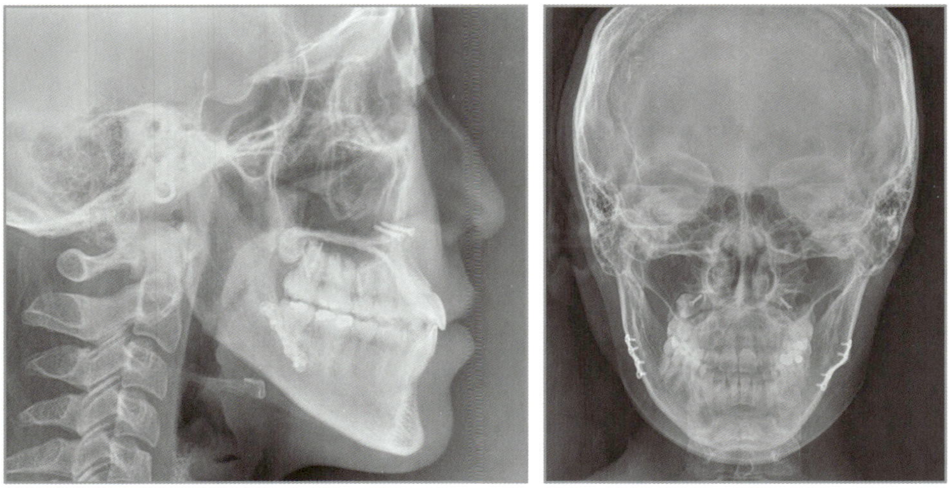

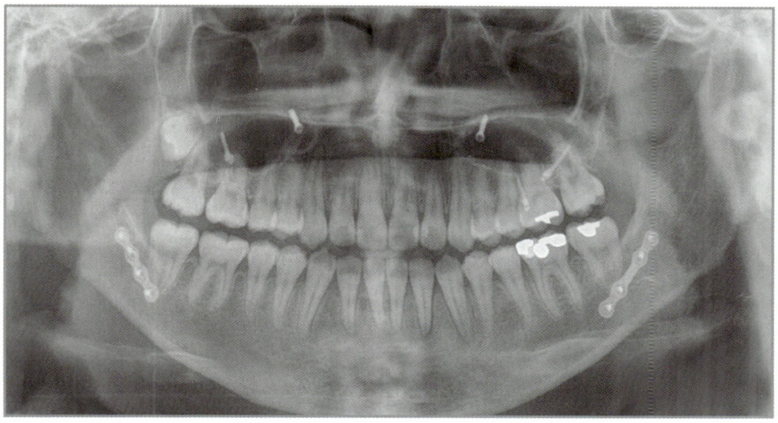

그림 5-28. 치료 종료시 두부방사선 규격사진 및 파노라마 방사선 사진.

7. 치료 결과

치료전 하악골 전돌 양상을 보이던 측모가 개선되었으며, 좌측 편위를 보였던 하악골과 이부는 골격 중심선에 잘 위치되어 비대칭이 개선되었다. 견치 구치관계는 I급을 얻을 수 있었으며 중심선이 서로 일치되도록 잘 배열되었다.

삼차원 CT구성상에서 볼 수 있듯이 치료 후 상하악 치아의 기준 평면어 대한 수평, 수직거리 및 치축이 좌우가 대칭적으로 잘 배열되었고, 하악지와 하악골체의 길이도 하악골의 후방이동과 우측으로의 회전에 의하여 대칭적으로 개선되었다(그림 5-29).

상악 구치의 압하이동과 더불어 하악 전치의 전방 경사 이동으로 하악골의 후방이동을 위한 수술량을 확보하였다(그림 5-30). 유지기간동안 교합은 잘 유지되었고 안모는 연조직의 적응으로 더 개선된 모습을 보여 주었다(그림 5-31, 5-32).

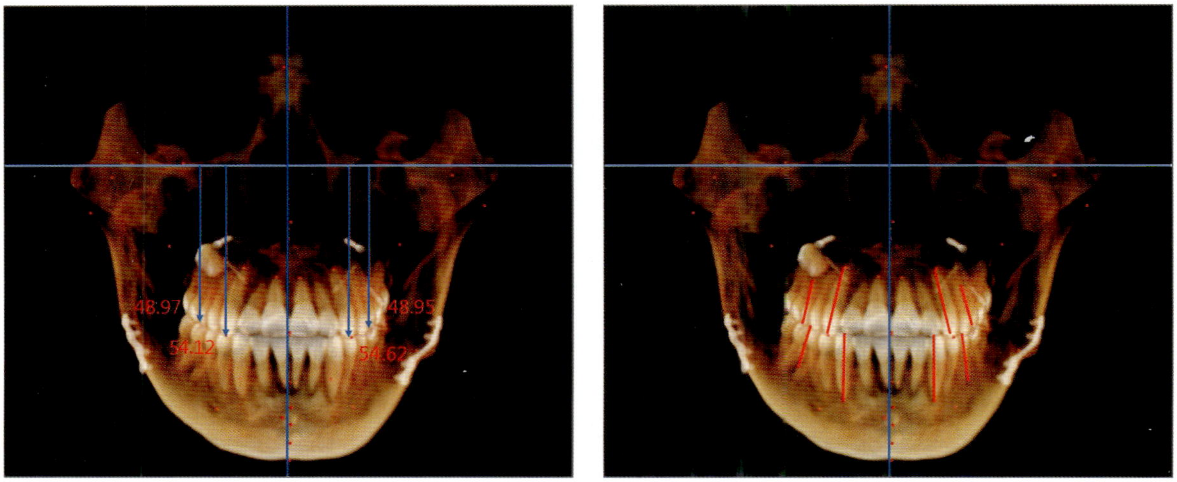

그림 5-29. 치료후 CT 분석 (계속).

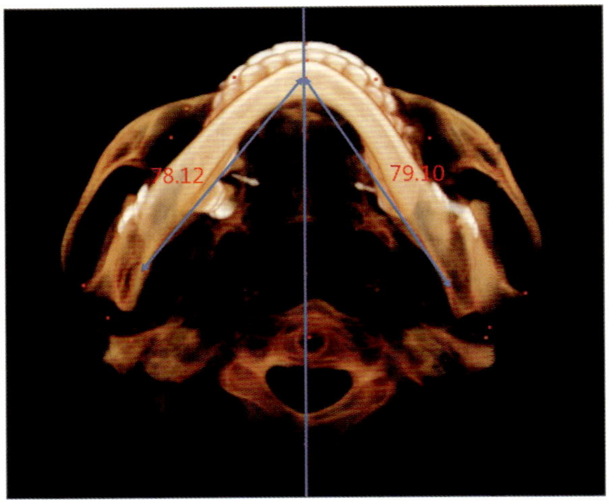

그림 5-29. 치료후 CT 분석.

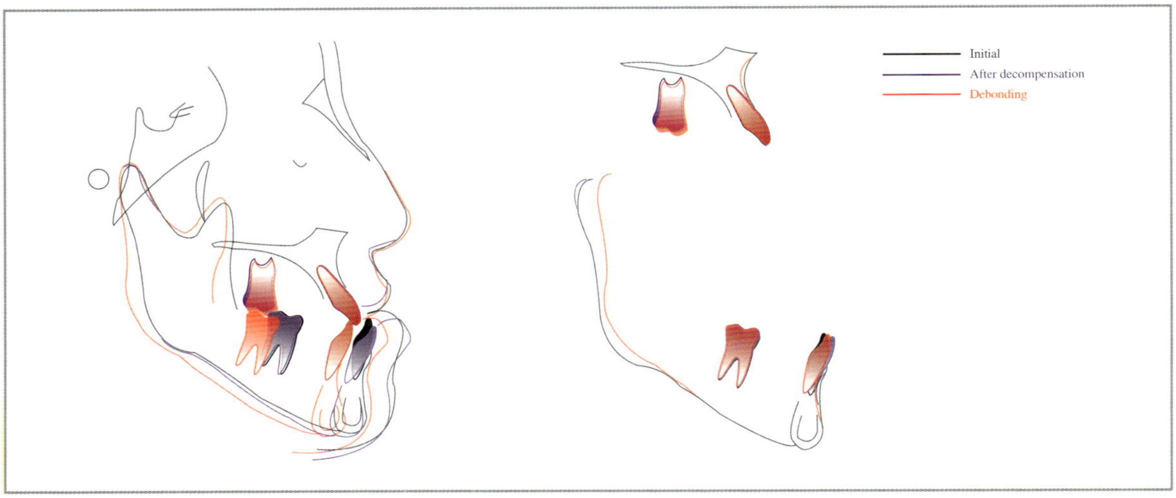

그림 5-30. 측모 두부방사선 사진 중첩

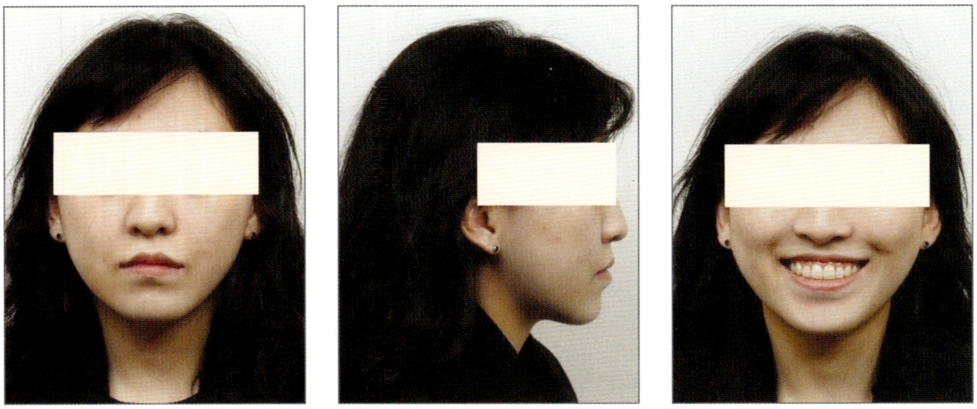
그림 5-31. 유지 2년 구외사진.

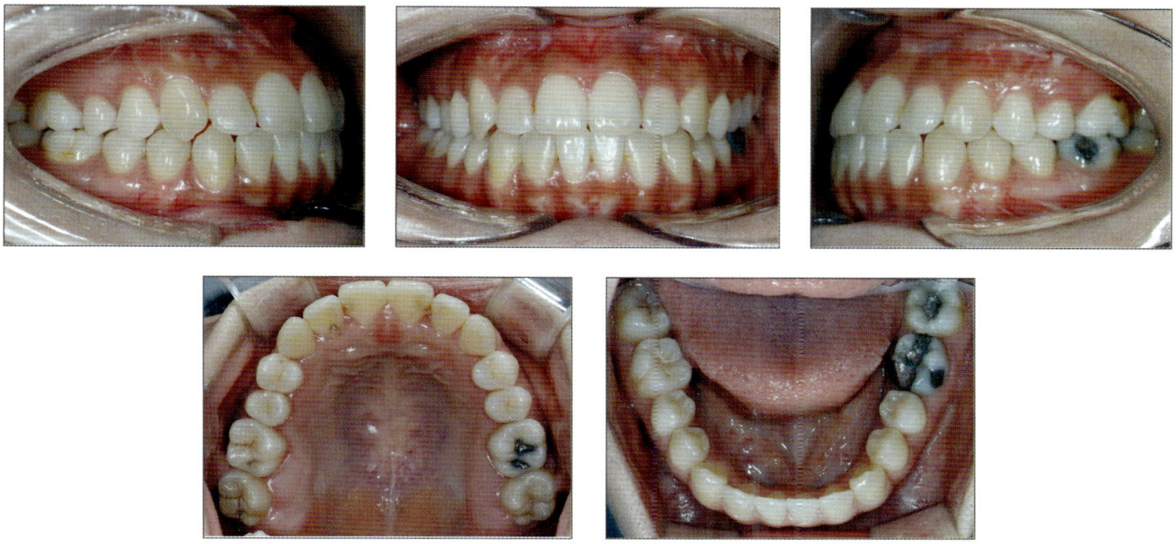

그림 5-32. 유지 2년 구내사진.

8. 증례 고찰

상악 우측 제 2소구치의 맹출을 위하여 10개월을 기다렸는데 이 기간을 제외한다면 치료기간은 25개월로 평균적인 치료 기간내에 치료되었다고 간주할 수 있다. 상악 구치의 압하이동에 의하여 하악골 수술시 하악의 후하방 이동량을 크게 할 수 있었고 코 주위의 함몰감을 줄이기 위하여 onlay graft를 시행하여 자연스러운 안모개선을 얻을 수 있었다. 상악 우측 구치는 좌측 보다 더 많은 압하이동을 얻어 하악골의 우측으로의 회전을 얻을 수 있었는데 이로 인하여 하악골의 비대칭이 개선되었다.

고찰

선수술 교정이 보편화되는 추세가 나타나면서 초기에는 구리한 시술로 문제가 되는 사례가 발생하였다는 것도 사실이다. 그러나 적절한 증례를 선정하여 시행한다면 큰 문제가 없이 비교적 빠른 시간내에 치료를 종료할 수 있다고 생각된다.

선수술 교정은 환자의 요구를 많이 수용하여 환자의 만족도가 높은 반면 수술의 정확성과 교합의 완전성이란 면에서는 마이너스 요인이 있다고 생각된다. 수술 직후 골대사 증가를 빠른 치아이동으로 연결시키려면 조기에 교정력을 가해야 하는데 이를 위하여 치아간 악간고무를 걸게 되면 골격의 바람직하지 못한 이동을 유발할 수 있다. 예를 들면, 골격성 III급 부정교합자를 수술한 후 하악 전치의 전방 경사, 상악 전치의 설측 경사를 위하여 II급 고무를 사용한다면, 하악골체에는 전방으로 이동시키는 힘으로 작용하게 된다. 따라서 골격에 가하여지는 힘과 치아에 가하여 지는 힘을 반대방향으로 적용할 수 있도록 하는 방안이 강구되어야 한다.

바람직한 방법은 상하악골에 마이크로 임플란트를 식립하고 악간 고정을 위한 고무는 마이크로 임플란트 간에 걸고 치아이동을 위한 악간고무는 치아 간에 거는 방법이다. 즉 골격성 III급 부정교합의 수술 치료 후 치아간에는 II급 고무를, 마이크로 임플란트간에는 III급 고무를 걸어 골격에는 III급 관계가 유지되는 방향의 악정형력을 치아에는 탈보상시키는 교정력을 가하는 것이다. 이와 같이 골격 고정원을 이용하여 수술적 오차를 수정하거나 악간 고정을 하는 방법은 이미 제안되어 사용된 바[1,5] 있으나 널리 사용되고 있지 않다. 특히 안모비대칭과 같이 수술적 재발 혹은 오차가 큰 수술을 시행하는 경우, 반드시 골격 고정원을 이용한 악간 고정, 그리고 골격 고정원간의 악간고무로서 수술적 오차를 극복하는 노력이 필요하다고 생각된다.

선수술 교정에서 수술 오차 혹은 수술 후 조기 골격 이동이 생기게 하는 요인 중의 하나는 교합의 불안전성이다. 특히 구치간 폭경 차이가 있는 경우, 수술 후 저작시 하악골의 위치가 틀어지는 힘을 받게 되는데, 유동식을 하는 등, 이에 대한 주의가 필요하겠지만 여전히 문제의 소지가 많다고 생각된다. 이를 방지하기 위하여 술전 교정치료로 약간의 배열을 시행한 후 고정치료를 진행하는 방법이 제안되고 사용되고 있는데, 좋은 방안이라 생각된다. 비발치로 양악 수술을 시행한 골격성 III급 부정교합자에서 최소한의 술전 교정치료와 일반적인 교정치료 후 수술과 비교시 골격 및 연조직 계측치 간에 차이가 없음이 보고된 바[8] 있어 이을 지지한다고 볼 수 있다. 그러나 상악 소구치 발치를 동반한 골격형 III급 부정교합자 악교정 수술에서 최소한의 교정치료 후 수술과 통상적인 교정치료 후 수술간 비교에서는 하악골의 더 많은 전방으로의 재발이 관찰되어[9] 수술 계획시 이에 대한 고려가 필요하다고 생각된다.

상악, 혹은 하악골의 전후방적 위치는 두부 방사선규격사진에서는 수치로서 골격간 차이를 쉽게 알 수 있지만, 환자의 눈으로 이 변화의 차이를 인식하는 것에 한계가 있어 큰 오차 혹은 재발이 아니면 문제가 되지 않는 것이 일반적이다. 반면 선수술 교정은 수술의 오차 혹은 수술 직후 하악골의 편위가 나타날 수 있고, 이를 방지하거나 초기에 수정하지 못한다면 결과는 위에 제시한 첫째 환자처럼 만족스럽지 못할 수 있다. 특히 안모비대칭을 가진 환자에서는 수술 오차 혹은 수술 후 편위에 의한 문제가 크게 인식될 수 있다. 안모의 대칭성은 환자가 직접 정면에서 거울로서 확인할 수 있어 오차가 발생하는 경우 재 수술 외에는 대안이 없으므로 면밀한 치료계획을 통하여 수술을 시행하여야 하며, 수술 직후의 수술 오차 혹은 하악골의 편위는 마이크로 임플란트를 이용하여 방지하거나 수정하여야 한다고 생각된다.

선 수술교정치료에서 골격 수술 오차의 수정, 수술 직후 하악골의 편위 방지 등을 골격 고정원을 통하여 효율적으로 얻는다면 치료기간의 단축을 위하여 선수술 교정을 시행할 수 있다고 생각되며 특히 최소한의 치아 배열을 미리 시행한 후 악교정 수술을 진행하는 방법도 절충적인 대안으로 받아들여질 수 있다고 생각된다.

참고문헌

1. Nagasaka H, Sugawara J, Kawamura H, Nanda R. Surgery first" skeletal Class III correction using the Skeletal Anchorage System. J Clin Orthod. 2009 ;43:97-105.

2. Hern dez-Alfaro F, Guijarro-Mart ez R, Peir Guijarro MA. Surgery first in orthognathic surgery: what have we learned? A comprehensive workflow based on 45 consecutive cases. J Oral Maxillofac Surg. 2014;72:376-90.

3. Frost HM. The biology of fracture healing. an overview for clinicians. part I. Clin Orthop Relat res. 1989;249:283-93.

4. Kim JY, Jung HD, Kim SY, Park HS, Jung YS. Postoperative stability for surgery-first approach using intraoral vertical ramus osteotomy: 12 month follow-up. Br J Oral Maxillofac Surg. 2014;52:539-544.

5. Luther F, Morris DO, Hart C. Orthodontic preparation for orthognathic surgery: how long does it take and why? A retrospective study. Br J Oral Maxillofac Surg. 2003;41(6):401-6.

6. Semaan S, Goonewardene MS. Accuracy of a LeFort I maxillary osteotomy. Angle Orthd 2005;75:964-73.

7. Kim CS, Lee SC, Kyung HM, Park HS, Kwon TG. Stability of mandibular setback surgery with and without presurgical orthodontics. J Oral Maxillofac Surg. 2014;72:779-87.

8. Joh B1, Bayome M, Park JH, Park JU, Kim Y, Kook YA. Evaluation of minimal versus conventional presurgical orthodontics in skeletal class III patients treated with two-jaw surgery. J Oral Maxillofac Surg. 2013;71:1733-41.

9. Kim JW, Lee NK, Yun PY, Moon SW, Kim YK. Postsurgical stability after mandibular setback surgery with minimal orthodontic preparation following upper premolar extraction. J Oral Maxillofac Surg. 2013;71(11):1968.e1-1968.e11.

제 6 장

선수술 교정에서의 마이크로 임플란트의 역할

제 6장 선수술 교정에서의 마이크로 임플란트의 역할

선수술 교정은 조기에 안모를 개선시켜줄 수 있으므로[1] 환자의 치료 동기를 자극할 수 있다. 즉 수술 전 교정치료동안 치아의 탈보상이동으로 인한 안모의 악화가 없고 안모 개선에 소요되는 시간이 짧아 더 많은 환자가 치료를 받도록 촉진할 수 있다.

이러한 선수술 교정이 가능한 이면에는 마이크로 임플란트라는 절대적인 고정원을 통하여 치아를 원하는 삼차원적인 위치로 이동시킬 수 있다는 점이 있다. 즉 수술로서 골격의 위치를 조절할 수 있지만 거의 모든 경우에서 골격과 치아의 위치가 서로 조화롭게 위치되어 있지 않기 때문에 골격의 위치를 수술로서 바로 잡더라도 치아의 배열이 바르지 않아 이를 정확히 이동시키기 위해서는 마이크로 임플란트가 반드시 사용되어야 한다. 치아 이동의 고정원으로서의 기본적인 역할 이외에도 수술 후 골편의 안정을 위하여 상하악 치조골에 식립된 마이크로 임플란트 사이에 intermaxillary boxing을 하거나 악간고무를 걸 수 있다. 또한 약간의 수술 오차가 발생한다면 골 치유 기간동안 골편에 직접적으로 악정형력을 가하여[2] 골편의 위치를 조절할 수도 있다.

선수술 교정에서의 마이크로 임플란트의 역할

1. 수술 골편의 안정화 역할

일반적인 수술 교정에서는 수술 후 intermaxillary boxing에 주 호선에 부착된 훅을 이용하여 하게 된다. 따라서 치아의 이동을 최소화하기 위하여 stabilizing main archwire는 매우 강한 굵은 스테인레스 호선을 사용하게 된다. 수술 후 하악골에 교합, 혹은 근육에 의하여 힘이 가하여 질 때 하악골의 이동을 방지하기 위해서 수술 후 2~4주 정도의 기간 동안 상하악 주 호선사이에 boxing하는 것이 일반적이다. 주지하는 바와 같이 수술 직후에는 RAP(regional acceleratory phenomena)으로 인하여[3] 혈행이 좋아져 치아의 이동이 빨라진다. 그러나 동시에 골격의 이동 또한 빨리 일어난다고 볼 수 있다. 즉 악골을 정확한 위치에서 안정시키기 위해서는 치아의 이동을 억제하는 굵은 호선을 넣고 악간고무를 사용하여야 하는데 빠른 치아 이동을 얻을 수 있는 시기를 놓치는 상황이 된다.

그러나 이런 악간 고정을 주호선이 아닌 상하악 골격에 식립된 마이크로 임플란트로서 한다면, 즉 골격에 직접적인 힘을 가한다면(그림 6-1) 치아이동을 수술 직후 빠른 이동이 가능한 시기에 수행할 수 있어 효율적이라 할 수 있다. 따라서 굵은 호선으로 사용하거나 굵은 호선을 치면에 직접 접착하여 치아의 움직임을 최소화하는 노력이 필요치 않다. 또한 선수술 교정의 경우 수술 전 치아를 배열하지 않기 때문에 대부분

상하악 교합이 적절치 않고 몇 개의 치아만 접촉하는 상황이 발생한다. 수술용 splint를 착용한 상태로 악골의 안정은 마이크로 임플란트 간에 사용된 악간고무로 얻고 치아간에 사용된 악간고무로서 치아이동을 도모하여 교합 간섭을 없애 갈 수 있다(그림 6-2). 물론 이때 splint를 조절하며 치아가 움직일 수 있는 공간을 만들어 주어야 한다. 좌우 구치의 수직 높이가 서로 다른 경우, splint를 제거하면 저작시 좌우 접촉 높이가 달라 하악골에 뒤틀림을 유발하는 힘이 발생할 수 있다. 이때에는 구치부에 resin을 올려 좌우의 수직 높이를 같도록 하여야 한다 이 resin guide는 하악골의 잔존 비대칭을 수정하는 목적으로 사용될 수 있다(그림 6-3). 이때에도 상하악골에 식립된 마이크로 임플란트사이에 악간고무를 걸어 하악의 위치를 잡아주어야 한다.

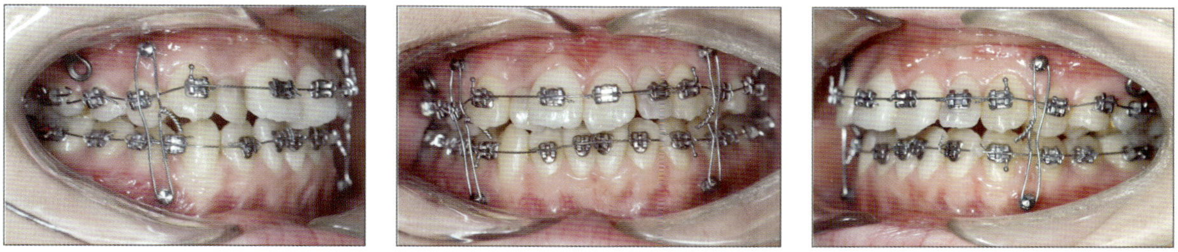

그림 6-1. 수술 직후 상하악에 식립된 마이크로 임플란트사이에 악간고무를 걸어 하악의 안정화를 도모하는 모습.

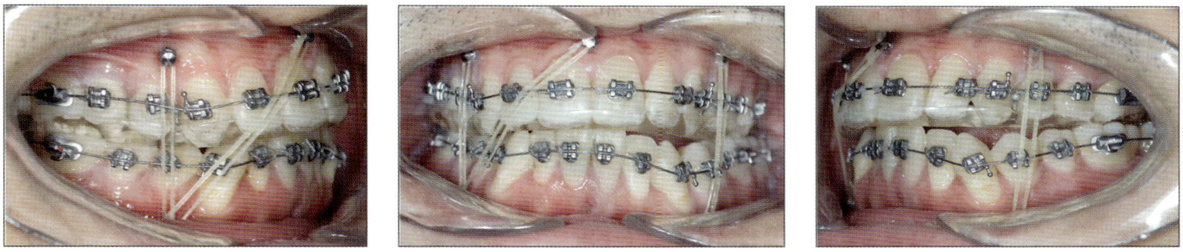

그림 6-2. 수술 후 splint를 장착한 상태로 마이크로 임플란트사이에 악간고무를 걸어 하악의 안정화를 도모하며 splint를 조절하고 하악치아 이동을 도모하는 모습.

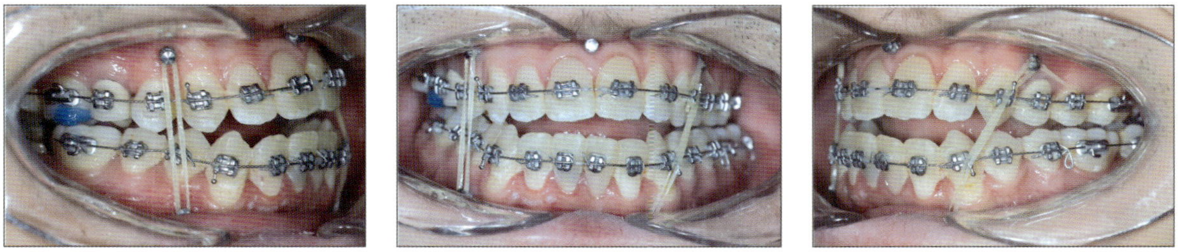

그림 6-3. splint제거 후 좌우 교합의 균등 접촉 혹은 하악을 좌측으로 이동시키기 위하여 상악 우측 구치에 resin guide를 올린 모습.

2. 양악 선수술의 문제점

문헌에 보고된 많은 선수술 교정에서는 양악 수술이 시행되고 있는데 이유는 선수술 교정에 하악골만 수술하는 경우 재발율이 높은 것으로 알려져 있고 한국에서 많이 존재하는 골격성 III급 부정교합자의 경우 대부분이 안모비대칭을 동반하기 때문에 상악골 수술을 포함하는 선수술 교정치료를 시행해 오고 있다. 그러나 상악골 수술은 오차가 큰데, 이 상악골의 오차는 하악골에 더 큰 오차를 가져와 치료결과를 나쁘게 할 수 있다. 또한 하악골이 수술 후 어떤 이유로 한쪽으로 편위된다면, 상악골도 편위된 하악골에 맞추어 이동하게 되는 등 하악골의 편위를 막을 수 있는 방법이 없다. 하악골에 발생할 수 있는 이런 문제를 방지하기 위해서는 상악골의 골절단선 상방에 고정된 미니 플레이트로부터 하악골에 식립된 마이크로 임플란트로 악간고무를 사용하면 하악골의 위치를 수정할 수 있고 추후에 상악치아를 이동시켜 교합을 완성할 수 있다.

3. 수술 후 수술 오차를 줄이는 역할

일반적인 수술 교정에서는 수술 후 악골의 위치에 오차가 생겨도 술전 탈보상 교정이 정확히 되었다면 교합이 악골의 위치를 바로 잡아주게 된다. 그러나 선수술 교정의 경우 이런 메카니즘을 기대할 수 없다. 따라서 수술에 의한 오차가 생기면 때로는 교합이 이를 줄이는 방향으로 작용할 수도 있으나, 대부분 악화시키는 방향으로 작용하게 된다. 이때 상하악 골격에 식립된 마이크로 임플란트 사이에 악간고무를 사용하면 수술에 의한 오차를 줄이는 방향의 악정형력을 가할 수 있다(그림 6-3). 위에 언급한 바와 같이 상악 수술을 시행하지 않은 경우 상하악 골격에 식립된 마이크로 임플란트 사이에 악간고무를 하악을 이동시키고자 하는 방향으로 적용하면 되나 상악골을 수술한 경우 상악골 자체가 움직일 수 있으므로 골절단선 상방에 식립된 미니 플레이트에 악간고무를 걸어야 한다(그림 6-4).

하악골을 이동시키기 위해서는 이동하려는 방향에 치아의 접촉이 없어야 한다. 이를 위하여 치아에는 반대방향의 교정력을 가하여야 한다. 즉 하악골이 좌측으로 움직여야 한다면 골격에 식립된 마이크로 임플란트 사이에는 좌측 방향으로의 악간고무를 사용하고, 치아간에는 우측 방향으로의 악간고무를 사용하여 하악 치아를 우측으로 이동시켜 우측에는 치아 접촉을 만들고 좌측에는 수평피개을 크게 해야 치아접촉을 줄여야 하악골의 좌측 방향으로의 이동이 원활해진다(그림 6-5).

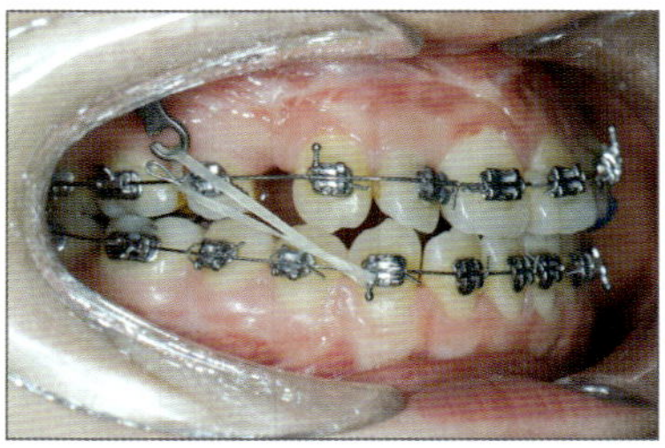

그림 6-4. 상악에 식립된 미니플레이트로부터 악간고무를 적용한 모습.

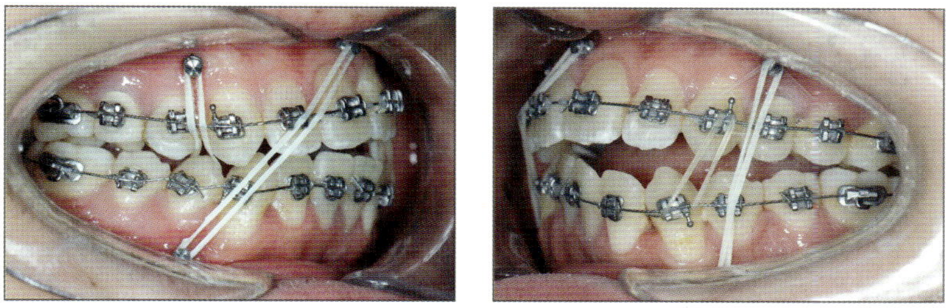

그림 6-5. 하악골을 좌측으로 이동시키기 위한 교정력을 마이크로 임플란트 사이에 적용하고 하악 우측 견치의 협측이동을 위하여 Criss-cross elast c을 적용한 모습.

4. 수술 후 치아 이동 역할

대부분의 교정치료에서 적절한 교합의 완성을 위해서는 마이크로 임플란트가 필요한 것처럼 수술 이후에 교합의 완성을 위해서도 마이크로 임플란트가 필요하다. 악간 고정을 위하여 사용된 마이크로 임플란트가 치아이동을 위해서 사용될 수 있지만 악간 고정을 위해서는 직경 1.6mm 이상의 마이크로 임플란트가 사용되고 치근단 근처에 식립되므로 수평력을 가하기 어려우므로 교합 완성을 위해서는 비발치 치료에 이용되는 치료 역계를 사용하는 것이 좋다. 즉 전후방으로의 치아이동을 위해서는 수평력이 커야 하므로 치은연에 가깝게 식립된 마이크로 임플란트를 사용하여야 한다. 상악 치아의 후방 견인을 위해서는 상악 제 2소구치와 제 1대구치사이에 마이크로 임플란트를 사용하고 하악 치아의 전방이동을 위해서는 하악 견치와 제 1소구치사이에 제 1대구치의 저항 중심 정도의 수직 높이에 식립하여 구치를 전방이동시킨다.

위에 언급한 방식이 적용되지는 않았지만 선수술을 통한 안모 개선과 수술 직후 resin guide를 통하여 안면비대칭을 개선하였던 증례를 제시하고자 한다.

◀ 증 례 ▶

21세 남자 환자가 안면비대칭과 교합이 맞지 않는다는 것을 주소로 내원하였다. 대학 진학 전에 안모 개선을 얻기 위하여 선수술 치료를 계획하였다.

1. 구외사진 소견

구외사진에서 하악이 우측으로 편위된 안면비대칭이 관찰되고 하악골의 전돌로 오목한 안모를 가지고 있었으나 하악의 전돌 양상은 심하지 않았다. 정면 사진에서 전반적으로 구순이 우측으로 위치되어 있었고 좌측이 하방으로 떨어진 입술의 경사를 가지고 있었다(그림 6-6).

하악골의 전방 돌출로, 상하순은 심미선(Esthetic line)으로부터 각각 -5mm, 2mm에 위치하였다.

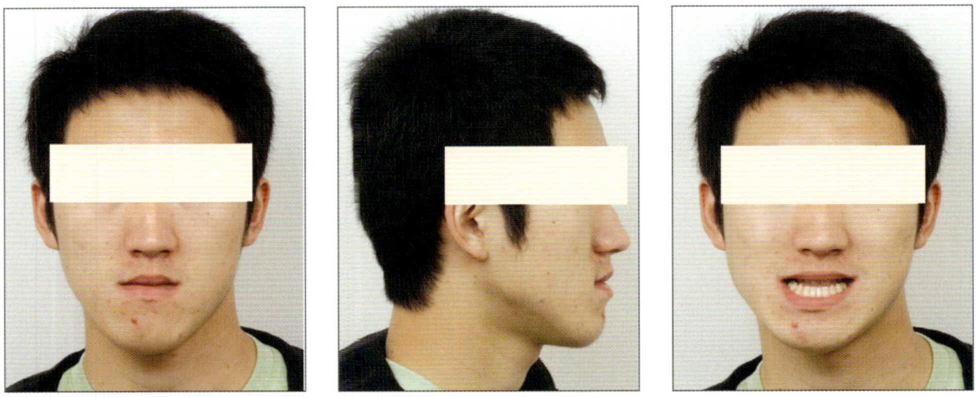

그림 6-6. 치료 전 구외사진.

2. 방사선사진 소견

측모 두부 방사선 규격 사진 분석에서는 81.5 도의 SNA각, 84.5 도의 SNB각, -3 도의 ANB각을 가져 골격성 III급 부정교합으로 진단되었다. 상악 전치는 다소 설측 경사된 양상을 보였고(U1 to FH, 109.5 도), 하악 전치는 심하게 설측 경사(L1 to mandibular plane, IMPA, 68.5 도)되어 있었다(표 6-1).

정모 두부 방사선 규격 사진 분석에서 상악골의 좌측이 우측에 비해 1mm 하방 위치되어 있었고 상악 구치의 수직 높이는 차이가 없었다. 하악지의 길이도 좌측이 우측에 비해 2.5mm 길게 측정되어 이부는 좌측으로 2mm 편위 되어 있었다(그림 6-7). 파노라마 방사선 사진에서 하악 좌우측 제 3대구치가 존재하였다.

표 6-1. 표준 두부 방사선 규격사진 계측치

	Pretreatment	After surgery	Posttreatment
SNA	81.5	81	82
SNB	84.5	77.5	81.5
ANB	-3	3.5	0.5
FMA	33	36.5	33
LFH	87	89.5	85.5
U1 to FH	109.5	107	113
IMPA	68.5	73	72
Z-ANGLE	75	74	71
Upper lip to E-line	-5	-2	-2
Lower lip to E-line	2	-3	

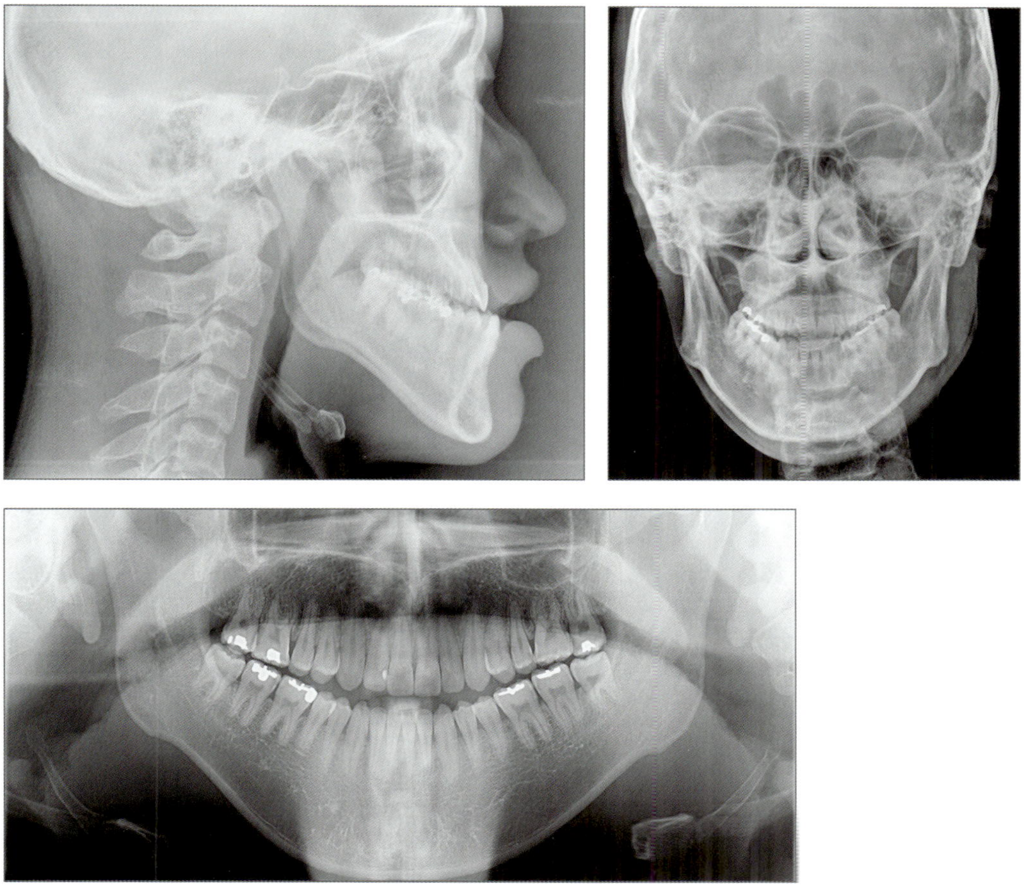

그림 6-7. 치료 전 두부방사선 규격사진과 파노라마 방사선 사진.

3. 삼차원 CT분석

삼차원 CT분석에서 상악전치의 중심선은 안면의 중심선과 일치하였으며, 하악전치는 우측으로 3.1mm 편위되어 있었고 하악 이부가 우측으로 3.6mm 편위되어 있었다. 수직적으로 상악구치는 좌우측 차이가 없었다. 하악지의 길이는 좌측이 5mm, 하악골체의 길이는 좌측이 4.6mm 길었다(그림 6-8).

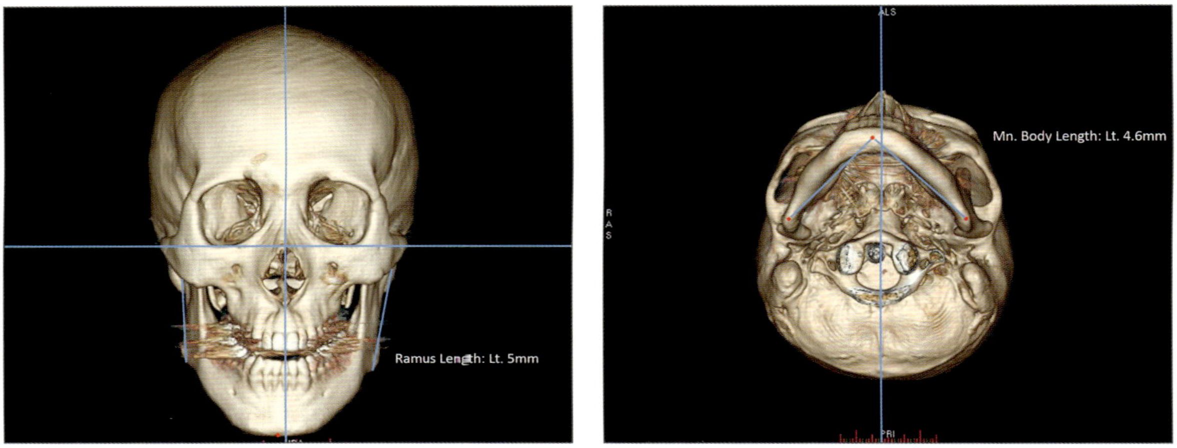

그림 6-8. 치료 전 CT 분석.

4. 구내사진 소견

수직피개 -1mm, 수평피개가 -2mm로 전치부 반대교합을 가지고 있었다. 치열궁의 공간 부족은 상악에서 1mm, 하악에서는 스피만곡을 포함하여 1.5mm의 공간부족을 가지고 있었다. 상하악 치열의 중심선은 3mm의 불일치가 있었다. 전치부 Bolton ratio는 79.0으로 하악이 0.8mm 컸다. 좌우측 구치 모두 III급 관계를 가지고 있었다(그림 6-9). 구치부에도 반대교합 양상을 가지고 있었는데 구치부 폭경은 상악이 2mm 정도 작은 상태였다.

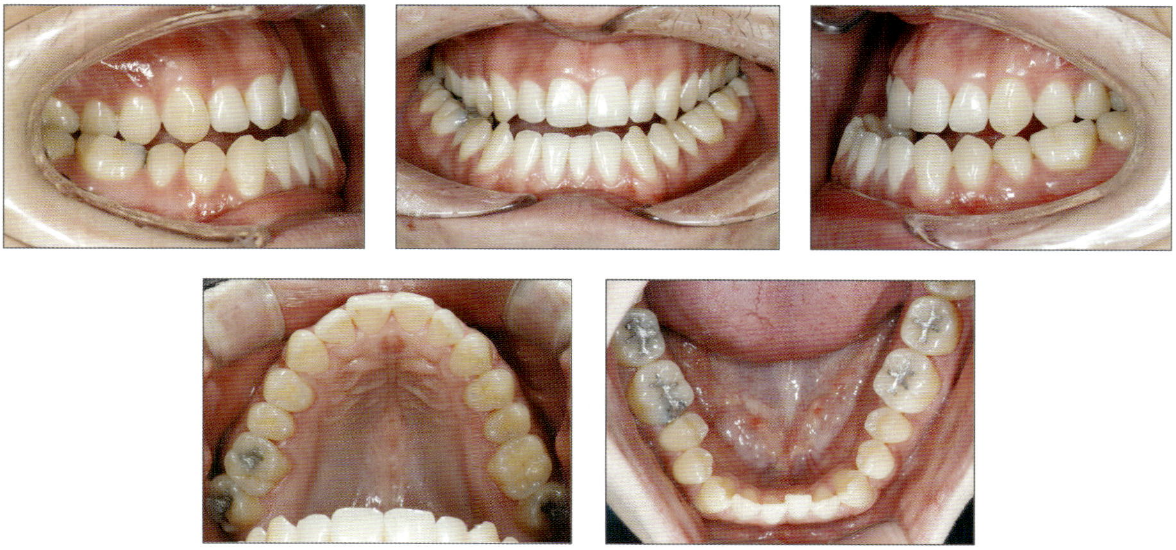

그림 6-9. 치료 전 구내사진.

5. 진단 및 치료계획

안면비대칭과 상하악간 전후적 골격적 부조화를 해소하기 위한 악교정 수술이 계획되었다. 상악에는 별다른 문제가 없어 편악 수술을, 환자가 빠른 안모 개선을 원하여 수술을 먼저 시행하고 수술 후 교정치료를 하기로 하였다. 하악 좌우측 제 3대구치는 수술 시 발치하기로 하였다.

6. 치료과정

아치바를 이용하여 수술 후 악간 고정을 하기로 하고 sagittal split ramus osteotomy를 시행하였다. 치료 1개월 술 후 하악골의 후퇴에 의하여 측모의 개선과 함께 안면비대칭이 일부 해소되었으나 하악의 비대칭이 잔존하는 것을 관찰할 수 있었다(그림 6-10, 11). 삼차원 CT 구성 사진에서 좌우 하악골체의 길이 차이는 해소되었으나 이부의 위치는 여전히 우측으로 편위 되어 있음(그림 6-12)을 관찰할 수 있었고, 구내 사진에서도 상하 치열 중심선의 불일치를 관찰할 수 있었다(그림 6-13). 상악 우측 견치와 소구치만이 하악과 교합 접촉을 가져 저작시 하악골이 좌측으로 편위될 수 있는 환경이었다.

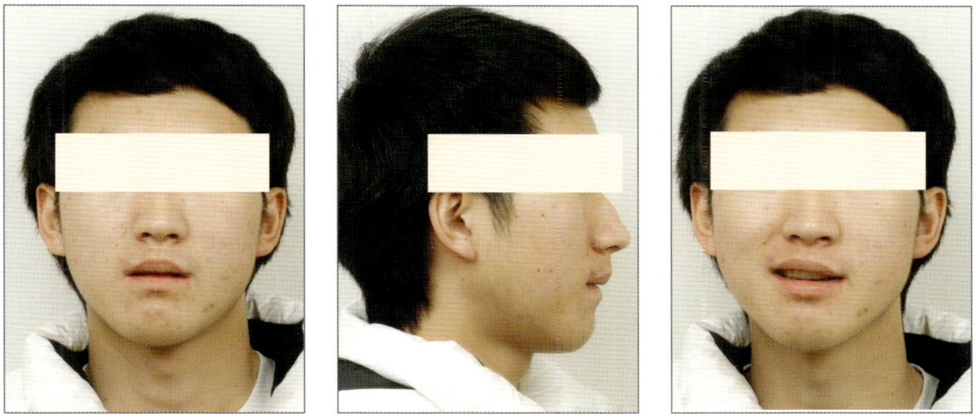

그림 6-10. 선수술 완료 후 1개월 구외사진.

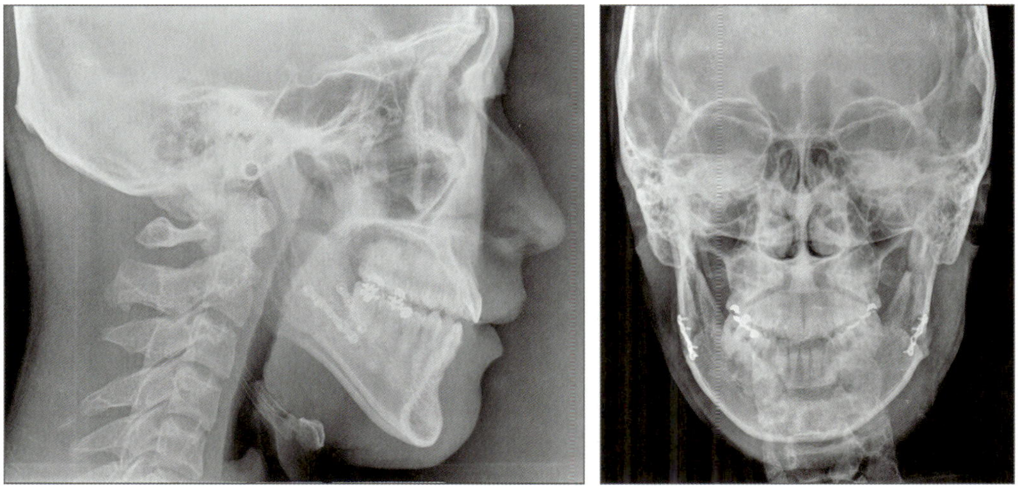

그림 6-11. 선수술 완료 후 1개월 두부방사선 규격사진.

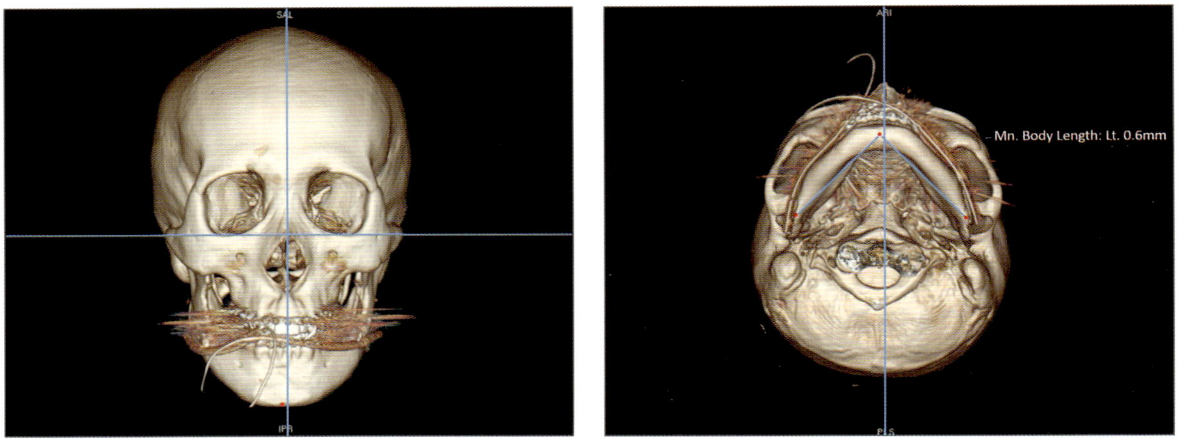

그림 6-12. 선수술 완료 후 CT 분석.

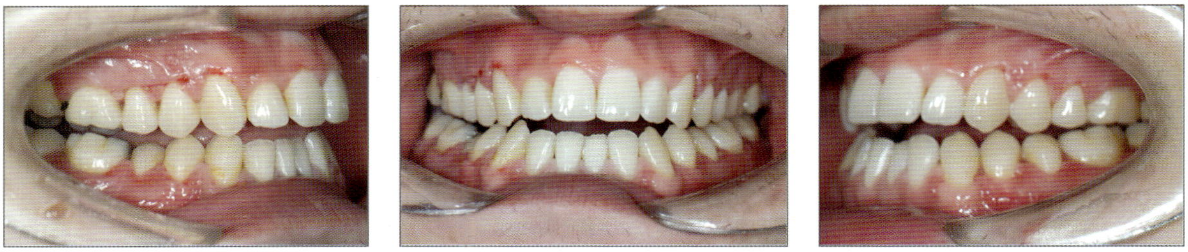

그림 6-13. 선수술 완료 후 1개월 구내사진.

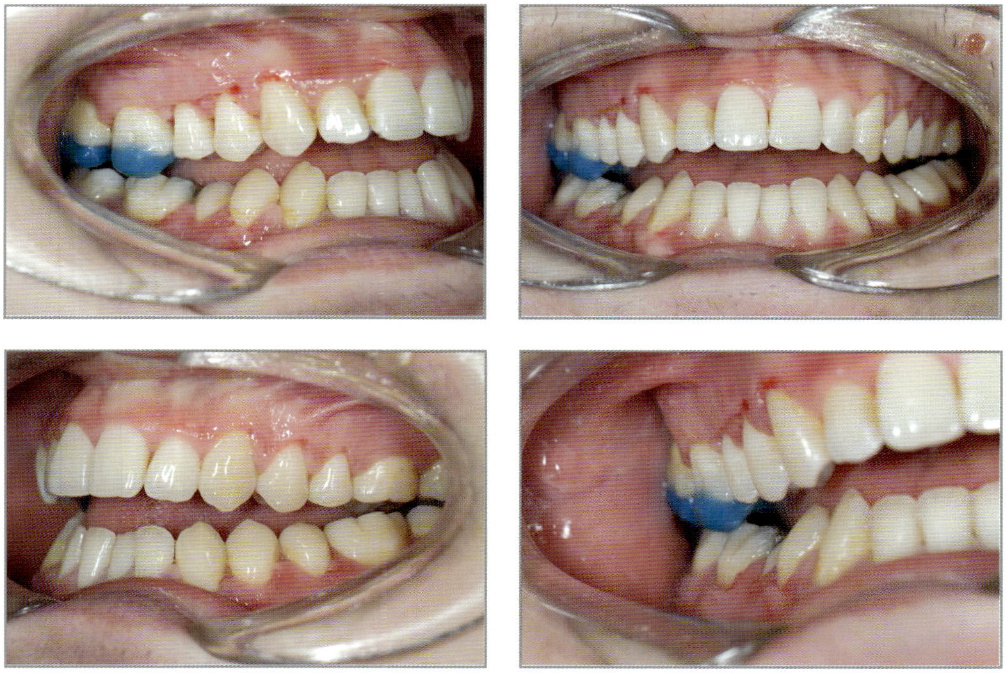

그림 6-14. Res n guide 형성 후 구내사진.

수술로 인한 오차를 극복하기 위해 상악 우측 제 1, 2대구치에 resin guide를 형성하여 하악 골편의 좌측 이동을 도모하였다(그림 6-14). resin guide로 인한 하악의 좌측 이동으로 치열 중심선의 개선 및 좌측 구치부에서는 반대교합이 형성되었으며, 하악의 비대칭이 개선되고 입술의 경사도도 개선되었으나 아직 비대칭이 잔존하는 것을 관찰할 수 있었다(그림 6-15).

치료 2개월 상악 우측 제 1소구치에 resin을 추가하였고(그림 6-16), resin guide와 점진적인 Resin의 추가로 수술 1개월과 비교 시 하악의 비대칭이 많이 해소된 것을 관찰할 수 있었다(그림 6-17).

치료 3개월 상하악 좌측 견치에서 제 2대구치까지터 022 Roth straight wire brackets을 부착하고 반대교합을 해소하기 위해 Criss-cross elastic을 걸도록 하였고(그림 6-18), 치료 4개월 좌측 구치부 반대 교합이 해소되었다(그림 6-19).

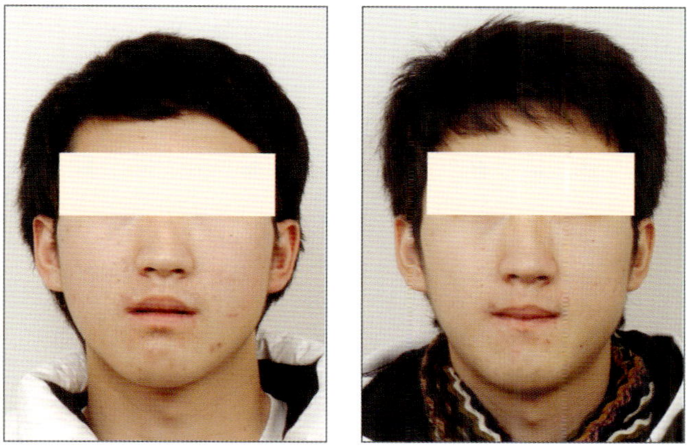

그림 6-15. Resin guide 형성 전후 구외사진 비교; 좌-resin guide 전, 우-resin guide후.

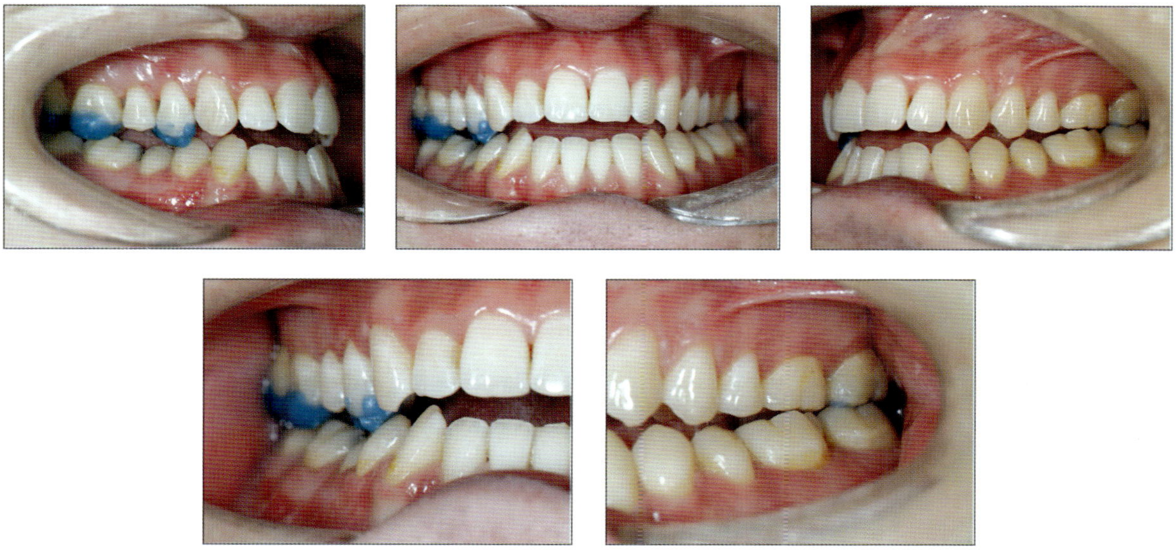

그림 6-16. 치료 2개월 상악 우측 제 1소구치와 상악 좌측 제 2대구치에 resin을 추가한 구내사진.

치료 5개월 나머지 치아에 장치를 부착하고 초기 배열을 시작하였다(그림 6-20). 치료 6개월 상악에 016x022 TMA wire, 하악에 016x022 NiTi wire로 교환하고 하악 우측 제 2소구치 설면에 lingual button을 부착하고 상악 우측 제 1, 2소구치와 Criss-cross elastic을 걸어 하악 우측 제 2소구치의 협측 직립을 유도하였고 resin guide를 점진적으로 삭제하였다(그림 6-21).

치료 10개월 Criss-cross elastic 및 악간고무를 계속 사용하면서 배열을 진행하였고 resin guide를 제거하였다(그림 6-22). 하악 우측 소구치의 설측 경사로 인하여 교합 접촉이 좋지 않아 이를 개선하기 위하여 III급 방향으로 Criss-cross elastic을 사용하였다. resin guide 제거 후에도 하악골의 비대칭 없이 안모가 잘 유지되었다(그림 6-23).

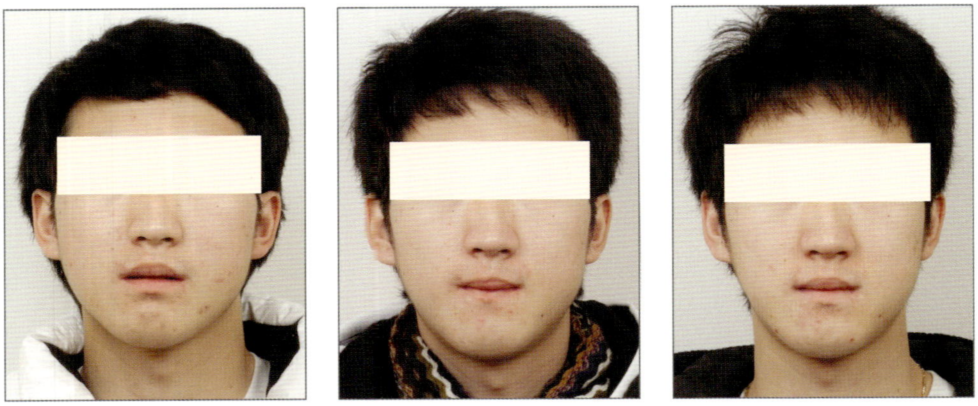

그림 6-17. 수술 직후 1개월, Resin guide 형성 후, Resin guide 추가 후 구외사진 비교.

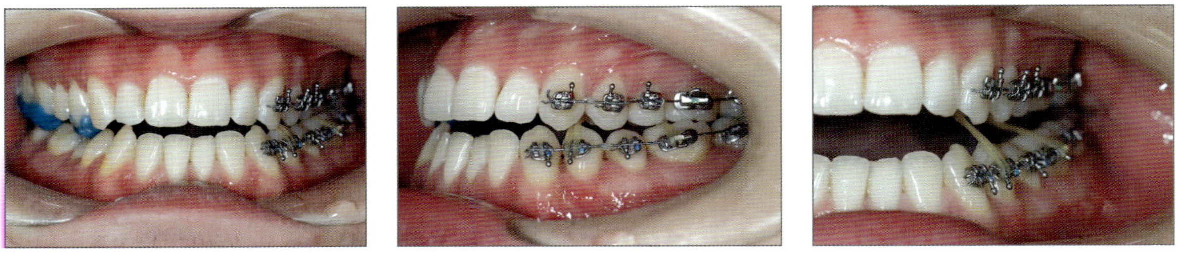

그림 6-18. 치료 3개월 좌측 견치-구치부 장치 부착 및 반대교합 해소 위한 Criss-cross elastic 착용 구내사진

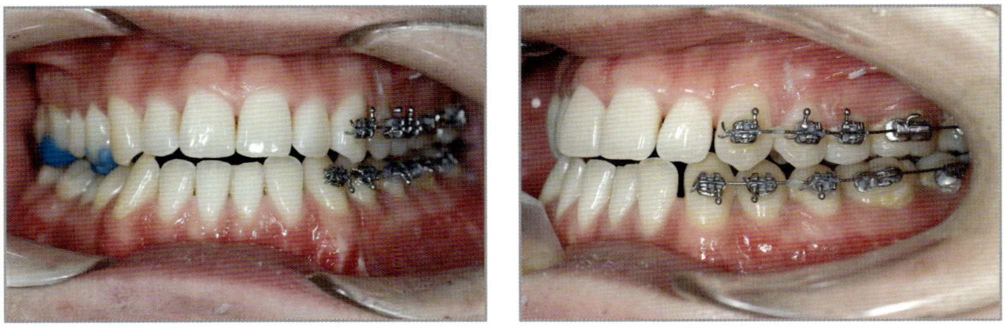

그림 6-19. 치료 4개월 좌측 구치부 반대교합 해소.

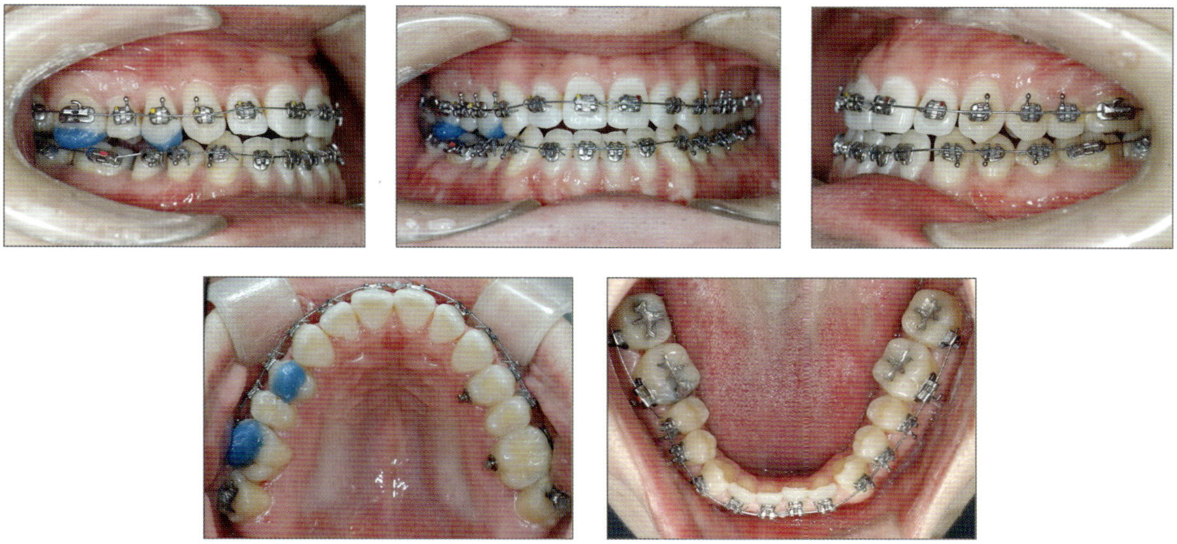

그림 6-20. 치료 5개월 고정식 장치 부착한 구내사진.

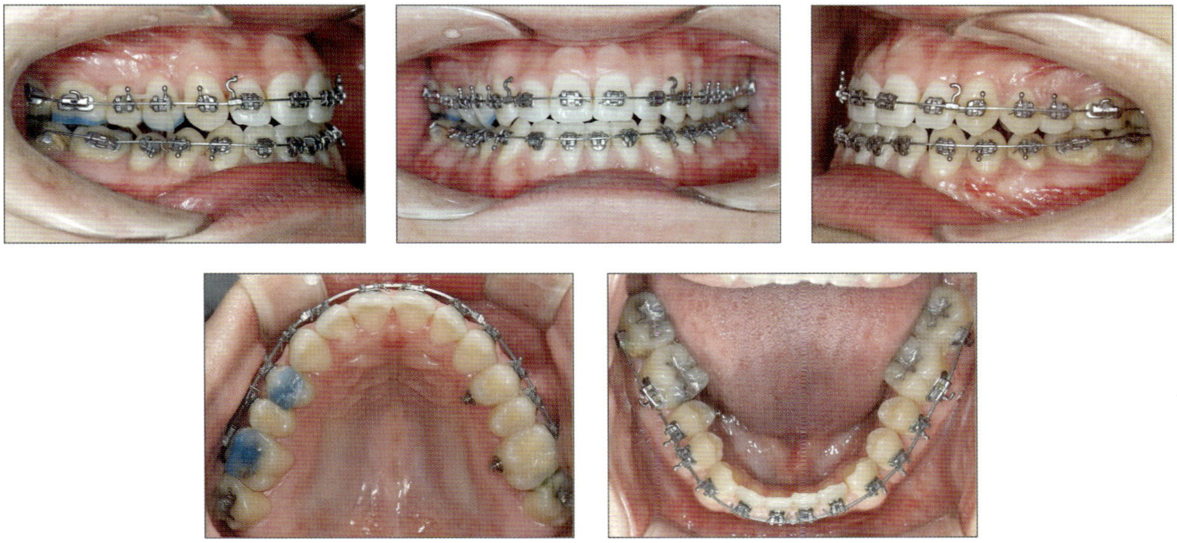

그림 6-21. 치료 6개월 resin guide을 삭제하며 악간고무를 사용하는 모습.

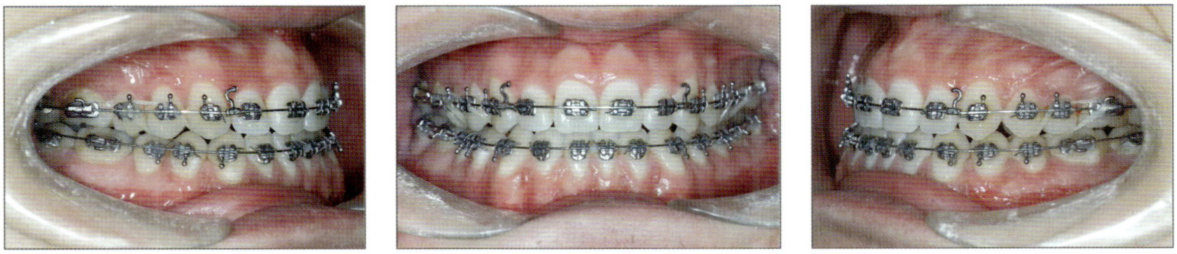

그림 6-22. 치료 10개월 Criss-cross elastic 및 악간고무 사용하는 구내사진.

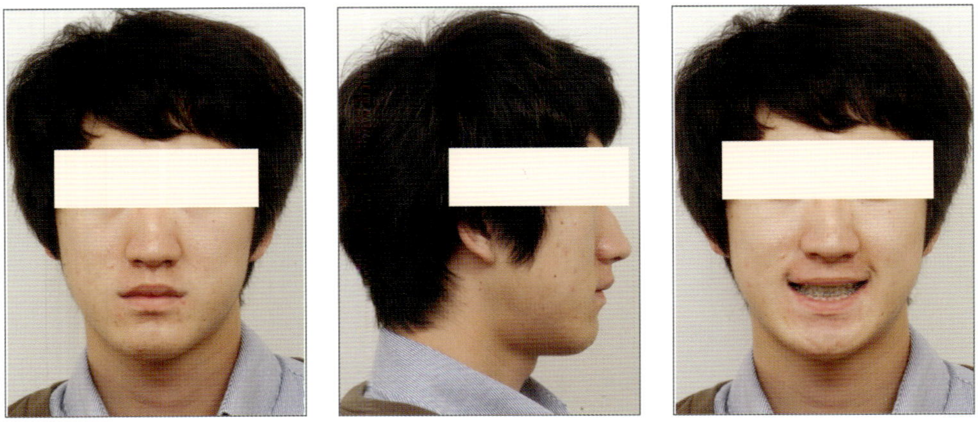

그림 6-23. 치료 10개월 구외사진.

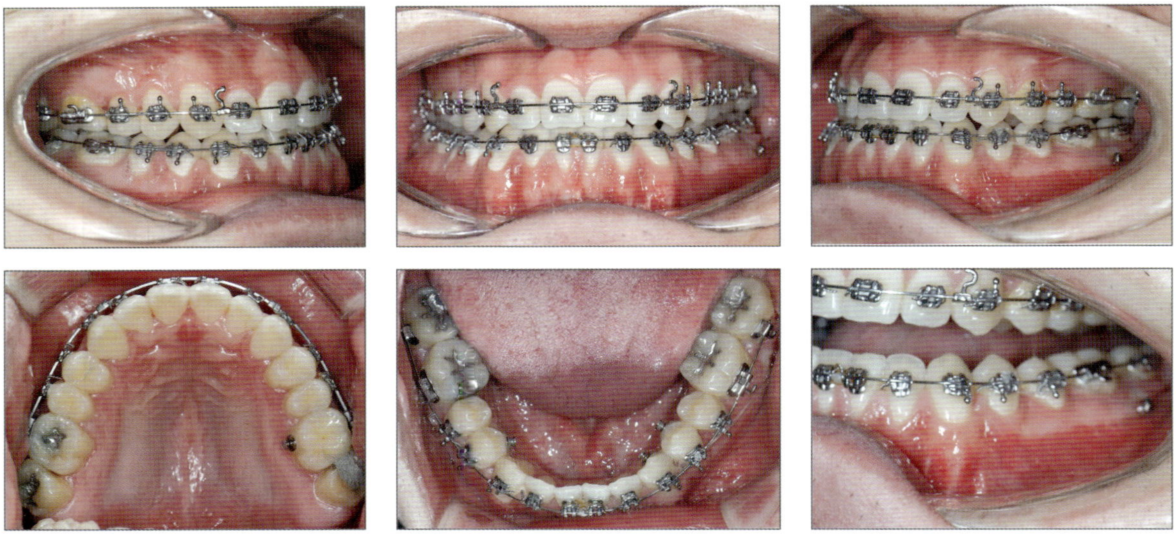

그림 6-24. 치료 15개월 하악 좌측 구치의 후방이동을 위하여 마이크로 임플란트를 식립한 모습.

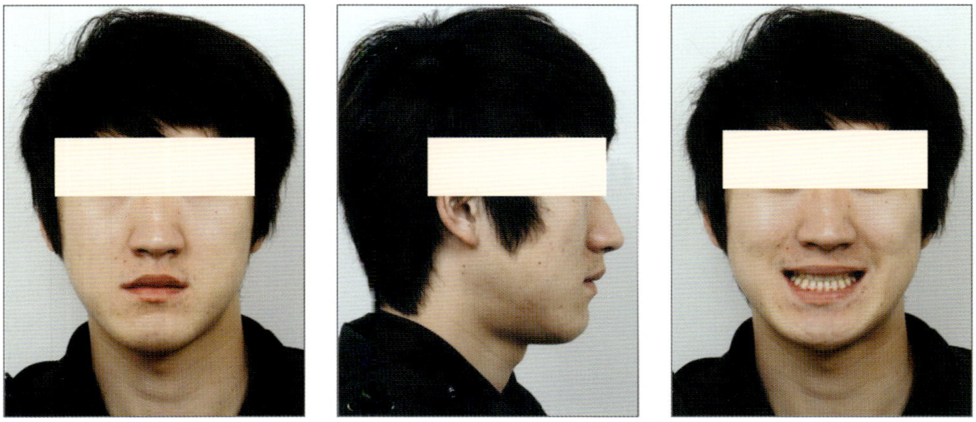

그림 6-25. 치료 종료 시 구외사진(치료 24개월).

치료 15개월 환자의 예약 변경과 미내원이 잦아지며, 악간고무 착용을 잘 안하는 등 협조도가 떨어져 하악 좌측 구치의 후방 직립과 교합의 완성을 위하여 하악 좌측 제 1대구치와 제 2대구치 사이 협측에 마이크로 임플란트 (Absoanchor, SH1312-06, Dentos Co. Ltd, Daegu, Korea)를 식립하였다. 식립 즉시 Square thread(ST-045, Dentos Co. Ltd, Daegu, Korea)를 마이크로 임플란트에서 하악 좌측 견치에 연결하여 후방력을 가하고 III급 고무를 계속 착용하도록 지시하였다(그림 6-24).

치료 24개월 기능적 교합을 완성하고 치료를 종료하였다(그림 6-25, 6-26).

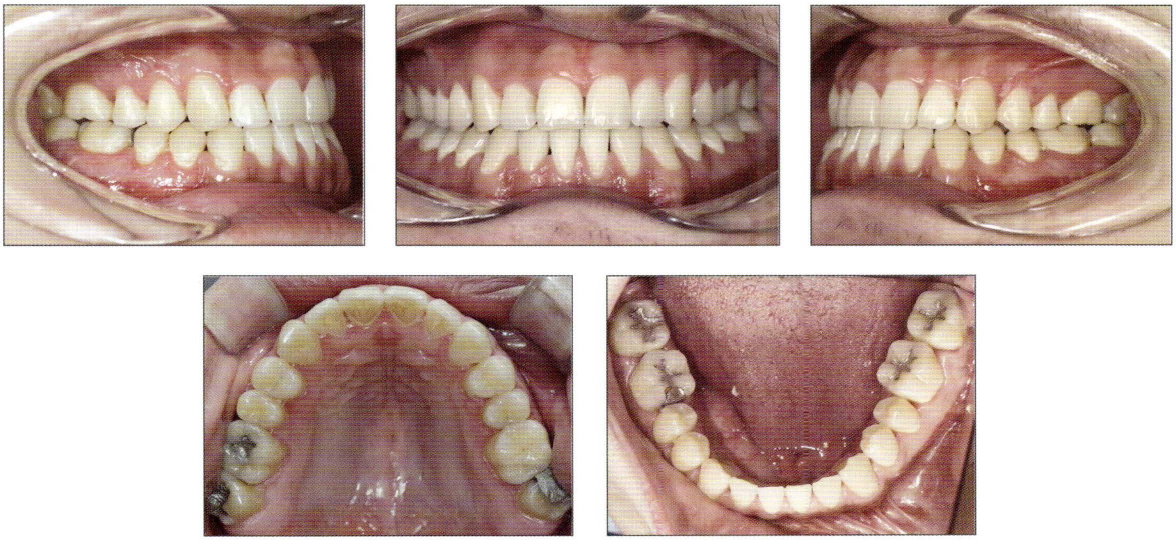

그림 6-26. 치료 종료 시 구내사진.

7. 치료 결과

치료 전 하악골 전돌 양상을 보이던 측모가 개선되었으며, 우측 편위를 보였던 하악골과 이부는 골격 중심선에 잘 위치되어 비대칭이 개선되었다(그림 6-25). 견치, 구치관계는 I급 관계를 얻을 수 있었다(그림 6-26).

두부 방사선 규격사진과 삼차원 CT구성상에서 볼 수 있듯이 치료 후 상하악 치아의 기준 평면에 대한 수평, 수직거리 및 치축이 좌우가 대칭적으로 잘 배열되었고, 하악골체의 길이도 하악골의 후방이동과 좌측으로의 회전에 의하여 대칭적으로 개선되었다(그림 6-27, 6-28 6-29).

수술 직후 전치부 개방교합 양상을 보였으나 치료가 진행되면서 하악의 반시계 방향 회전으로 교합을 형성하였다. 하악골의 후방이동이 얻어졌고 상악 전치는 약간의 설측경사되었고 하악전치는 치료전에 비하여 순측 경사되었다(그림 6-30). 하악 이부 우측 부위가 좌측에 비하여 큰 하악골 자체의 비대칭으로 인하여 비대칭의 완전한 개선을 얻지는 못하였다. 이는 하악골 하단의 형태적 차이이므로 선택적 골삭제를 통하여 개선되어야 한다고 생각된다.

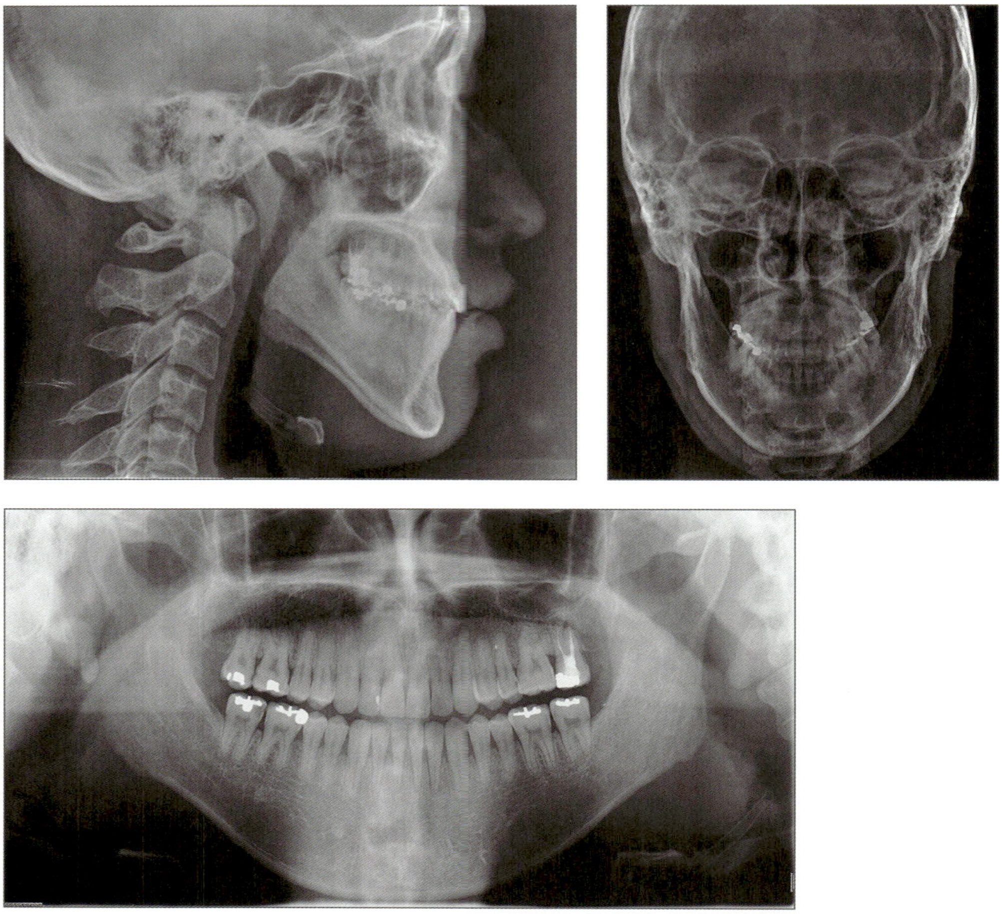

그림 6-27. 치료 종료 시 두부방사선 규격사진 및 파노라마 방사선 사진.

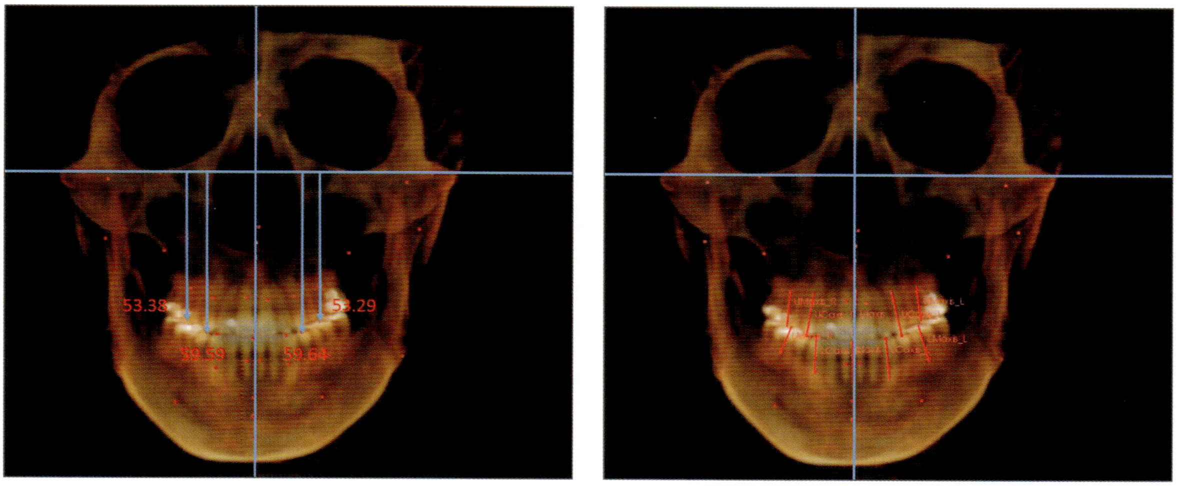

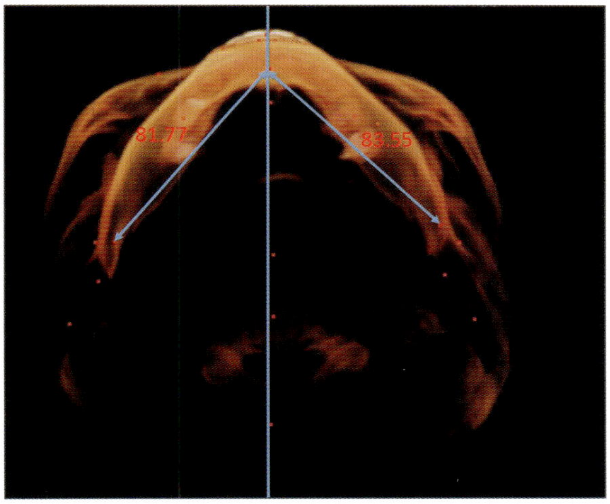

그림 6-28. 치료 종료 시 CT 분석.

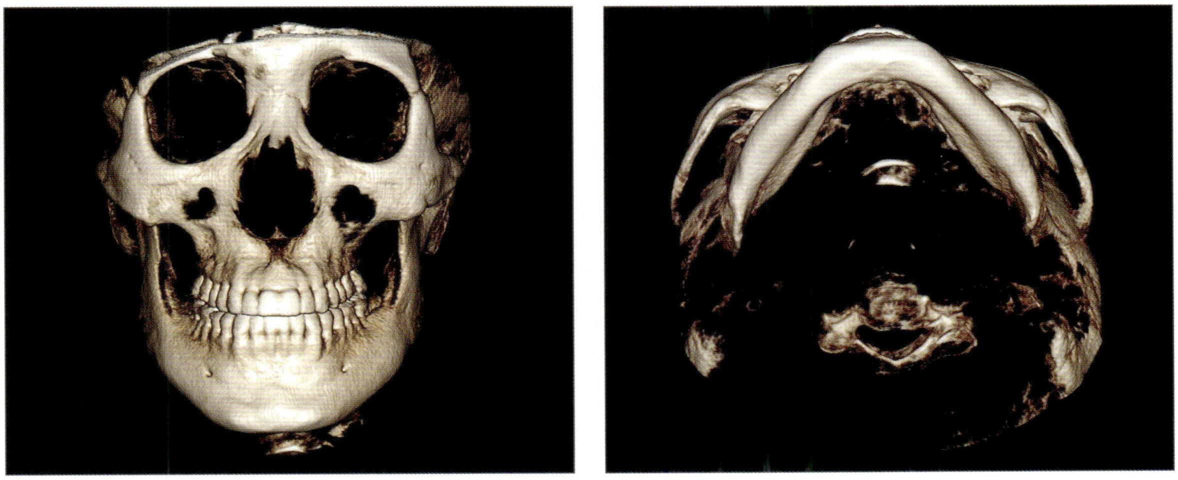

그림 6-29. 치료 종료 시 삼차원 CT 구성.

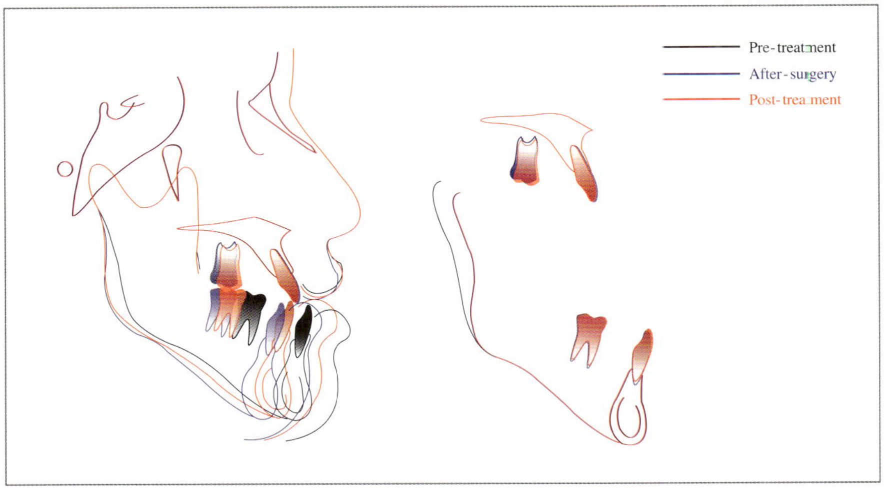

그림 30. 측모 두부방사선 사진 중첩.

8. 증례 고찰

본 증례에서도 선수술 교정의 단점이 나타났는데 환자가 어느 정도 안모의 개선을 얻은 후 교합의 완성에는 협조를 보이지 않는다는 것이다. 치료 10개월까지는 비교적 협조적으로 치료에 임하였으나 이후 내원하지 않는 등 치료에 협조적이지 않았다. 하악 좌측의 교합완성을 위하여 악간고무의 사용을 요청하였으나 사용치 않아 마이크로 임플란트로서 하악 좌측 구치를 후방이동시켜 교합을 완성할 수 있다. 하지만 긴 치료기간 소요되어 치료기간이 짧다는 선수술 교정의 장점을 살리지 못하였다.

본 증례에서 악간 고정을 위하여 아치바를 사용하였는데 위에서 언급한 바와 같이 마이크로 임플란트를 식립하고 이들간에 악간고무를 적용하였다면 하악골 안정화, 혹은 수술오차 수정 기간동안 치아이동을 동시에 수행할 수 있고 국소적 골활성(RAP)에 의한 치아 이동 촉진 효과를 살릴 수 있었으며 결과적으로 치료기간을 단축시킬 수 있었을 것이라 생각된다.

수술 직후 하악골이 우측으로 편위된 비대칭이 잔존하여 이를 수정하기 위하여 resin guide를 사용하였다. 이 resin guide는 견치에 부착할 수도 있으나 본 증례에서는 주호선이 장착되지 않은 상태라 견치가 악골을 이동시킬 만한 힘을 견딜 수 없다고 판단되어 구치부에 resin을 올려 하악골을 좌측으로 이동할 수 있도록 하였다. resin guide를 올린 후 하악골은 좌측으로 편위되어 좌측 구치부에 구치부 반대교합 양상이 생겨 Criss-cross elastics를 걸어 이를 수정하려 하였다. 이 과정에서도 상하악 골격에 마이크로 임플란트를 식립하고 이들 사이에 악간고무를 하악골이 좌측으로 편위되도록 사용하였다면 악골의 위치를 잡아주는 동시에 치아이동을 얻을 수 있어 치료기간 단축 효과를 얻을 수 있었을 것이라 생각된다.

고 찰

대부분의 문헌에 발표된 선수술 증례는 상악골과 하악골의 수술을 동시에 시행한 양악 수술 증례들인데 이유는 양악 수술의 경우 하악의 오차가 상악의 이동에 의하여 어느 정도 적응될 수 있기 때문이라 생각된다. 그러나 제 2장에서 언급한 바와 같이 상악골의 수술은 오차의 범위가 하악골 편악 수술에 비하여 큰데 상악수술의 66%에서 1-2mm 정도의 오차가 발생하고 26%에서 2mm 이상의 오차가 발생한다는 보고[4]로 미루어 볼 때 높은 빈도로 오차가 발생한다고 볼 수 있다. 상악골의 위치 오차는 하악골에는 확대되어 더 큰 오차가 발생한다고 볼 수 있다. 상악골의 상하 높이 오차 혹은 전후적인 위치 오차는 하악골의 수직 혹은 전후 오차를 가져온다. 그러나 수직 혹은 전후 오차는 비록 오차가 발생한다고 하여도 환자가 오차에 의한 안모의 변화를 느낄 수 없으나 좌우 대칭성의 문제는 하악의 비대칭 개선을 약화시키게 되므로 쉽게 인지될 수 있고 치료결과에 심대하게 영향을 미치게 된다. 이와 같이 안면비대칭의 치료에 있어서 상악골의 수술은 하악골의 비대칭의 정도가 클수록 불가피한 면이 있으나 상악골의 수술 오차에 의한 하악골 위치 오차를 고려하면 상악골 수술을 피해야 하는 면이 있어 논리가 서로 상충된다. 더욱이 80% 정도의 환자에서 안면비대칭을 보이고[5] 골격성 III급 부정교합을 본다면 거의 대부분이 안면비대칭을 동반하고 있어 이를 개선하기 위한 노력이 필요하다고 생각된다.

코의 비대칭이 안면비대칭에 미치는 영향은 매우 크나 상악골 자체의 비대칭적 위치가 안모비대칭에 미치는 영향은 30% 이내로 비교적 적고[6] 이 또한 상악 치아의 위치 차이로 인한 것으로 생각된다. 즉 상악 치아를 대칭적으로 위치시킬 수 있다면(특히 수직 높이가 중요) 하악골을 대칭적인 위치로, 수술적으로 이동시킬 수 있어 안면비대칭을 적절히 치료할 수 있다고 생각한다. 따라서 저자는 상악 치아의 수직 높이와 좌우 대칭성(구치 협설측 치축의 대칭성)을 마이크로 임플란트를 이용한 교정치료로 수행하고 하악골을 편악 수술하는 방법을 선호한다. 그러나 상악골의 전후방 방향으로의 이동이 필요하다면 상악골 수술을 피할 수 없는 경우도 있다. 이 경우 두개골과 분리된 상악골을 미니 플레이트로 고정한다. 그러나 미니 플레이트에 의한 고정은 완전 고정이 아니라 반고정이라 하악골의 교합력에 의한 이동, 근육에 의한 이동을 막는 힘을 적용하기에는 상악골의 이동이 쉽게 일어나는 문제점이 있다. 이런 문제를 개선하기 위해서는 위에서 언급한 바와 같이 상악 골절단선 상방에 식립된 미니플레이트로부터 하악골에 식립된 마이크로 임플란트에 악정형력을 가하여 하악골의 위치를 안정화시키면 상악골은 이에 따라 적절한 위치를 가질 수 있다고 생각된다. 이 때 가하는 악정형력은 클 필요없이 100gm내외의 악간고무 정도의 힘으로도 조절이 가능하다고 생각된다.

요 약

선수술 교정에서 상하악골에 식립된 마이크로 임플란트는 수술 직후 국소적 골활성(RAP)을 이용하여 빠른 치아이동을 도모하는 시기 동안 하악골의 안정화와 수술에 의한 오차 수정 등에 적절히 사용될 수 있으며, 이후 적절한 기능교합을 얻기 위한 치아 이동에 이용될 수 있다.

참고문헌

1. Nagasaka H, Sugawara J, Kawamura H, Nanda R. Surgery first" skeletal Class III correction using the Skeletal Anchorage System. J Clin Orthod. 2009 ;43:97-105.

2. Hernádez-Alfaro F, Guijarro-Martínez R, Peiró-Guijarro MA. Surgery first in orthognathic surgery: what have we learned? A comprehensive workflow based on 45 consecutive cases. J Oral Maxillofac Surg. 2014;72:376-90.

3. Frost HM. The biology of fracture healing. an overview for clinicians. part I. Clin Orthop Relat res. 1989;249:283-93.

4. Semaan S, Goonewardene MS. Accuracy of a LeFort I maxillary osteotomy. Angle Orthd 2005;75:964-73.

5. Haraguchi S, Iguchi Y, Takada K. Asymmetry of the face in orthodontic patients. Angle orthod. 2008;78(3):421-426.

6. Maeda M1, Katsumata A, Ariji Y, Muramatsu A, Yoshida K, Goto S, Kurita K, Ariji E. 3D-CT evaluation of facial asymmetry in patients with maxillofacial deformities. Oral Surg Oral Med Oral Pathol Oral Radiol Endod. 2006 Sep;102(3):382-90.

제 7 장

전방 분절 골절단술 (Anterior Segmental Osteotomy)에서 마이크로 임플란트의 활용

제 7장 전방 분절 골절단술(Anterior Segmental Osteotomy)에서 마이크로 임플란트의 활용

전방 분절 골절단술은 치아치조전돌을 가진 환자에서 치료기간을 감소시키고 조기에 안모 개선을 얻을 목적으로 많이 사용되었다.[1] 그러나 이와 같은 치아치조 전돌환자의 경우 골격 고정원을 이용한 교정치료만으로도 만족스러운 결과를 얻을 수 있을 뿐만 아니라 상악 6전치를 동시에 후방 견인하는 활주역학을 이용한다면 1년 반에서 2년 정도의 치료기간에 만족할 만한 결과를 얻을 수 있어 치료기간 감소란 논리로 받아들이기는 쉽지 않다.

하지만 상악 전치의 설측 경사가 심한 상악골체의 전돌을 동반한 성인환자에서는 치근의 후방이동 위주의 상악치아의 후방이동이 있어야만 만족스러운 안모를 얻을 수 있다. 이와 같은 전치의 이동은 치근이 구개측 피질골에 근접하거나 접촉할 수 있는 이동이므로 매우 어렵고 긴 치료기간이 요구된다. 또한 치근의 흡수, 재발 등의 문제가 발생할 수 있다. 최근 CT의 사용으로 치근의 피질골 접촉 혹은 피질골 밖으로의 돌출 등의 문제를 없애려는 노력이 행하여 지고 있는데 그 일환으로 상악 골격 자체를 이동하는 악교정 수술의 필요성이 높아졌다. 상악골 전체를 상방 혹은 후방이동 시키는 수술은 범위가 크며 위험성이 크고 정확성 또한 떨어지므로 전방 분절 골절단술이 비대칭을 동반하지 않은 상악골의 전돌을 가진 성인환자의 치료에 적합하다고 할 수 있다. 또한 치근 흡수가 심한 환자에서도 적합한 술식이다.[2] 그러나 전방부 절단골의 괴사, 주위치아의 실활, alar base 폭 증가, 치주조직의 파괴[3] 등의 부작용이 있어 이를 개선하려는 수술법의 변형 등이 이루어져 왔다.[4]

상악 제 1소구치 발치 후 전방 분절골을 최대한 후방 이동시키기 위해서는 치근에 근접하여 골을 절단하여야 하는데 이는 주위 치아의 실활, 치주조직의 파괴[3] 등을 가져올 수 있어 어려움이 있다. 따라서 이런 부작용을 최소화하는 범위에서 골절단을 시행하고 전방 분절골을 수술적 후방이동시킨 후, 골격고정원 마이크로 임플란트를 이용하여 전방 분절 골체에 후방이동력을 가함과 동시에 치아에도 후방이동력을 가한다면 분절골 수술에 의한 부작용을 최소화하며 만족스러운 결과를 얻을 수 있을 것으로 생각된다. 제 7장에서는 분절골 절단술에서의 마이크로 임플란트의 활용을 증례와 함께 제시하고자 한다.

마이크로 임플란트를 이용한 전방 분절골의 후방 견인

최대한의 안모개선을 얻기 위해서는 전방 분절골을 소구치 발치 공간의 대부분을 이용하도록 수술적으로 후방 이동시켜야 하나 주위치아의 실활 가능성과 치주조직의 퇴축 등의 부작용이 생길 수 있다. 이를 최소화하기 위해서는 골절단면 인접치아 주위에 최소 1-2mm의 골을 남기는 것이 좋다. 그러나 많은 량의 골을 보존하는 방향으로 골절단을 하게 되면 전방 분절골의 후방이동량이 작아진다. 또한 상악 전방 분절골은 수술시 압하되는 방향으로 이동하여야 하악 전치와의 접촉 간섭이 작아져, 분절골의 많은 이동을 얻을 수 있다. 그러나 상악골 전돌환자에서는 상악 전치가 설측 경사되어 있어 치근단부의 골을 많이 삭제하기 어려워 후방 이동량에 제한이 생기게 된다.

따라서 수술에 의한 상악 전방 분절골의 후방이동량을 크게 하기 위한 노력, 즉 소구치 발치부의 인접치 치근에 근접한 골삭제와 치근단부 간섭을 줄이기 위한 치근단부의 과도한 골삭제는 인접치아의 실활 위험성, 치주조직의 퇴축 위험성, 치근의 삭제 위험성을 높이므로 수술로서 적정량의 후방이동을 얻고 전방 분절골에 식립된 마이크로 임플란트에 후방력을 가하여 골격의 후방이동을 얻는 것이 안전한 방법이라 생각된다.

측절치와 견치 사이의 치근단 부위에 식립된 마이크로 임플란트에 구치부 치근사이에 식립된 마이크로 임플란트로부터 비교적 강한 후방력을 가하여 전방 분절골의 후방이동을 얻는다(그림 7-1). 이런 골격에 가하는 힘은 수술에 의한 국소적 골활성(regional acceleratory phenomenon)을 이용[5]할 수 있도록 수술 후 빠른 시간내에 가하는 것이 좋다.

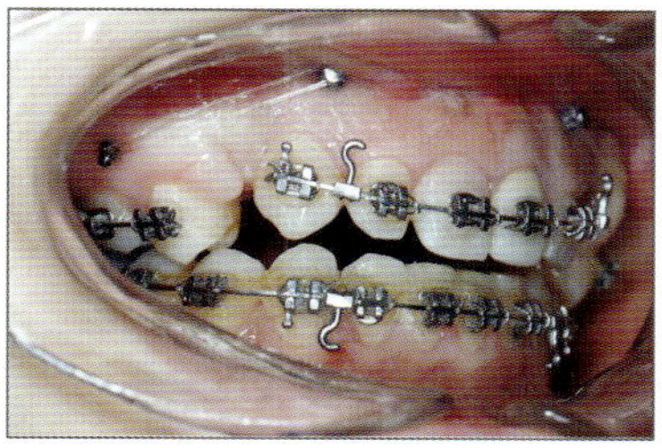
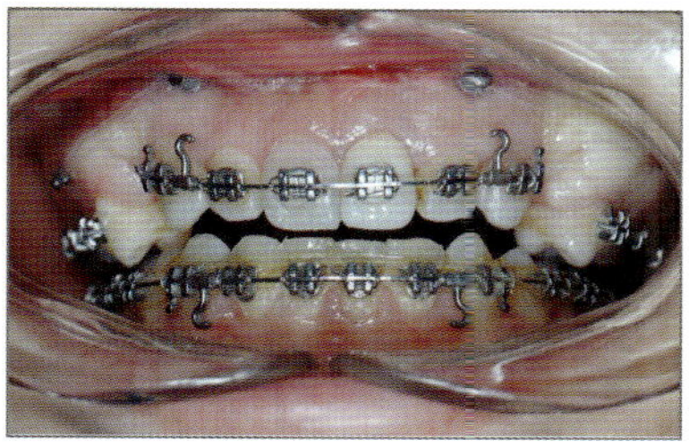

그림 7-1. 상악 전방 분절골의 후방이동을 얻기 위해 상악 구치부 마이크로 임플란트로부터 전방 분절골에 식립된 마이크로 임플란트에 후방력을 가하는 사진.

마이크로 임플란트를 이용한 치근 후방이동

전방 분절골에 골격 고정원을 이용하여 후방 악정형력을 가함과 동시에 치아에도 후방이동력을 마이크로 임플란트로부터 가하여 상악 전치의 후방이동을 얻을 수 있다(그림 7-2). 상악골 전돌을 가진 환자는 설측 경사된 상악전치를 가지고 있으므로 상악 전치 치근단 부위를 수술적으로 후방이동시켜야 하나 골간의 간섭에 의하여 전방 분절골은 치관부위가 더 많이 이동하는 경우가 대부분이다. 따라서 상악 전치의 치근 구개측이동이 반드시 필요하다. 주지하는 바와 같이 치근의 후방이동은 매우 강한 고정원이 필요하므로 마이크로 임플란트의 이용이 필수적이다.

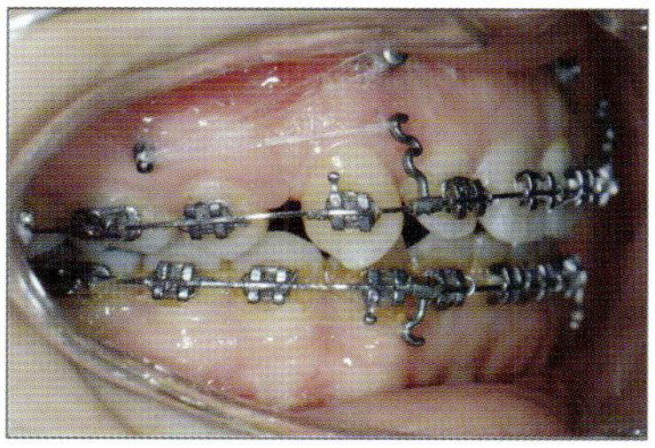

그림 7-2. 상악 전방 분절골의 후방이등과 상악전치의 후방이동을 얻기 위하여 마이크로 임플란트로부터 후방력을 가하는 사진.

◀ 증 례 ▶

33세 여자 환자가 구순 돌출을 주소로 내원하였다.

1. 구외사진 소견

구외사진에서 상악골의 전돌 및 하악골의 후퇴로 볼록한 안모를 가지고 있었다. 정면 사진에서 특별한 비대칭은 관찰되지 않으며, 웃을 때 과도한 치은 노출이 관찰되었다(그림 7-3).

상악골의 전방 돌출 및 하악골의 후퇴로 상하순은 심미선(Esthetic line)으로부터 각각 5mm, 7mm에 위치하였다.

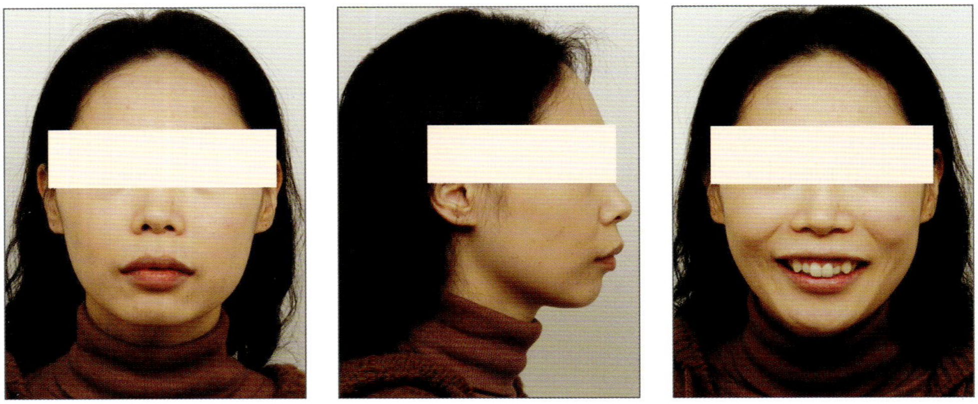

그림 7-3. 치료전 구외사진.

2. 방사선사진 소견

측모 두부 방사선 규격 사진 분석에서는 87.5도의 SNA각, 79도의 SNB각, 8.5도의 ANB각을 가져 상악골의 전돌에 의한 골격성 II급 부정교합으로 진단되었다. 상악 전치는 설측 경사되어 있었고(U1 to FH, 107.5도), 하악 전치는 순측 경사(L1 to mandibular plane, IMPA, 111.5도)되어 있었다(표 7-1)(그림 7-4).

삼차원 CT분석에서 상악 전치와 하악 전치의 중심선은 정중 시상면과 일치하였고, 하악 이부가 우측으로 1.5mm정도 편위되어 있었다. 하악지와 하악골체의 길이는 좌우측에 큰 차이가 없었다(그림 7-5). 파노라마 방사선 사진에서 우측 하악 제 3대구치가 매복되어있었고 그 외 별다른 병적 소견은 발견되지 않았다(그림 7-4).

표 7-1. 측모두부방사선 규격사진 계측치

	Pretreatment	pre surgery (Tx.9month)	post surgery (Tx.11month)	Posttreatment
SNA	87.5	87.5	83	81.5
SNB	79	79	78.5	78.5
ANB	8.5	8.5	4.5	3
FMA	27	29.5	30	27.5
PFH/AFH	0.7	0.7	0.7	0.7
OP to FH	10	10	6.5	6.5
U1 to FH	107.5	113	107.5	112.5
IMPA	111.5	97.5	98	96
Z-ANGLE	55.5	56.5	62.5	70.5
Upper lip to E-line	5	5	2	0
Lower lip to E-line	7	7	5	1

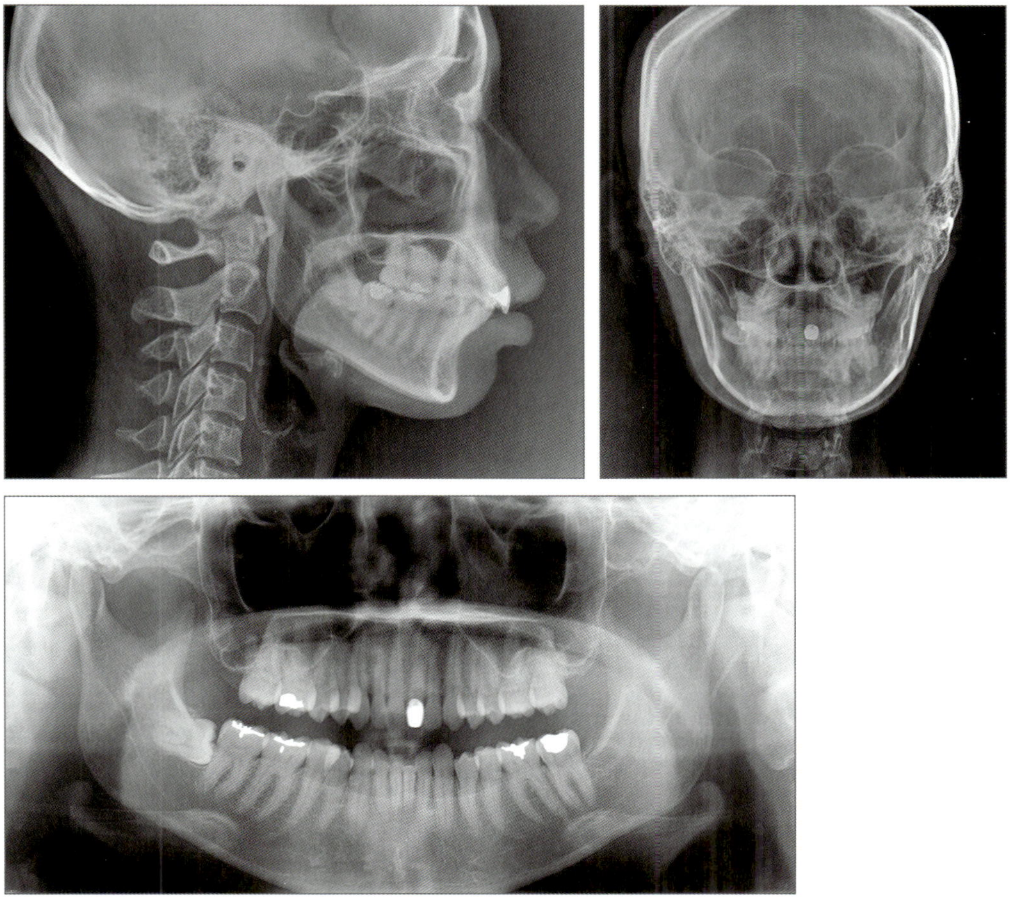

그림 7-4. 치료전 두부방사선 규격사진과 파노라마 방사선 사진.

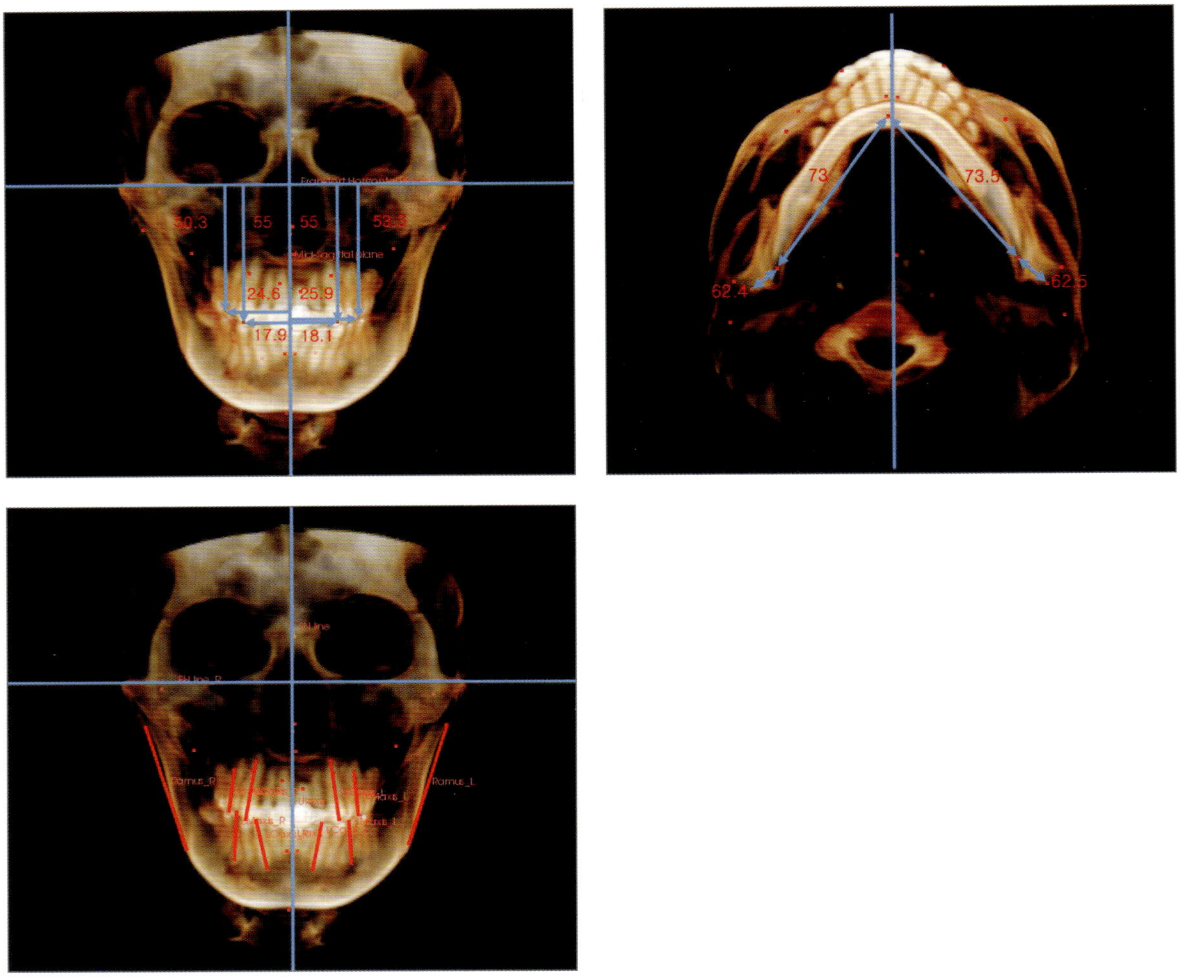

그림 7-5. 치료전 CT 분석.

3. 구내사진 소견

수직피개와 수평피개는 각각 4mm, 5mm였고, 치열궁의 공간 부족은 상악에서 3mm, 하악에서는 스피만 곡을 포함하여 4mm의 공간부족을 가지고 있었다. 상하악 치열의 중심선은 일치하고 있었다(그림 7-6). 전치부 Bolton ratio는 81로 하악이 1.7mm 컸다. 좌우측 견치 및 구치는 I급 관계를 가지고 있었다.

4. 진단 및 치료계획

구순 돌출이 심하고 상악골의 전방돌출을 가진 골격성 II급 부정교합으로 상악전치의 설측 경사를 가지고 있었다. 상악 소구치의 발치를 통한 전치부의 후방이동은 상악골의 전방위가 잔존하고 상악 전치의 설측 치근이동을 얻기 어려울 것으로 생각되었다. 또 환자의 나이가 33세임을 그려하여 상악에서는 양측 제 1소구치를 발거한 후 전방 분절골 절단술을, 하악에서는 비발치르서 하악 치열의 후방이동을 얻어 교합을 완성하고 이부 성형술(advanced genioplasty)를 시행하여 안모의 개선을 얻기로 계획하였다.

수술 전 교정치료로서 하악에서는 경도의 밀집을 해소하기 위해 마이크로 임플란트를 이용하여 전체 치열을 원심이동 시키기로 하였다. 상악에서는 치근단부 골의 후방이동을 최대화하기 위하여 치아에서의 접촉을 줄이기 위하여 상악 전치를 전방경사 이동시키기로 계획하였다.

고정원을 얻기 위하여 상악 제 2소구치와 제 1대구치사이에 마이크로 임플란트를 식립하기로 계획하였고 상악 전방 분절골에 후방 악정형력을 가하기 위하여 마이크로 임플란트를 식립하기로 계획하였다.

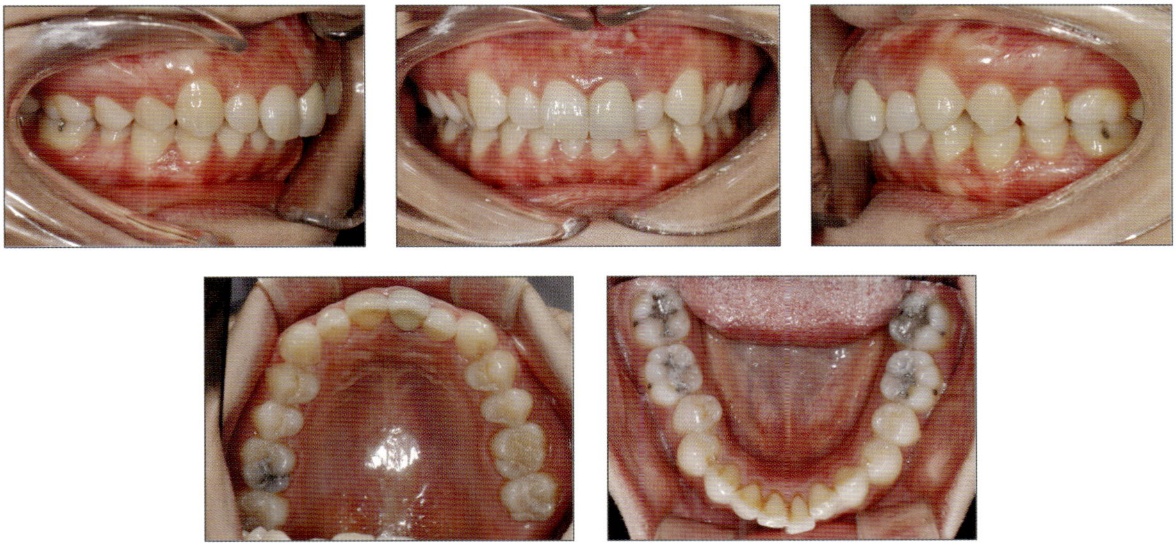

그림 7-6. 치료전 구내사진.

5. 치료과정

022 MBT straight wire brackets을 하악에 먼저 부착하고 초기 배열을 시작하였다. 하악 전치부 브라켓과 상악 전치부의 교합간섭을 피하기 위하여 상악 제 1대구치의 중심와에 레진을 접착하였다(그림 7-7).

치료 1개월 하악 좌측 제 2대구치 원심 협측 부위에 마이크로 임플란트(Absoanchor, SH1413-07, Dentos Co. Ltd, Daegu, Korea)를 식립하였다. 하악 우측 제 2대구치 원심 협측 부위는 #48 발치로 인해 마이크로 임플란트를 식립하지 못하고 제 1대구치와 제 2대구치 사이에 식립하였다. 그후 Square thread(ST-045, Dentos Co. Ltd, Daegu, Korea)를 마이크로 임플란트에서 양측 견치부에 연결하여 후방력을 가하였다(그림 7-8).

치료 5개월 상악 6전치에 022 MBT straight wire brackets을 부착하고 배열을 시작하였다(그림 7-9). 치료 8개월 상악 제 1소구치를 제외한 구치부에도 브라켓을 부착하여 배열하였다. 치료 9개월, 하악 치아의 후방이동이 이루어져 구치관계는 II급 관계를 형성하였고, 설측 경사 되었던 상악 전치는 순측 경사되어 적절한 치축경사를 가지게 되었다(그림 7-10, 7-11, 7-12).

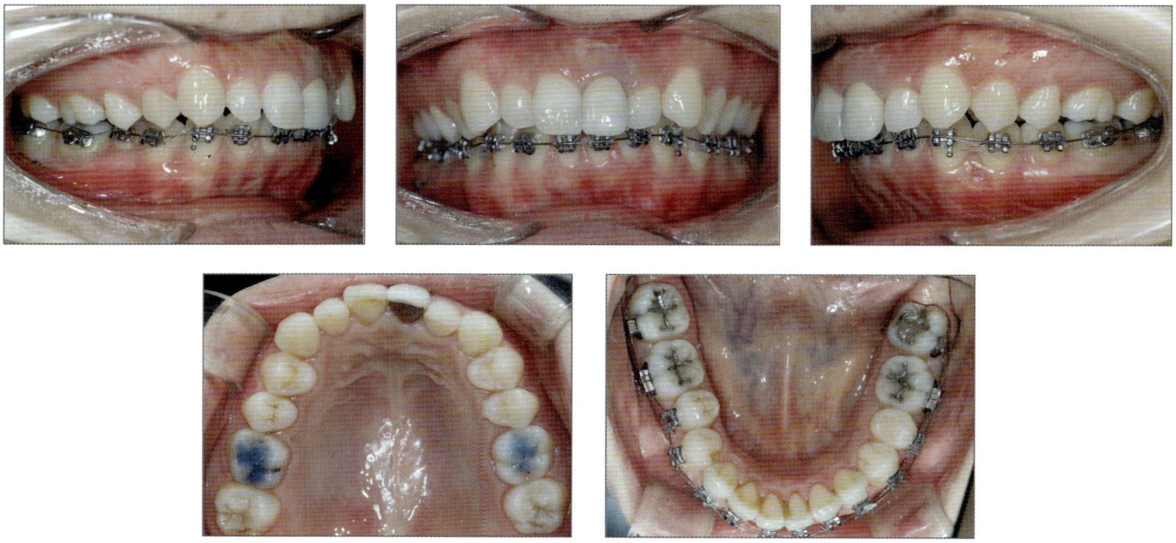

그림 7-7. 하악에 브라켓을 부착하고 상악 제 1대구치에 레진을 올린 구내사진

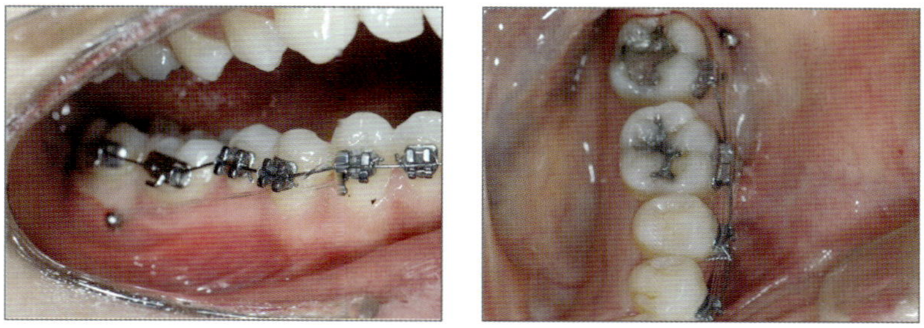

그림 7-8. 하악 치아의 후방이동을 위하여 식립된 마이크로 임플란트.

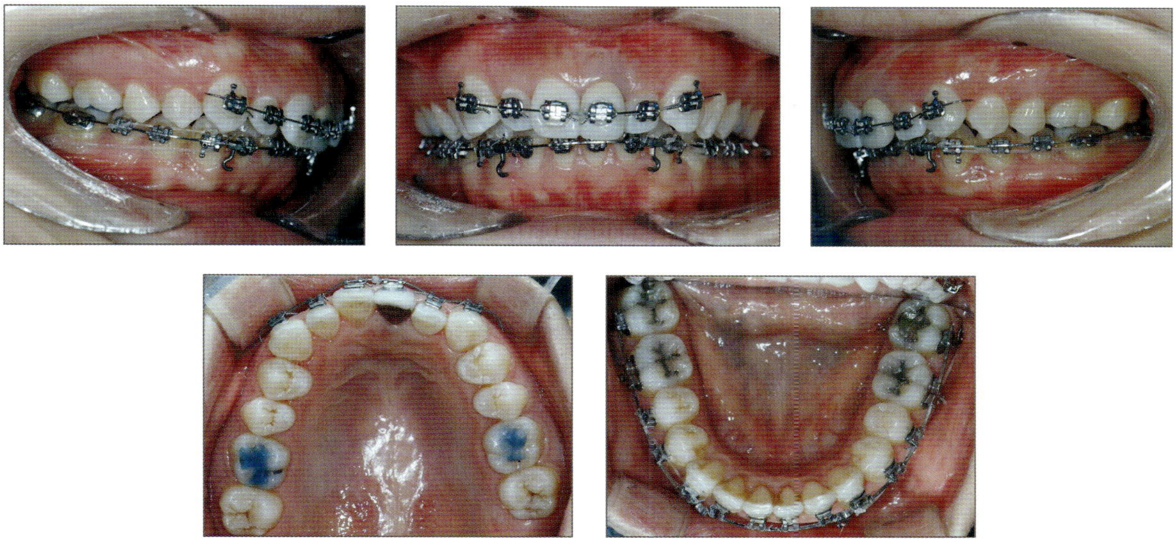

그림 7-9. 치료 5개월 구내사진.

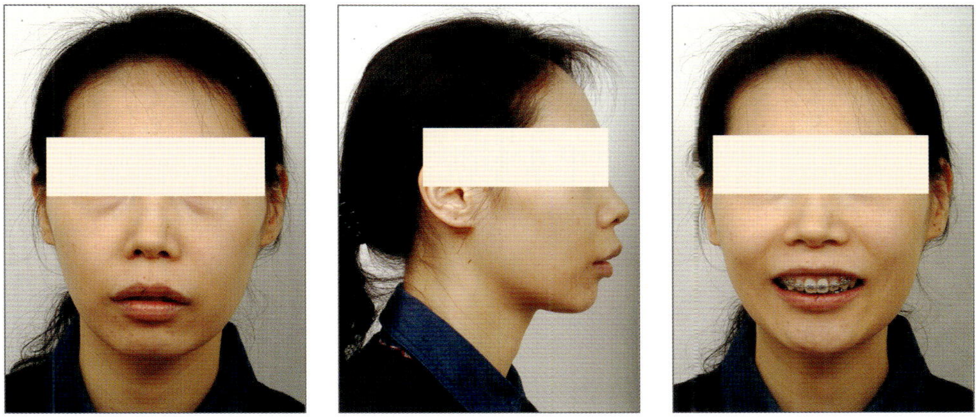

그림 7-10. 치료 9개월 구외사진(수술 전).

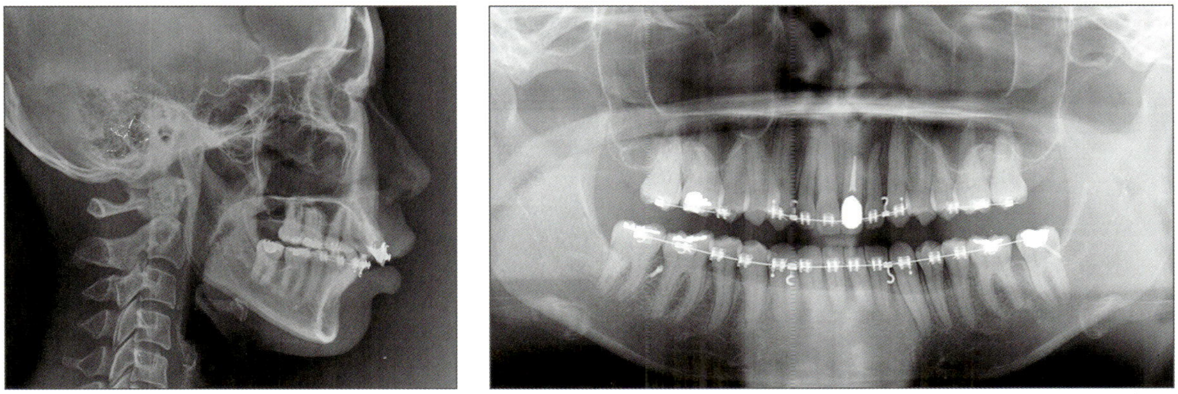

그림 7-11. 치료 9개월 두부방사선 규격사진과 파노라마 방사선 사진.

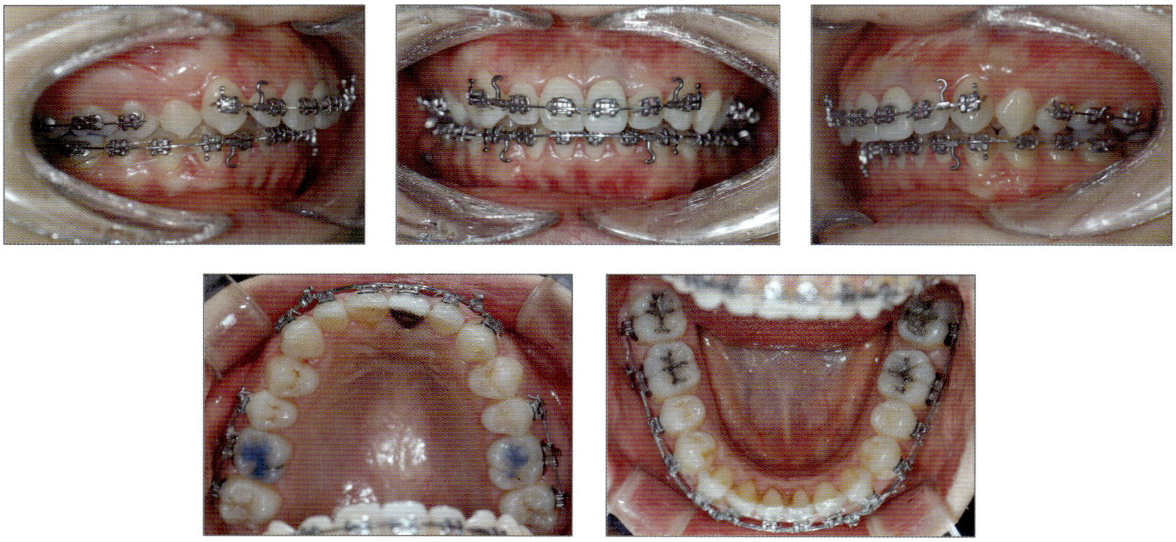

그림 7-12. 치료 9개월 구내사진.

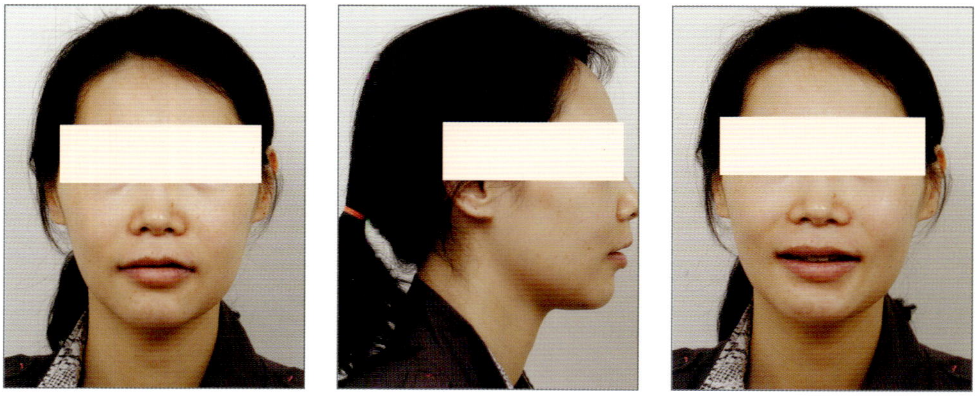

그림 7-13. 수술 후 1개월, 치료 11개월 구외사진.

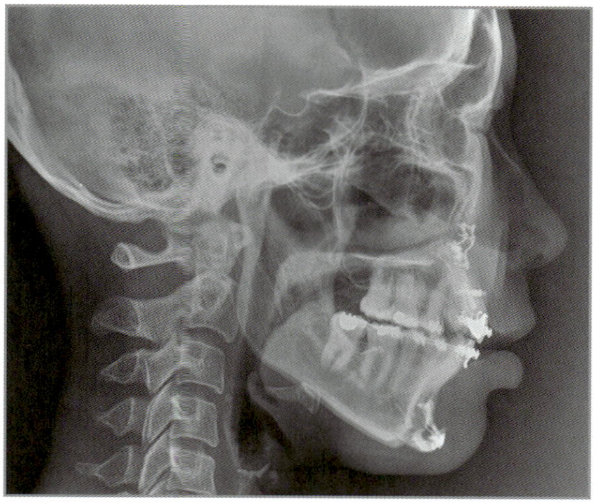

그림 7-14. 수술 후 1개월, 치료 11개월 두부방사선 규격사진.

치료 11개월, 전방 분절골 절단술과 이부 성형술을 상악 제 1소구치 발치와 더불어 시행하였다. 수술 후 구순 돌출 및 하악골 후퇴로 인한 볼록한 안모는 많이 개선되었으나, 구순 돌출이 완벽히 개선되지 않았으며 상악 전방 분절골의 치근단부의 후방이동이 골격간 간섭에 의하여 많이 이동되지 못하여 상악 전치는 설측 경사되었다(그림 7-13, 7-14, 7-15). 수술 전후 두부방사선 계측 사진 중첩에서 상악 전치는 압하이동되며 후방 이동하였으나 설측 경사를 통하여 이동되었다(그림 7-16).

치료 12개월, 제 1소구치와 제 1대구치 사이에 마이크로 임플란트(Absoanchor, SH1312-07, Dentos Co. Ltd, Daegu, Korea)를 식립하고, 상악 전방 분절골에 식립된 마이크로 임플란트에 후방력을 가하였다(그림 7-17). 상악에 014 NiTi wire를 넣고 전치부와 구치부의 수직 높이를 평탄화시키는 동시에 상악 전방부 골격의 후방이동을 위하여 마이크로 임플란트에 후방력을 가하였다(그림 7-18). 상악 치아에 후방 교정력을 가하기 위하여 구치부 사이에 식립된 마이크로 임플란트르부터 Super thread를 주호선에 부착된 훅에 연결하였다(그림 7-19). 상악 전방 분절골에 식립된 마이크로 임플란트는 치료 17개월, 수술 후 6개월 치아이동을 위하여 제거하였다.

수술 전 교정치료에서 구치부 교합을 II급 관계를 얻었기 때문에 구치부 교합을 유지하면서 전치부를 후방 이동시키기 위하여 구치부 마이크로 임플란트로 부터 후방교정력을 가하여 전치의 후방이동을 통하여 I급 견치관계를 얻도록 노력하였고 상하악 치아 크기 차이를 줄이기 위하여 하악 전치의 치간 삭제를 실시하였다(그림 7-20). 치료 30개월 I급 견치와 II급 구치관계로 교합을 완성하고 치료를 종료하였다(그림 7-21, 7-22, 7-23). 수술 후 CT 와 치료 후 CT 중첩에서 볼 수 있듯이 상악 전방 골격의 후방이동과 상악 전치의 치근 후방이동을 얻을 수 있었다. 즉 상악 전치의 각도가 107.5도에서 112.5도로 개선되었다(그림 7-24).

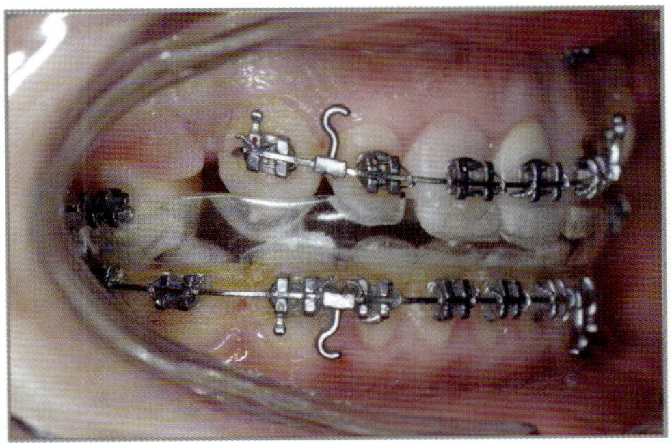

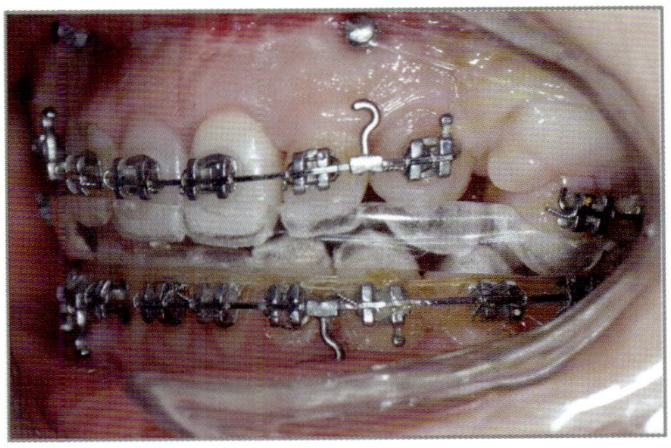

그림 7-15. 수술 후 1개월, 구내사진 : surgical splint를 장착한 상태로 전방 분절골에 후방력을 가함.

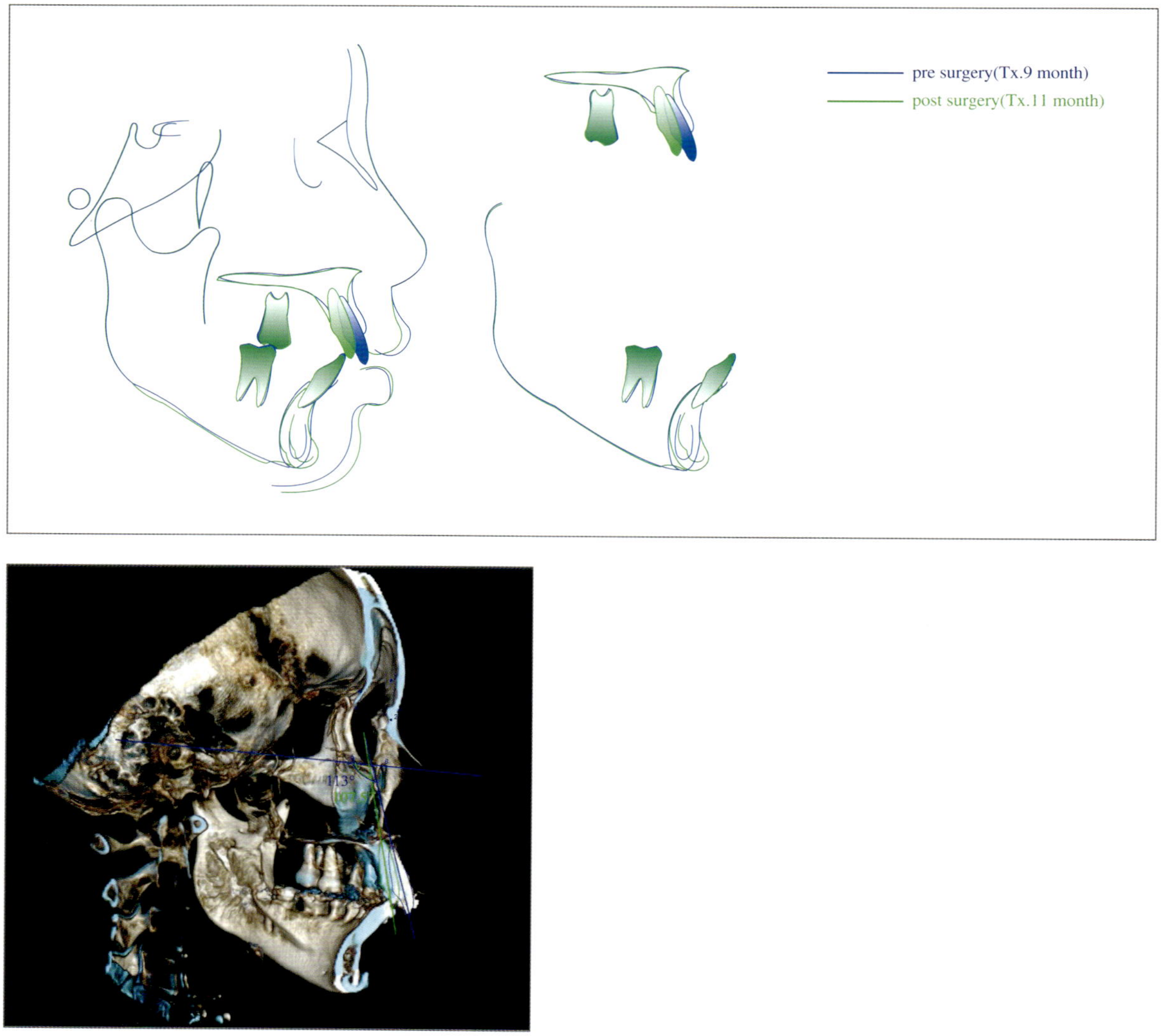

그림 7-16. 수술 전, 후 측모두부방사선 규격사진 중첩과 3차원 CT 구성상 중첩(수술 전 : 파란색, 수술 후 : 녹색).

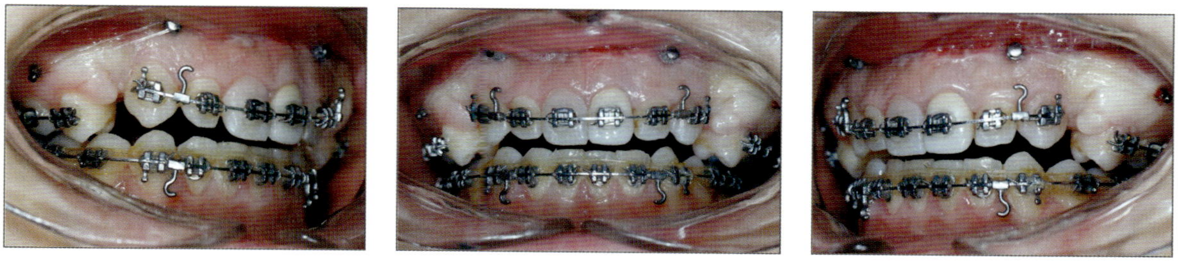

그림 7-17. 치료 13개월 구내사진.

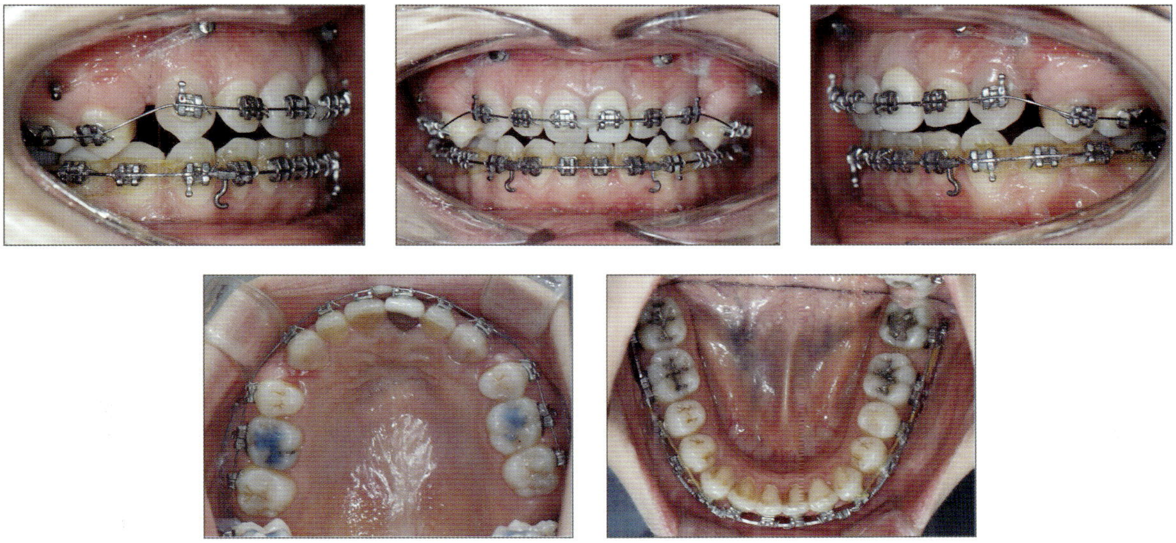

그림 7-18. 치료 14개월 구내사진.

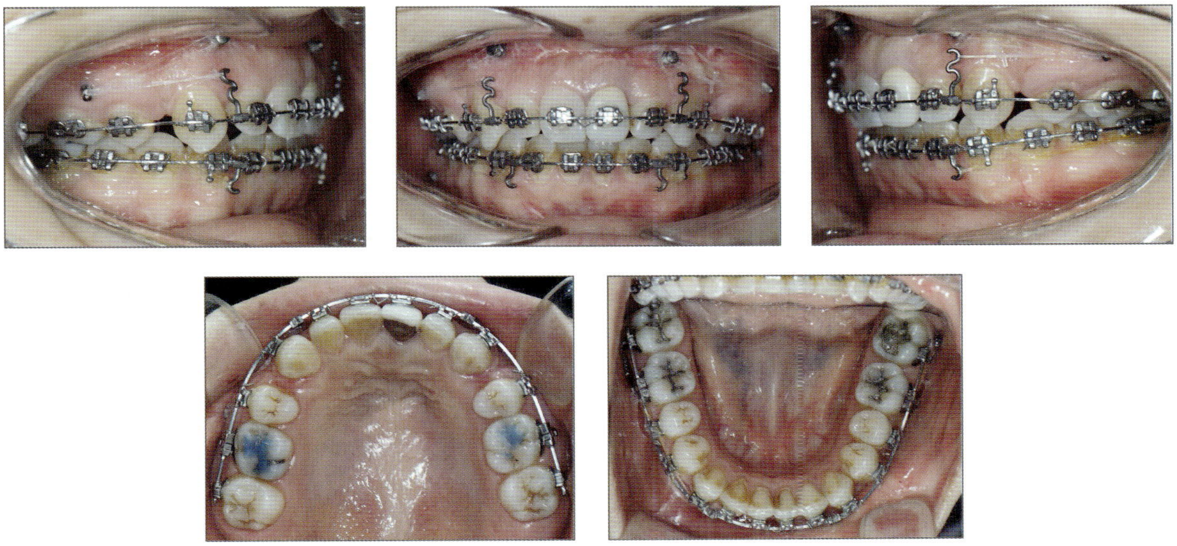

그림 7-19. 치료 15개월, 골격과 치아에 동시에 후방력을 가하는 구내사진.

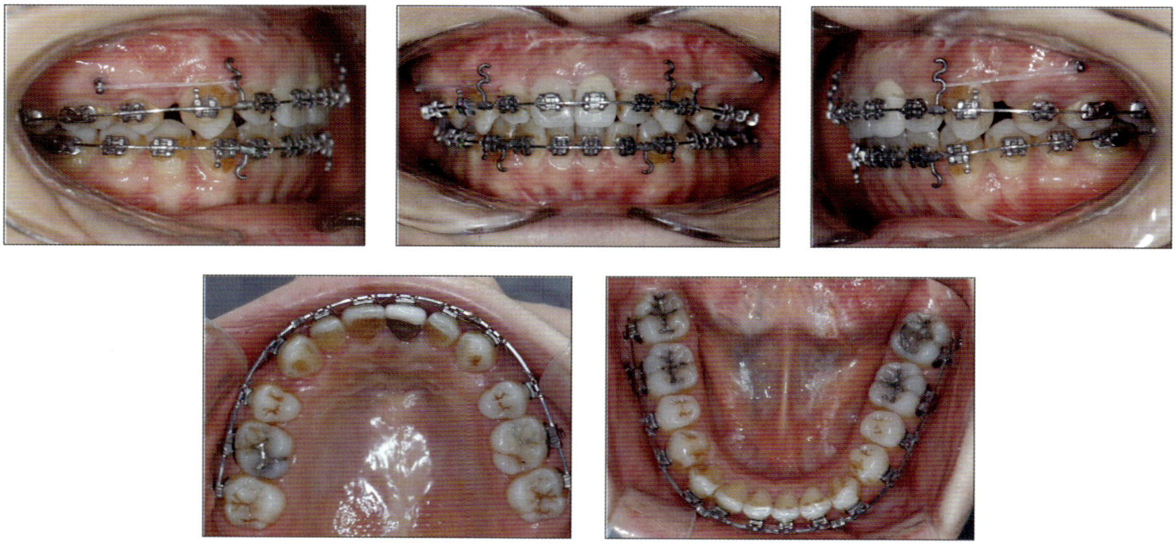

그림 7-20. 치료 20개월 구내사진.

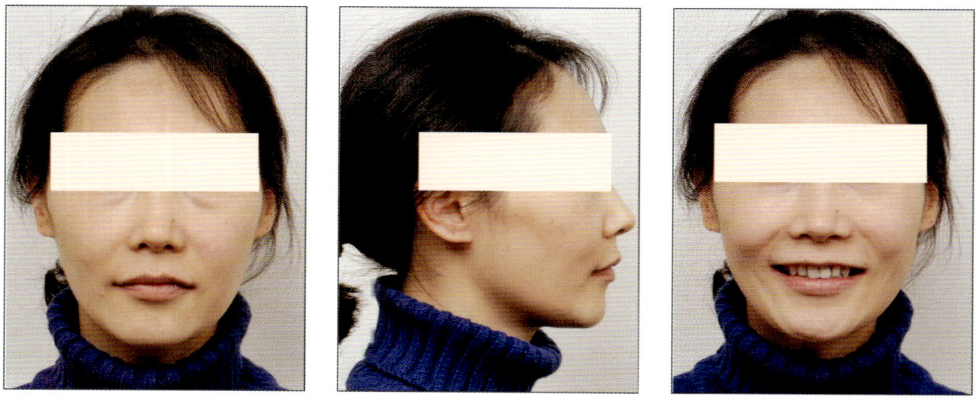

그림 7-21. 치료 종료시 구외사진.

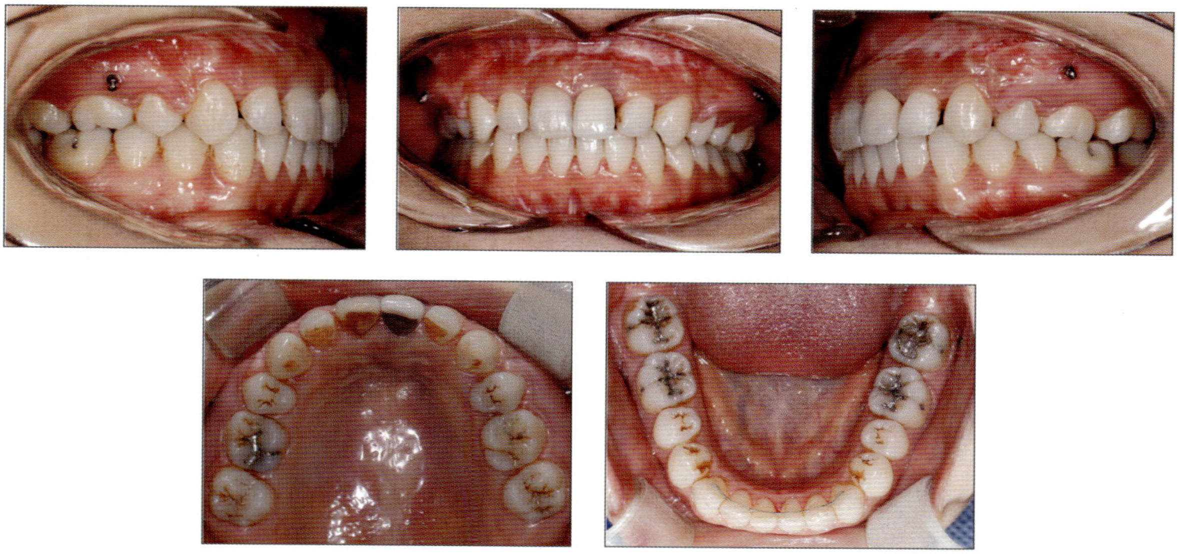

그림 7-22. 치료 종료시 구내사진.

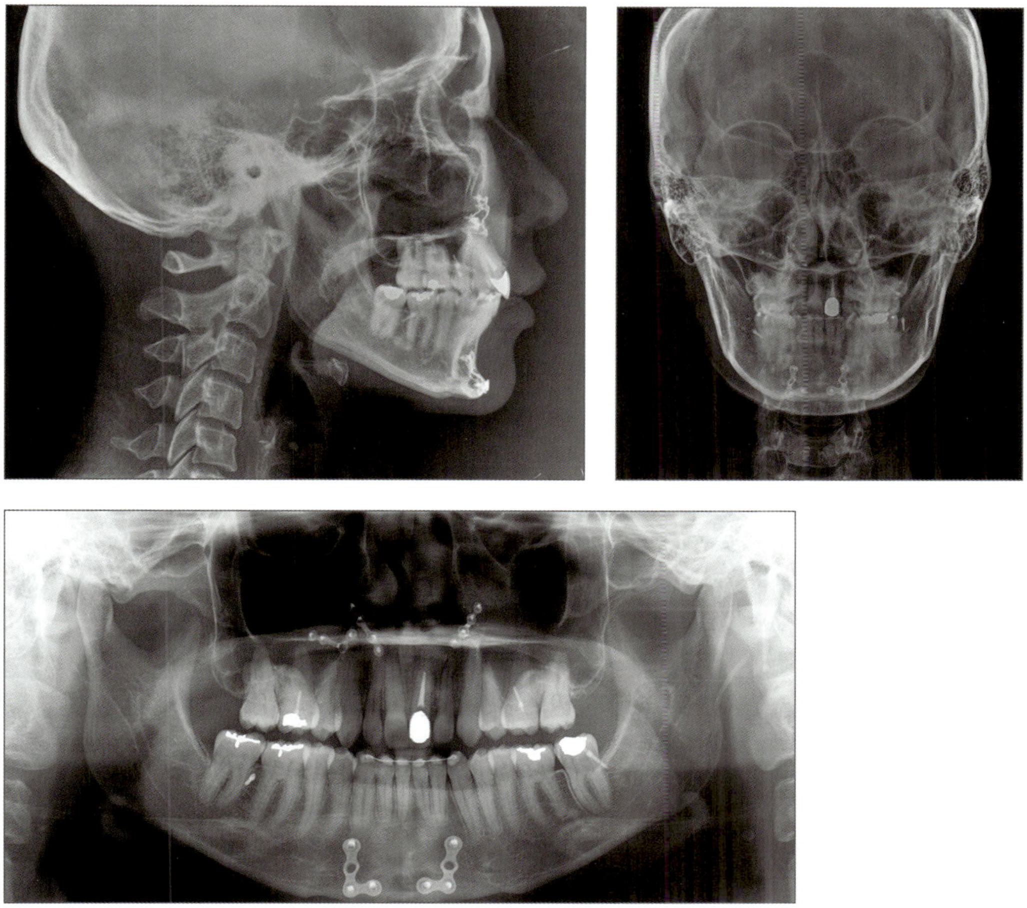

그림 7-23. 치료 종료시 두부방사선 규격사진과 파노라마 방사선 사진.

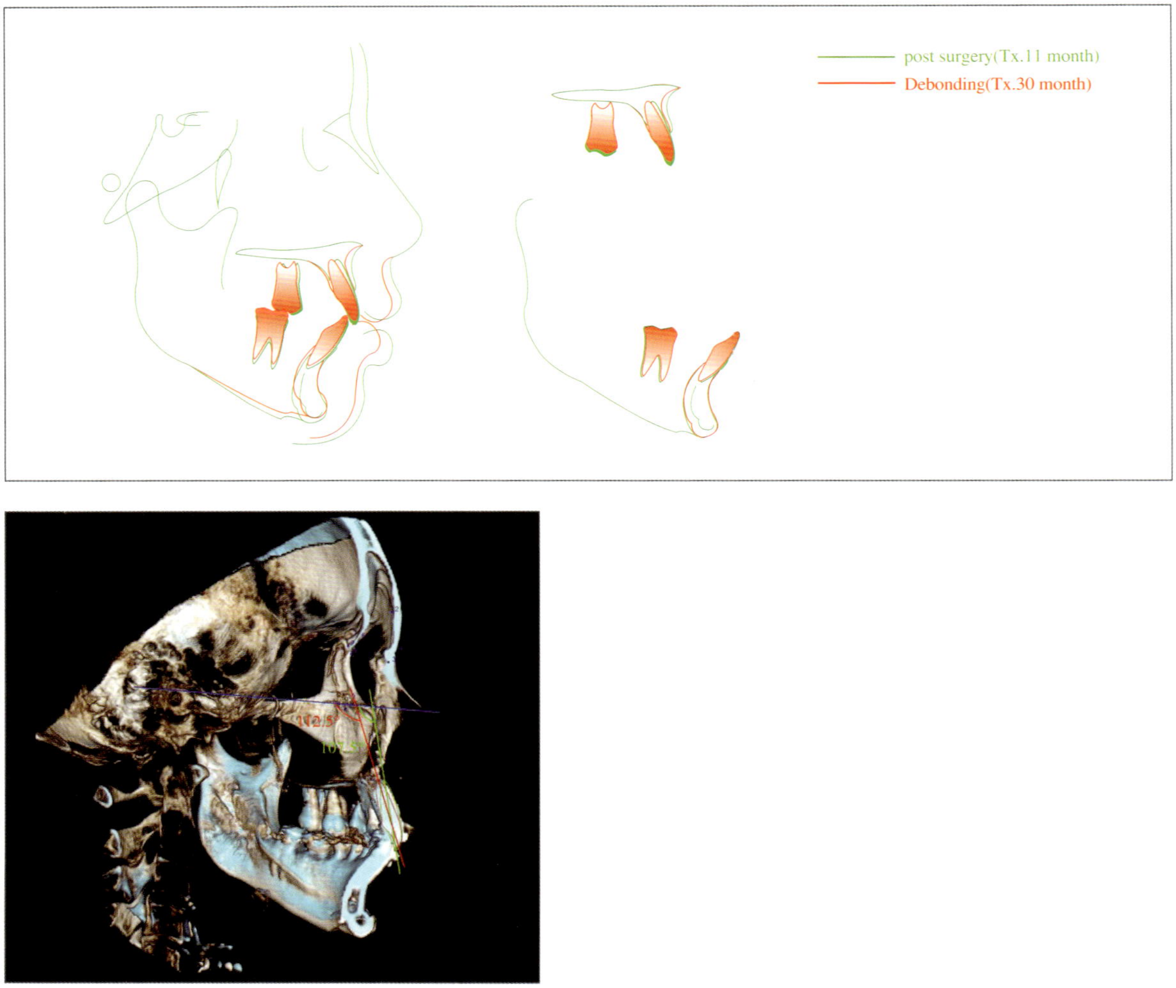

그림 7-24. 수술 후, 치료 후 측모 두부방사선 규격사진 중첩과 3차원 CT 구성상 중첩(수술후: 녹색, 치료 후:적색).

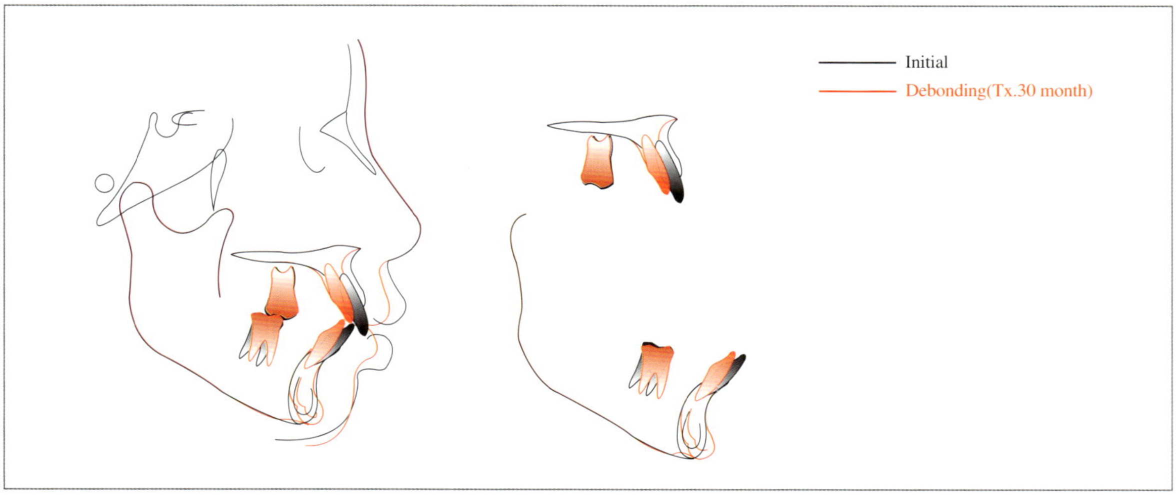

그림 7-25. 치료 전과 치료 후 측모 두부방사선 규격사진 중첩.

6. 치료 결과

치료 전 구순 돌출과 하악골의 후퇴로 인하여 볼록하였던 안모가 개선되었다. 특히 작은 비순각과 상악전치 기저부의 전방돌출은 전치 치근의 후방이동과 기저골부의 후방이동에 의하여 조화로운 안모로 개선되었다. I급 견치 및 II급 구치관계로 적절한 기능교합을 얻을 수 있었다. 치아의 정중선은 일치하였고, 상악 중절치의 크기가 작고 상악 좌측 중절치가 보철이 되어 있어, 양측 중절치를 보철로서 크기를 증가시키기로 하였다.

치료 전, 후 측모 두부 방사선 규격 사진 중첩에서 볼 수 있듯이 상악 전치의 후방 치체 이동과 상악 A점의 후방이동이 동시에 얻어져 비순각이 개선되어 만족스러운 안모개선을 얻었다(그림 7-25). 파노라마 방사선 사진에서 상악 전치의 치근 설측 이동이 많이 얻어졌음에도 불구하고 치근 흡수의 양상은 관찰되지 않았다(그림 7-23).

고찰

CT의 사용빈도 증가에 따라 치근의 흡수 뿐만아니라 치근을 협측 및 구개측 피질골내 해면골에 위치시키는 것에 대한 관심이 증가하고 있다. 상악골 전돌을 동반한 골격형 II급 부정교합 성인환자에서 무리한 치근의 후방이동은 강한 구개측 피질골에 치근이 접촉하게 하고 이는 치근의 설측 이동을 저해하여 결과적으로 상악전치의 설측 경사이동을 유발한다. 또한 치근 흡수의 가능성 또한 증가한다. 이러한 문제의 소지를 줄이기 위해서 성인환자에서는 악교정 수술의 필요성이 높아진다. 위 환자와 같이 상악골의 전돌이 주된 문제인 환자에서는 하악 전치의 순측 경사는 교정치료로서 개선하고 상악골의 전돌은 전방 분절골 절단술을 통하여 치료하는 것이 합리적인 치료방법이라 생각된다.

상기 환자에서는 하악골 전치부의 분절골 절단술에 의한 후방이동은 과도한 하악전치의 설측 경사를 일으켜 안모를 해칠 우려가 있어 하악 전치의 설측 경사이동은 전치열을 후방이동시켜 얻도록 계획하였고 치료를 통하여 하악 전치는 치료 전 111.5도에서 96도로 후방경사이동하였다.

상악골의 전돌이 심한 경우 전방 분절골의 후방이동이 하악 치아에 의하여 방해를 받으므로 이를 줄이기 위하여 하악전치의 후방이동을 술전 교정에서 마이크로 임플란트를 이용하여 얻었다. 또한 전방 분절골의 상방이동(impaction)이 필요하고, 치근단부의 후방이동이 치관부보다는 더 많이 이동하여야 적절한 치축 개선과 안모의 개선을 얻을 수 있다. 그러나 이를 위해서는 치근단상방의 많은 량의 골 삭제가 있어야 하는데 이는 치근 절단 등의 문제가 있어 실행이 어려운 경우가 많다. 또한 치근단부 골의 간섭에 의하여 치근단부 골의 후방이동량이 작아지는 경우가 많다. 본 증례에서도 치근단부의 많은 골삭제를 통하여 수술 직후 상악 전방 분절골은 후상방이동되었으나 상악 전치의 치축경사가 후방경사된 것으로 보아 치관부가 치근단부에 비하여 더 많이 후방이동된 것임을 알 수 있다(그림 7-16). 다라서 치근단부 기저골의 후방이동을 위하여 수술 직후 전방 분절골에 식립된 마이크로 임플란트에 후방력을 6개월간 가하여 A 점의 후방이동을 얻을 수 있었다(그림 7-26).

수술 후 제 1소구치 발치부, 즉 골절단부는 3mm정도의 공간이 남아있었는데 구치부 교합이 좋은 상태였으므로 잔여공간은 전치의 후방이동에 의하여 폐쇄되어야 하므로 고정원 보강을 위한 마이크로 임플란트의 사용이 필수적이었다. 더욱이 상악 전치의 치근 후방이동이 필요하므로 더 강한 고정원이 필요하였다고 생각된다. 상악 전치는 수술 후 107.5도에서 치료 종료시 112.5도로 개선되어 즉 마이크로 임플란트를 고정원으로 이용하여 치근부를 더 많이 후방이동시켜 좋은 교합를 얻을 수 있었다. 그러나 치축 개선에 많은 치료기간이 소요되었다. 하지만 이와 같은 접근, 즉 부작용을 최소화하는 범위내에서 수술로서 골격의 후방이동을 얻고, 수술 직 후 전방부 골체에 식립된 마이크로 임플란트에 후방력을 가하여 골격의 추가적인 후방이동을 얻고 마이크로 임플란트를 통하여 치축 개선을 얻는 방법은 합리적인 선택이라 할 수 있다.

치료 종료시 촬영한 CT절단면에서 관찰되듯이 치근들이 해면골내 잘 위치하여 상악 전방 분절골의 후방이동이 잘 이루어졌음을 알 수 있고(그림 7-27) 또한 상악 전치의 치축 경사도 적절히 잘 이루어져 좋은 치료결과를 얻었다고 생각된다.

상악 전방골의 후방이동에 따라 상순은 53%의 후방이동이 얻어진다는 연구[6]로 미루어 볼 때 연조직의 이동이 골격의 이동보다 작고, 반응의 정도가 다양하므로 수술 후 연조직의 개선이 미진한 경우 골격의 후방이동을 수술 직후 마이크로 임플란트를 통한 후방력에 의하여 얻을 수 있는 가능성이 열려있다는 것도 매우 중요한 의미를 가진다고 볼 수 있다.

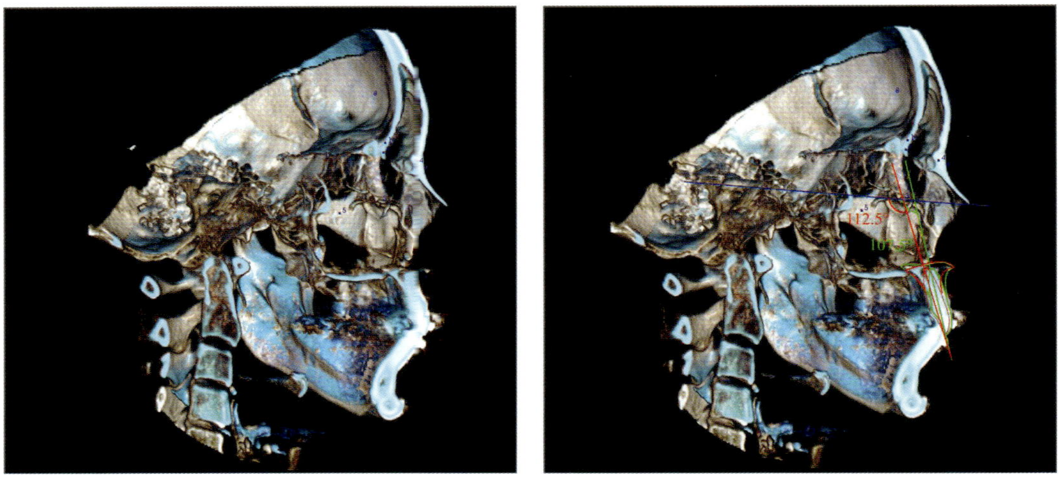

그림 7-26. 수술 후, 치료 후 CT 정중 절단면 중첩(수술 후 : 회색, 치료 후 : 파랑색) ; A점의 후방이동과 치아의 후방경사이동이 관찰됨(수술후 : 녹색, 치료 후 : 적색).

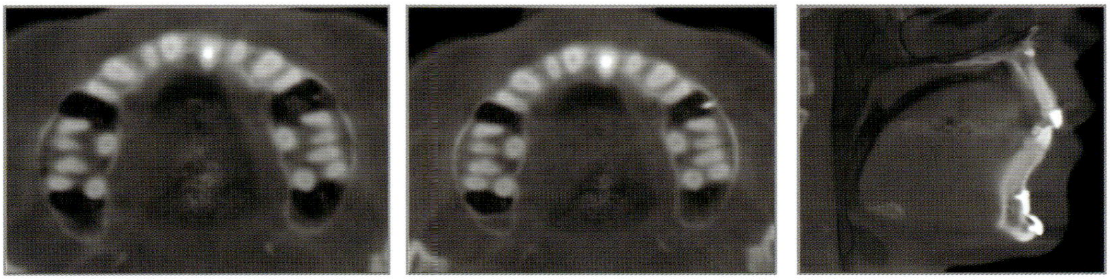

그림 7-27. 치료 후 CT 절단면; 치근이 해견골에 잘 위치되어 있음.

요약

상악전돌을 가진 골격성 II급 부정교합 성인환자에서 전방 분절골 절단술로 전방 분절골을 후방이동 시켰고 전방 분절골체에 식립된 마이크로 임플란트에 후방력을 가하여 부가적 분절골체의 후방이동을 얻었다. 그리고 상악전치의 설측 치근 이동을 마이크로 임플란트를 통하여 얻었고 이를 통하여 만족스러운 안모개선을 얻을 수 있었다. 따라서 상악전치가 심하게 설측 경사된 골격형 II급 성인환자이서 수술 부작용을 최소화하는 범위에서 수술적 후방이동을 얻고 위 역계를 이용하여 교정치료를 진행하는 것은 합리적인 선택이라 생각된다.

참고문헌

1. Park JU, Hwang YS. Evaluation of the soft and hard tissuw changes after anterior segmental osteotomy on the maxilla and mandible. J oral Maxillofac Surg. 2008;66:98-103.

2. Kitahara T, Takashima R, Nakasima A, Kurahara S. Orhognathic treatment case after severe root resorption in the early treatment stage. Orthodontic waves 2009;68:28-35.

3. Merrill R, Pedersen G. Interdental osteotomy for immediate repositioning of dental-osseous elements. J Oral Surg. 1976;34:118-25.

4. Ueki K, Marukawa K, Shimada M, Alam S, Nakagawa K, Yamamoto E. The prevention of periodontal bone loss at the osteotomy site after anterior segmental and dento-osseous osteotomy. J Oral Maxillofac Surg. 2006;64:1526-1531.

5. Kunz C, Hammer B, Prein J. Manipulation of callus after linear distraction: a "lifeboat" or an alternative to ultivectorial distraction osteogenesis of the mandible. Plast Reconstr Surg 2000;105:674-9.

6. Shawky MM, El-Ghareeb TI, Hameed Abu Hummos LA. Evaluation of the thress dimensional soft tissue changes after anterior segmental maxillary osteotomy. Int J Oral Maxillofac Surg. 2013;41:718-726.

제 8 장

골신장술(Distraction Osteogenesis)에서 마이크로 임플란트의 활용

제 8장 골신장술(Distraction Osteogenesis)에서 마이크로 임플란트의 활용

하악골의 열성장 혹은 후퇴를 가진 환자의 치료에는 하악골 전진술(mandibular advancement surgery)이 많이 이용된다. 하악골 전진술의 안정성에 대한 연구에서 수술 후 하악골의 위치가 안정적이라는 결과를 발표하고 있다.[1] 그러나 과발산형의 골격을 가진 경우 하악골 전진술의 재발이 크고,[2] 특히 하악 과두 경부의 두께가 얇다거나 하악 과두가 후방으로 경사된 하악골을 가진 경우 하악골 전진술 후 하악의 후방으로의 재발이 생기는 경우를 자주 접하게 된다. 저자 또한 하악골 전진술을 시행하였던 몇몇 환자에서 하악골의 후방 이동을 관찰하였으며 이런 수술적 재발 혹은 과두의 흡수에 의한 재발이 발생하면 이를 치료하고자 II급 고무를 사용하게 되는데, 이 II급 고무는 하악 구치를 전방 경사시켜 수직 고경이 증가하게 만든다. 이에 따라 하악골은 후하방으로 회전하여 II급 경향을 더 심화시키게 된다. 따라서 수술에 의한 급격한 하악골의 위치 변화를 얻는 것보다 하악골 신장술 (Distraction osteogenesis)을 통하여 비교적 천천히 골격적 변화를 얻고 연조직의 적응이 일어나도록 하는 것이 좋을 수 있다고 생각된다.

특히 하악 과두의 강직(ankylosis)을 치료하고자 과두를 절제한 경우 하악골 전진술은 수술 후 하악골의 후방 이동력에 대항하여 하악골의 위치를 잡아주는 구조물이 없어 후방으로의 재발이 예측된다. 반면 골신장술은 하악골의 길이를 2주정도의 기간에 서서히 신장시켜 주위 연조직의 적응을 얻으면서 하악골의 전진을 얻을 수 있는 장점이 있다.

제 8장에서는 하악 과두의 강직으로 하악 과두를 절제한 환자에서 하악골 신장술을 시행한 후 교정치료로 조화로운 안모를 얻었던 환자에서 하악골 신장술시 마이크로 임플란트의 역할과 골신장술 후 교정치료에서의 마이크로 임플란트의 역할을 증례 보고와 함께 설명하고자 한다.

골신장술(Distraction osteogenesis)에서 마이크로 임플란트를 이용한 신장되는 골편의 방향 조절

하악골의 골신장술에서 구외 골신장 장치를 사용하면 하악골의 전진 방향을 전상방으로 조절할 수 있으나 수술 후 반흔 조직이 커지는 문제가 있다. 이를 줄이기 위해서는 구내 장치를 이용하여야 하는데 하악골 체부 상부에 장치가 식립되어 골신장시 하악골 하연에 비하여 상부가 더 많이 벌어져 하악골 전방부가 시계 방향으로 회전하는 경향이 있다. 이 때 상악 및 하악 전치부에 마이크로 임플란트를 식립하고 두 마이크로 임플란트 사이에 수직고무를 사용하여 하악골의 시계방향으로의 회전을 줄일 수 있다(그림 8-1). 이와 같은 골신장 중 상하악골에 식립된 마이크로 임플란트를 이용하여 골신장 방향을 조절하는 것이 효과적인 것인가에 대한 것은 아직 시도 중이라 명확히 결론을 내릴 수는 없으나 효과가 있을 것으로 생각된다.

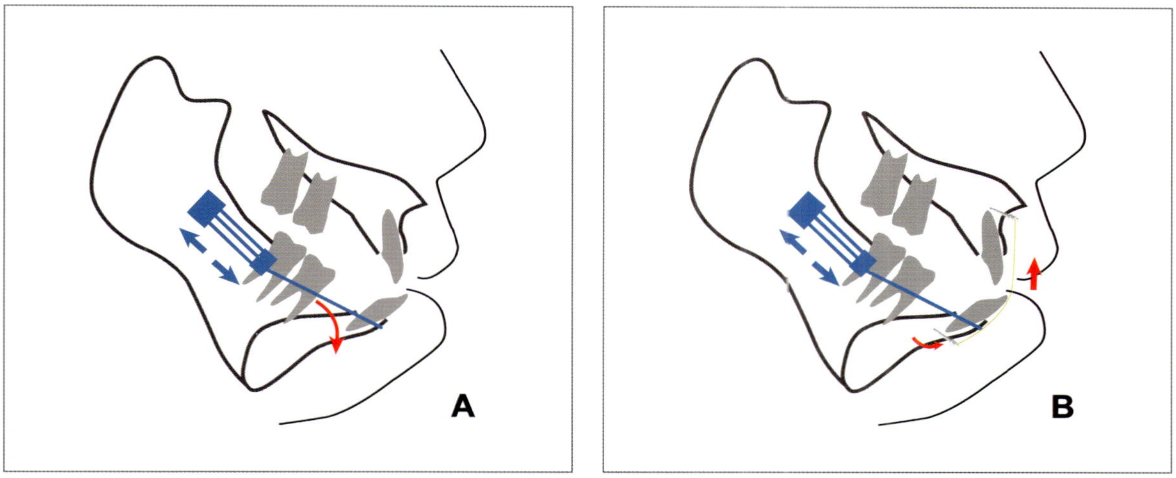

그림 8-1. 하악골 골신장시 하악골의 시계방향의 회전(A)을 줄이기 위하여 상하악 전치부 마이크로 임플란트간에 수직력(B)을 가하는 모식도.

골신장술(Distraction osteogenesis) 후 교합완성

골신장술을 통하여 상하악 골격의 위치를 바로 잡으면 상하치열은 서르 잘 교합되지 않는 상황이 된다. 하악골의 위치가 안정되면 수술 후 하악골의 위치에 적합한 치아의 위치를 치료 목표로 잡고 교정치료를 진행하여야 하는데, 많은 경우 치아의 위치 차이가 매우 심하므로 전치열의 후방 이동 혹은 하악 전치의 후방이동이 필요하다. 이때 필연적으로 고정원의 보강 혹은 절대적인 고정원이 필요하므로 마이크로 임플란트의 이용이 요구된다.

증 례

20세 여자 환자가 하악 후퇴증을 주소로 내원하였다. 악관절 강직에 의한 개구 장애로 과두제거 수술의 전력이 있던 환자로서 1년 전 재발한 양측 측두관절의 강직을 치료하기 위하여 본원 구강악안면외과에서 Gap arthroplasty with tempolaris muscle flap and Left coronoidectomy를 시행한 병력이 있었다.

1. 구외사진 소견

구외사진에서 하악골의 심한 후퇴로 볼록한 안모를 가지고 있었다. 정면 사진에서 특별한 비대칭은 관찰되지 않으며, 웃을 때 치은이 노출되어 보였다(그림 8-2).

상악골의 전방 돌출 및 하악골의 심한 후퇴로 상하순은 심미선(Esthetic line)으로부터 각각 8.5mm, 12mm에 위치하였다.

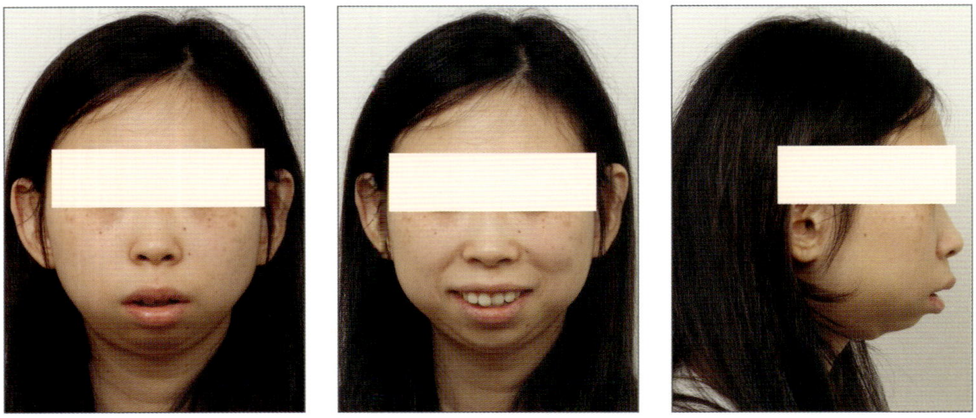

그림 8-2. 치료전 구외사진.

2. 방사선사진 소견

측모 두부 방사선 규격 사진 분석에서는 81도의 SNA각, 67도의 SNB각, 14도의 ANB각을 가져 하악골 후퇴위에 의한 골격성 II급 부정교합으로 진단되었다. 상악 전치는 설측경사되어 있었고,(U1 to FH, 100도), 하악 전치는 순측 경사(L1 to mandibular plane, IMPA, 108.5도)되어 있었다(표 8-1). 파노라마 방사선 사진에서 좌우측의 과두 돌기와와 구상돌기(coronoid process)의 형태 이상이 관찰되며 좌우측 상악 제3대구치는 매복되어 있었다(그림 8-3).

삼차원 CT분석에서 상악 전치와 하악 전치의 중심선은 정중 시상면과 일치하였고, 하악 이부가 좌측으로 3mm정도 편위되어 있었고, 하악지와 하악골체의 길이는 좌우측에 큰 차이가 없었다(그림 8-4).

표 8-1. 표준 두부 방사선 규격사진 계측치

	Pretreatment	DO surgery	Posttreatment
SNA	81	79	75.5
SNB	67	72	71.5
ANB	14	7	4
FMA	46.5	48.4	49
PFH/AFH	0.5	0.5	0.45
OP to FH	27	30	18
U1 to FH	100	100.5	107
IMPA	108.5	108	73
Z-ANGLE	38.5	66	63.5
Upper lip to E-line	8.5	7	1
Lower lip to E-line	12	16	2

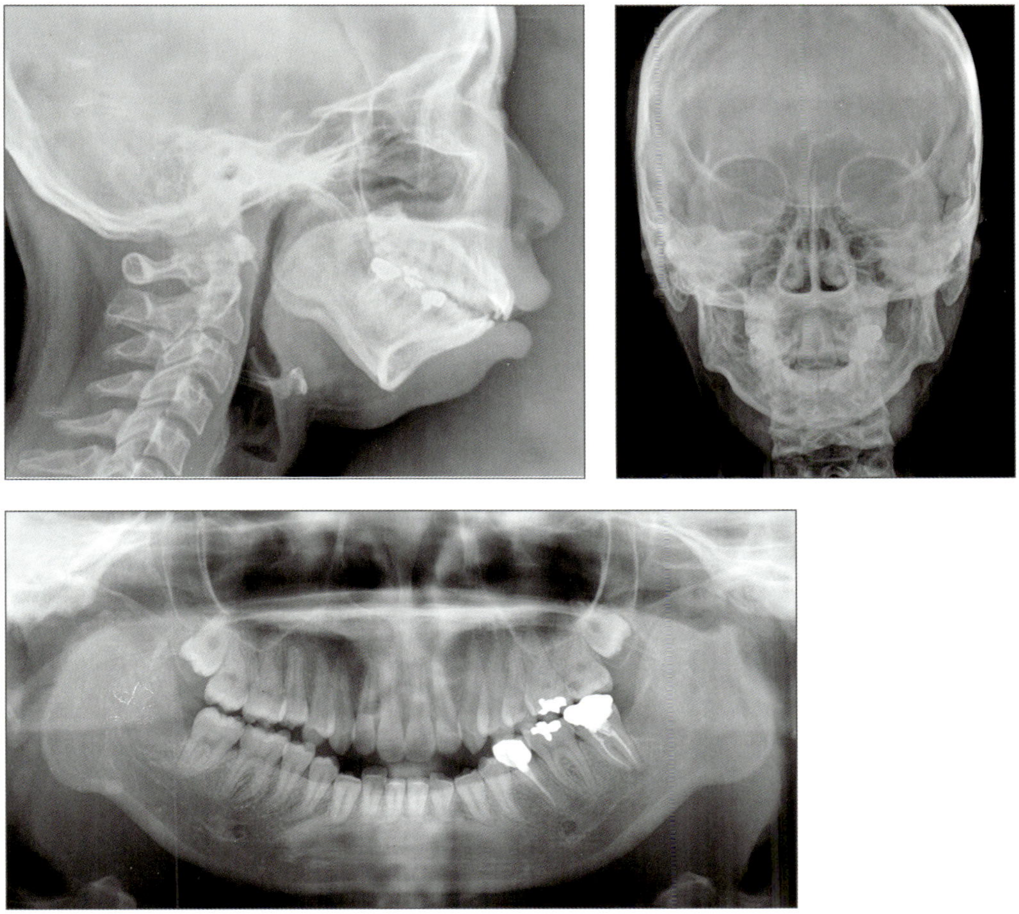

그림 8-3. 치료전 두부방사선 규격 및 파노라마 방사선사진.

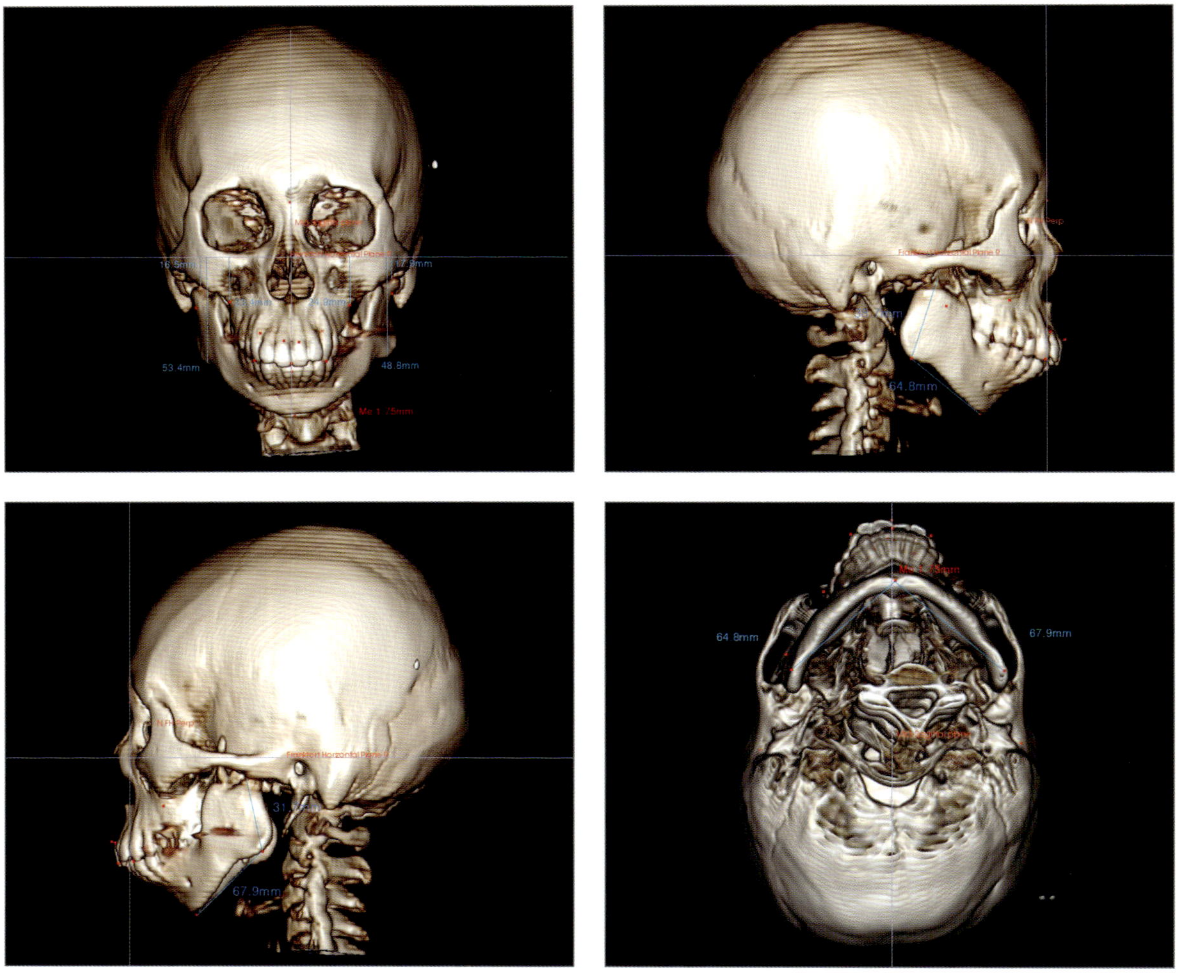

그림 8-4. 치료전 CT 분석.

3. 구내사진 소견

수직피개 -1mm로 개방교합을 가지고 있었고, 수평피개가 3mm 였으며, 치열궁은 상악에서 2mm, 하악에서는 스피만곡을 포함하여 2.5mm의 공간부족을 가지고 있었다. 상하악 치열의 중심선은 일치하고 있었다(그림 8-5). 전치부 Bolton ratio는 81로 상악이 1.1mm 컸으며 견치 및 구치는 I급 관계를 가지고 있었다.

4. 진단 및 치료계획

양측 측두 하악 관절의 강직 치료를 위해 과두제거 수술로 인하여 양측 하악 과두와 근돌기 및 하악체의 길이가 짧아 하악의 후퇴가 심하며 상하악간 골격적 부조화가 있어 골신장술(distraction osteogenesis)을 계획하였다. 골신장술은 골 절단 부위를 신장시켜 부가적인 골 형성과 추가적 연조직 형성을 유도하여 통상적인 하악골 전진술 등과 같은 악교정수술을 시행하는 것보다 하악의 전방으로의 더 많은 이동이 가능하고, 결손된 악골의 크기를 정상의 크기로 회복하는 장점이 있어 우선적으로 골신장술 계획하였다. 하지만, 골신장술에 의한 하악의 전방 이동의 정확한 예측이 불가능하기 때문에 골신장술 후 원하는 하악체의 길이로 신장하고 이부의 부가적인 전진을 위해서 이부 성형술(genioplasty)를 시행하기로 계획하였다. 상악 전치의 후방이동을 얻기 위하여 상악 제 1소구치의 발치를 통한 전치부의 후방이동을 계획하였다. 고정원의 보강을 위하여 상악 제 2소구치와 제 1대구치 사이에 마이크로 임플란트를 식립하기로 계획하였다.

골신장술에 의하여 하악골의 시계 방향으로 회전이 예상되어 이를 줄이기 위하여 상하악 중절치 사이에 마이크로 임플란트를 식립하여 골신장중 수직고무를 걸어 하악골의 후하방 회전을 줄이기로 계획하였다.

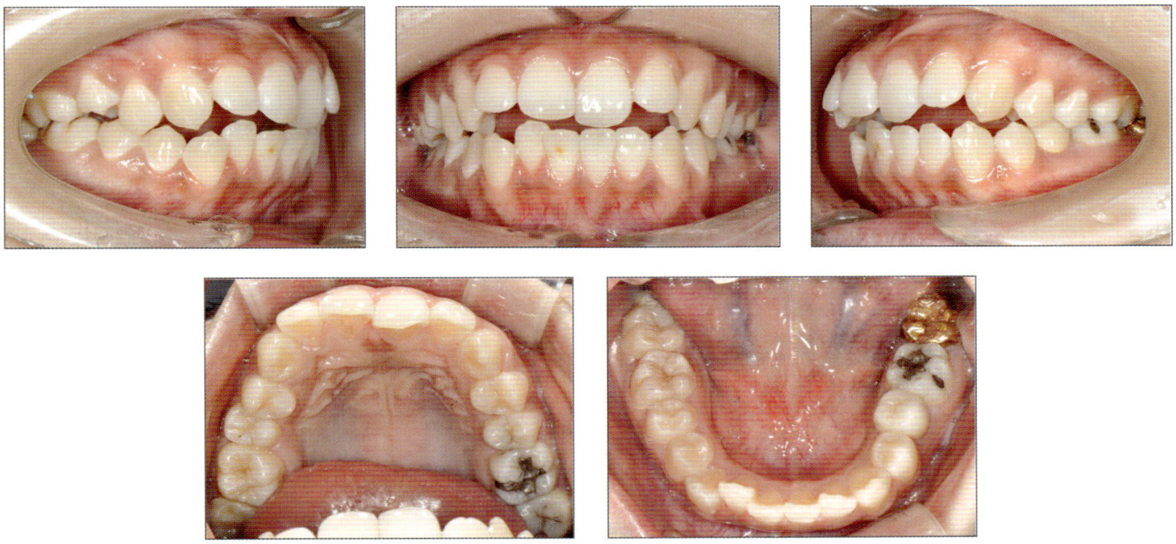

그림 8-5. 치료전 구내사진.

5. 치료과정

악간고정을 위해 치아에 레진으로 수술용 훅을 부착한 다치와이어를 장착하고, 술후 악간고정시 치아의 수직적 위치를 유지하기 위해 상하악 중절치 사이에 마이크로 임플란트(Absoranchor, SH1312-06, Dentos Co. Ltd, Daegu, Korea)를 식립하여 결찰선으로 아치 와이어에 결찰하였다(그림 8-6). 하악 제 2대구치 후방 하악골 체부를 골절단하고 구내 골신장 장치를 장착하여 골신장을 시행하여 하악골의 전방이동을 유도하였으며 이때 상하악 전치부에 수직고무를 걸어 하악골의 시계방향으로의 회전을 최소화하고자 노력하였다(그림 8-7, 8-8).

하악 제 2대구치 후방 하악 골체 부위를 골절단하여 골신장술을 시행하였고 술 후 1개월에 하악의 Menton의 위치가 8.37mm 전방에 위치할 만큼 하악체가 신장되었으며 이에 따라 역수평피개가 크게 증가하였다(그림 8-7, 8-8, 8-9).

치료 2개월 하악 제 1소구치를 발치하고 하악 전치가 후방 경사이동이 일어나도록 구치와 전치부를 square thread(ST-045, Dentos Co. Ltd, Daegu, Korea)로 연결하고 III급 고무를 사용토록 하였다(그림 8-10).

치료 4개월 하악의 골신장 장치를 제거하는 수술과 함께 하악의 전방 분절골 절단술을 시행하였다. 골신장술에 의하여 이부가 전진되고 하악골 전방 분절골 절단술(Anterior segmental osteotomy)에 의하여 하악 전치가 후방이동하여 안모의 개선이 얻어졌으나 하순의 위치가 이부에 비하여 여전히 전방 위치되어 있었다(그림 8-11). 교합관계는 정상범위의 수평피개로 치료되었으나 골신장술에도 불구하고 여전히 후방위치된 하악골과 상악전치의 돌출로 구순 돌출을 보여 추가적인 상하악 전치의 후방이동이 필요하다고 생각되었다(그림 8-12).

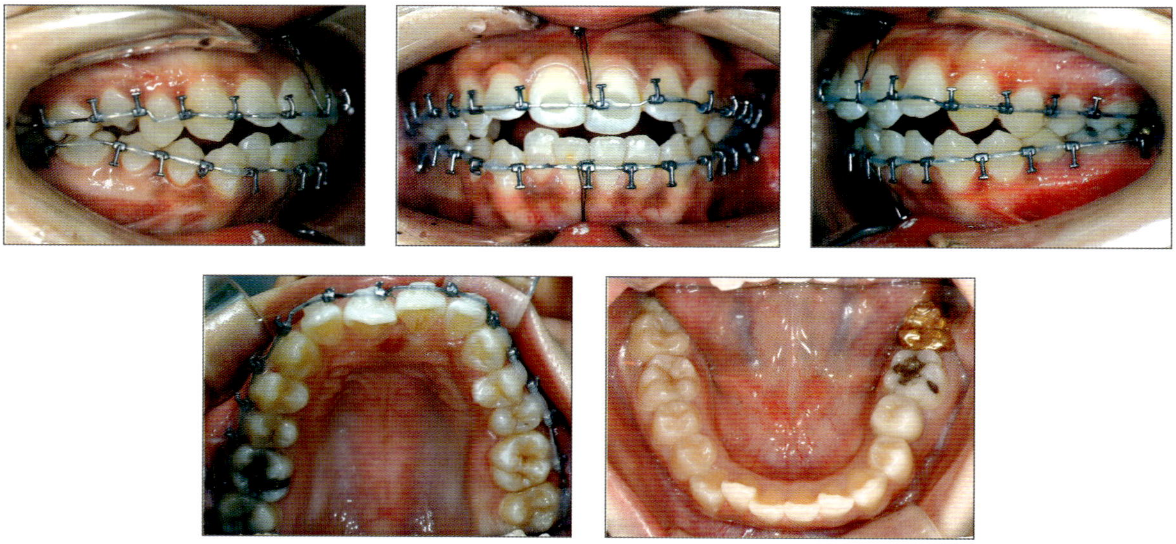

그림 8-6. 상하악 중절치사이에 식립된 마이크로 임플란트에 주호선을 연결한 모습.

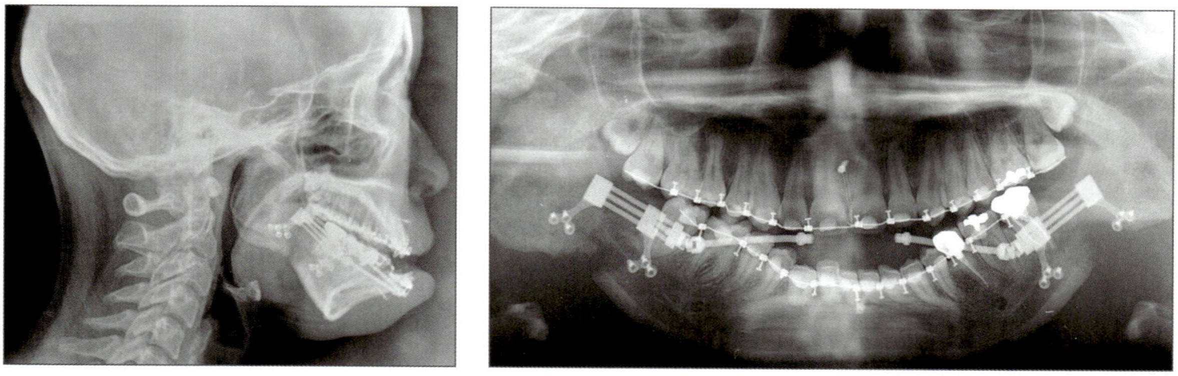

그림 8-7. 골신장술 1개월 두부방사선 규격 및 파노라마 방사선 사진.

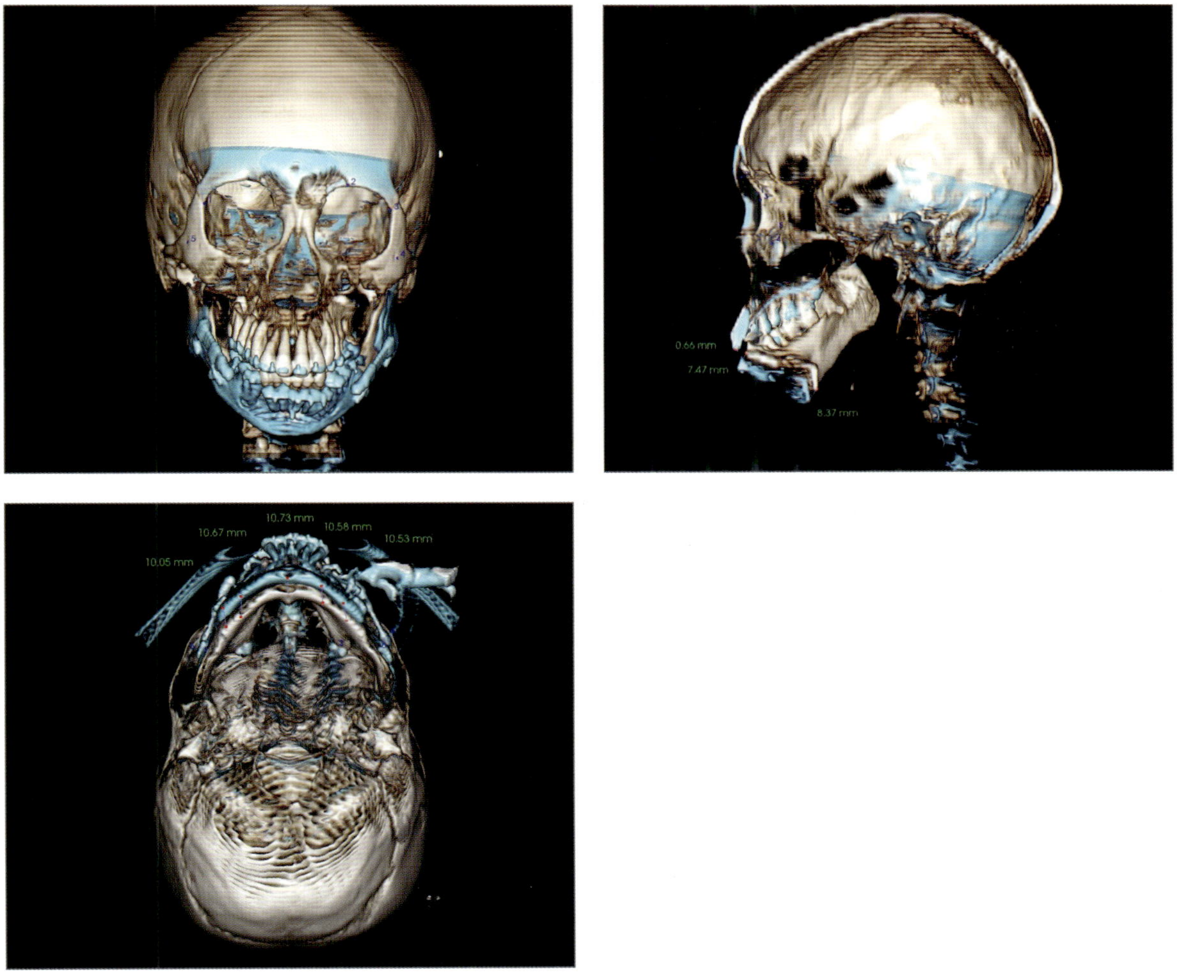

그림 8-8. 골신장 전후 3차원 CT 중첩 ; 치료전(회색), 수술후(청색).

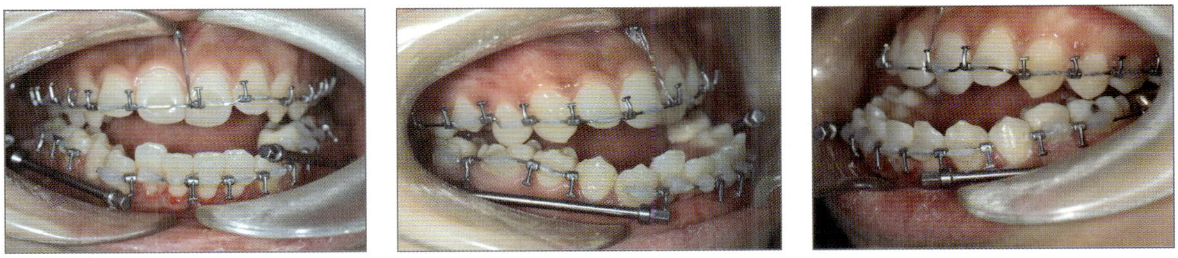

그림 8-9. 골신장술 후 구내사진.

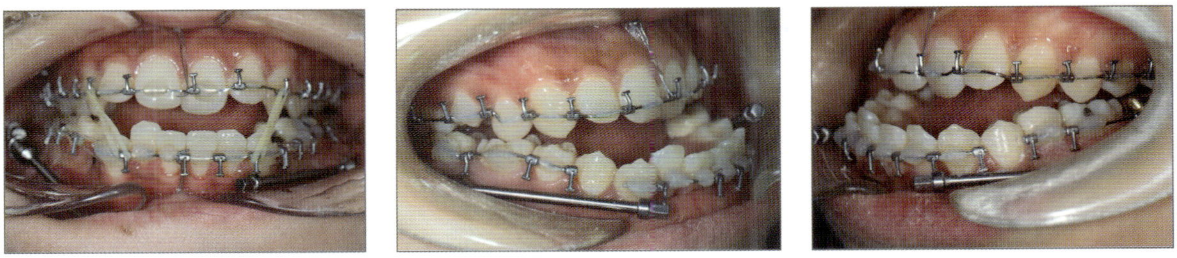

그림 8-10. 치료 2개월 구내사진.

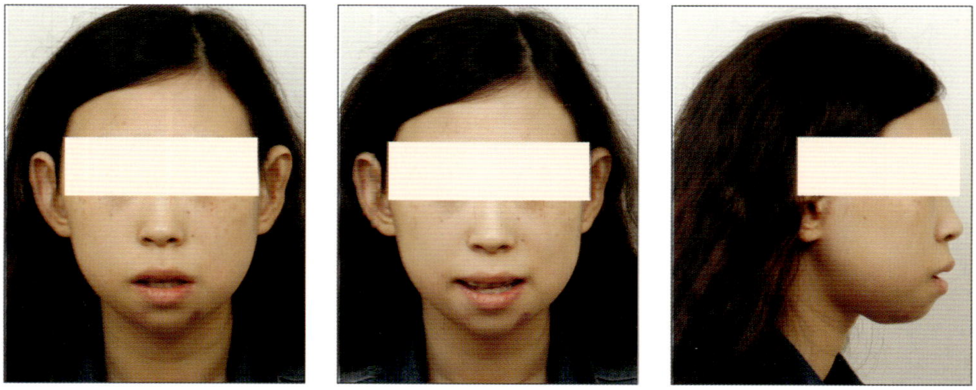

그림 8-11. 치료 4개월 구외사진.

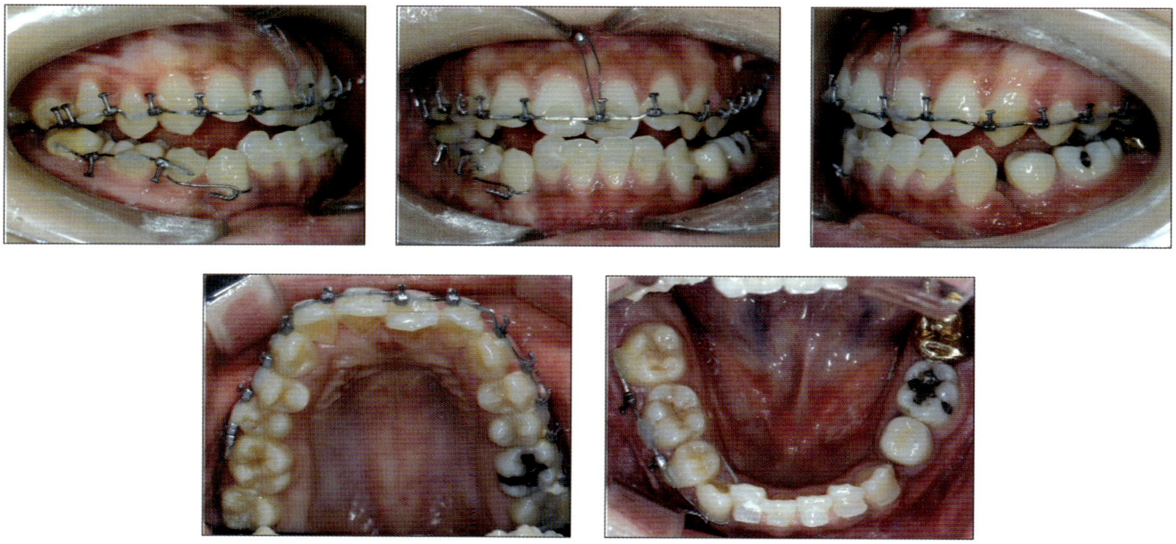

그림 8-12. 치료 4개월 구내사진.

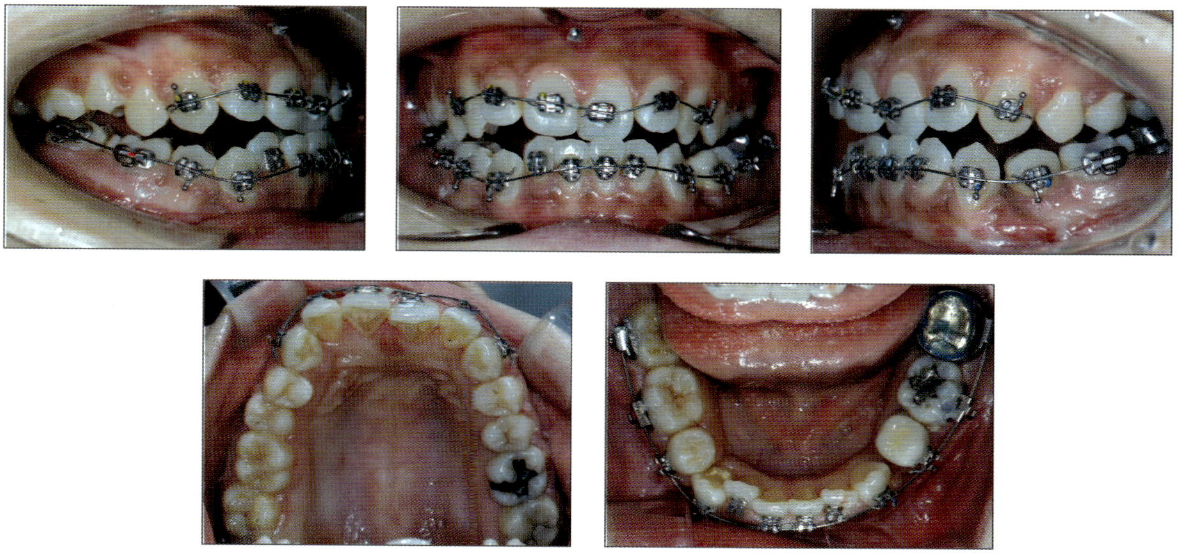

그림 8-13. 치료 5개월 구내사진.

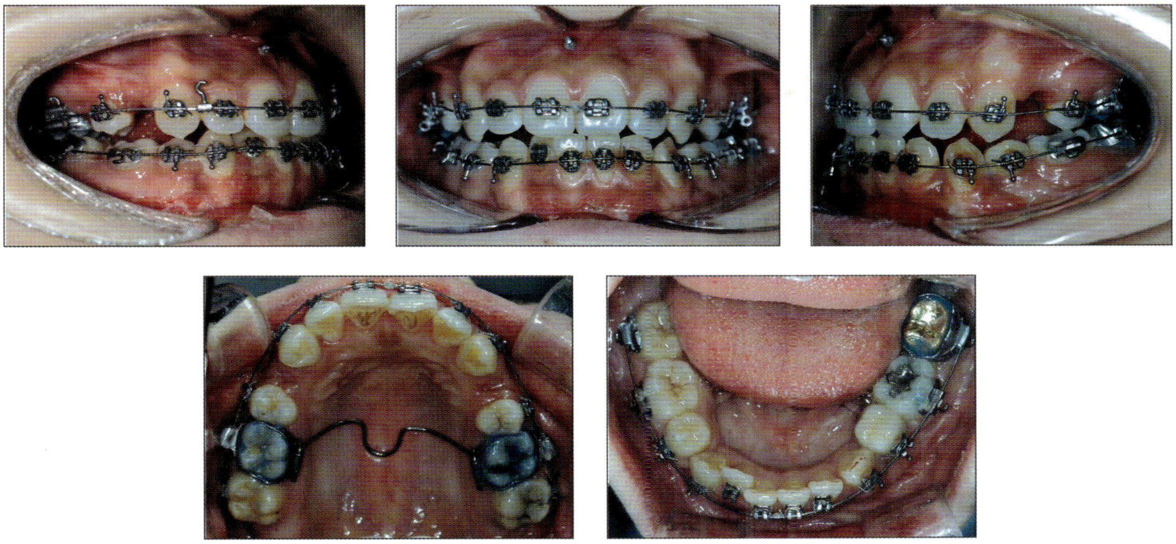

그림 8-14. 치료 6개월 구내사진.

치료 5개월 레진으로 부착했던 아치와이어를 제거하고 022 Roth straight wire brackets을 부착하고 초기 배열을 시작하였다(그림 8-13). 치료 6개월에 구순 돌출을 개선하기 위해 상악 제 1소구치를 발치하고 0.9mm 와이어로 제작된 횡구개 아치를 상악 제 1대구치에 장착하여 상악궁을 확장시키는 힘을 가하였다(그림 8-14).

치료 8개월 상악에 016x022 TMA wire를 장착하고 상악 호선에 훅을 부착하여 상악 전치의 후방 이동을 도모하기 위해 사용하였다. 이후 호선은 스테인리스 호선으로 교환 하였고 하악 우측 협측 제 2대구치 후방에 마이크로 임플란트(Absoanchor, SH1413-08, Dentos Co. Ltd, Daegu, Korea)를 식립하고, 하악 좌측은 제 2대구치 후방의 연조직 문제로 접근이 어려워 제 1대구치와 제 2대구치 사이에 마이크로 임플란트(Absoanchor, SH1413-09, Dentos Co. Ltd, Daegu, Korea)를 식립한 후 square thread(ST-045, Dentos Co. Ltd, Daegu, Korea)를 양측 견치에 연결하여 후방력을 가하였다(그림 8-15).

치료 16개월 구순 돌출을 개선하기 위해 상악 협측 제 2소구치와 제 1대구치 사이에 마이크로 임플란트(Absoanchor, SH1312-07, Dentos Co. Ltd, Daegu, Korea)를 식립한 후 Square thread를 상악의 전치부에 후방력을 가하였다. 상악 중절치 사이에 식립된 마이크로 임플란트와 주 호선사이를 Square thread(ST-045, Dentos Co. Ltd, Daegu, Korea)로 연결하여 상악 전치부의 후방이동시 상악 전치의 치축 조절을 도모하고 상악 전치부에 압하력을 가하여 완만한 교합평면을 이루고자 하였다(그림 8-16).

치료 19개월 하악 중절치 사이에 식립된 마이크로 임플란트(Absoanchor, SH1312-06, Dentos Co. Ltd, Daegu, Korea)를 이용하여 하악 전치부에 압하력을 가하여 수직고경을 줄이고 하악의 반시계 방향의 회전을 도모하였다(그림 8-17, 8-18).

치료 33개월 교합을 완성하고 개선된 안모로 치료를 종료하였다(그림 8-19, 8-20, 8-21).

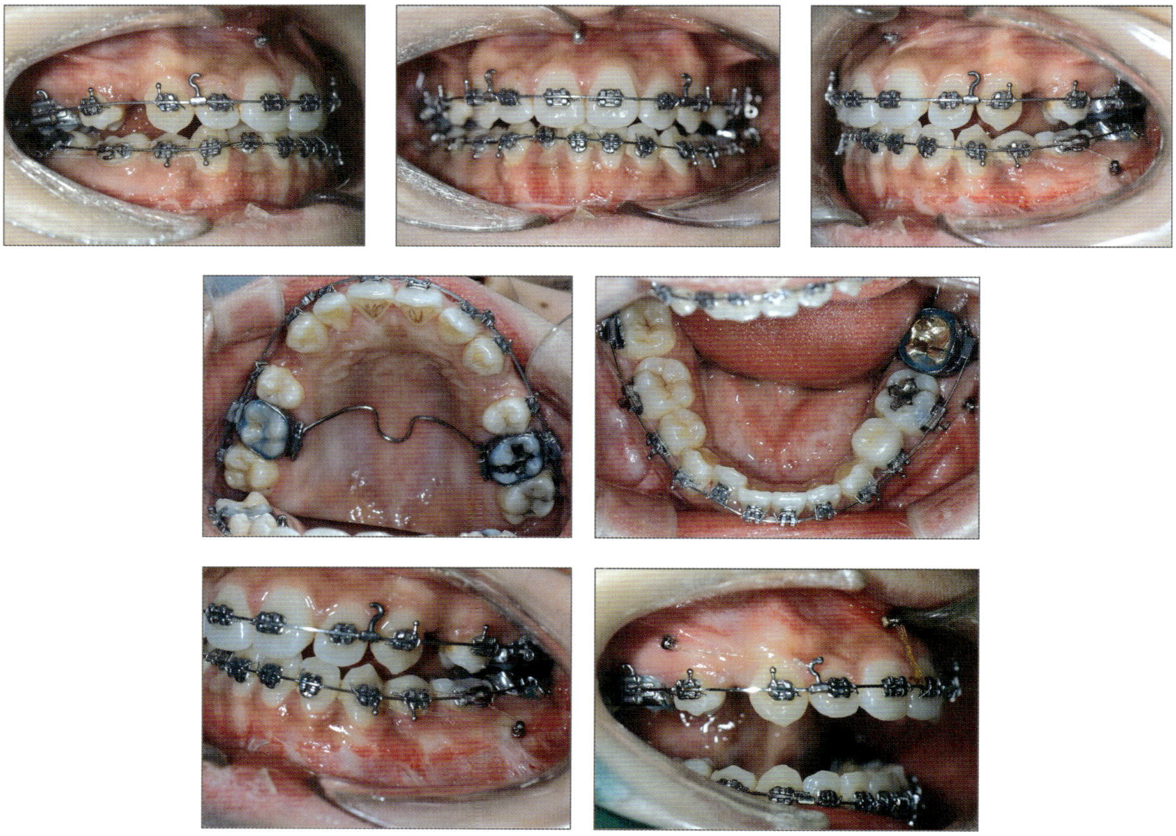

그림 8-15. 치료 8개월 구내사진.

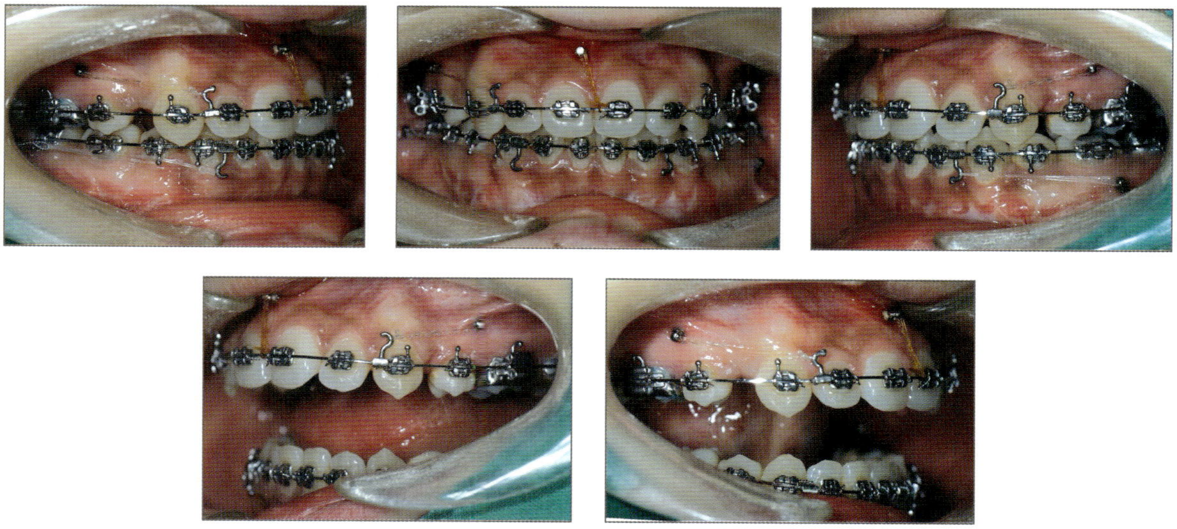

그림 8-16. 치료 16개월 구내사진.

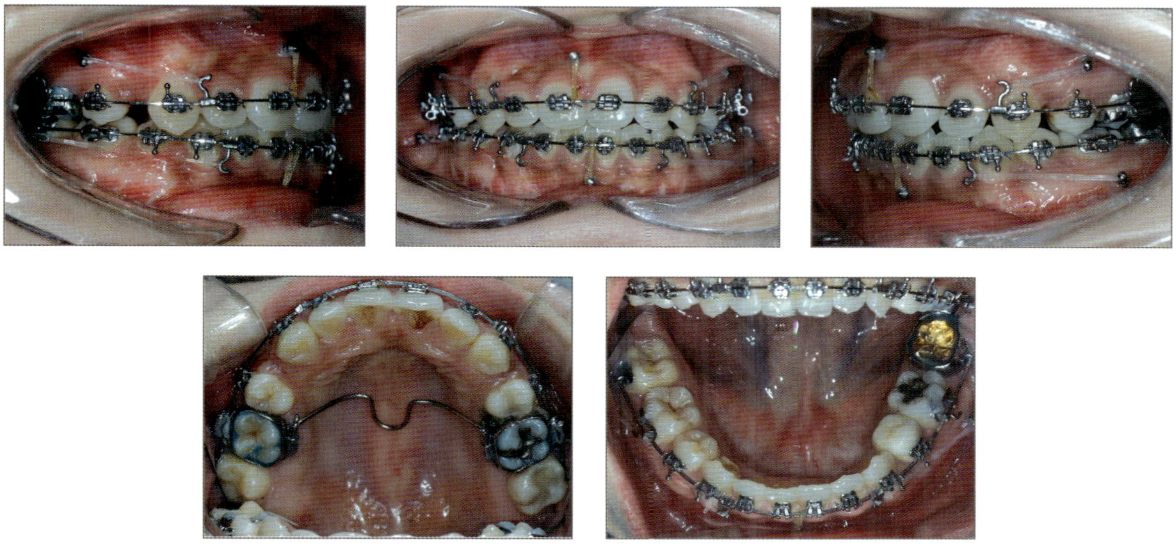

그림 8-17. 치료 19개월 구내사진.

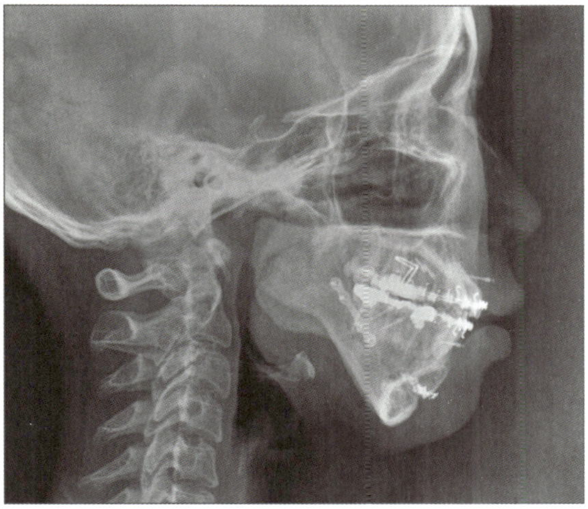

그림 8-18. 치료 19개월 두부 방사선 규격사진.

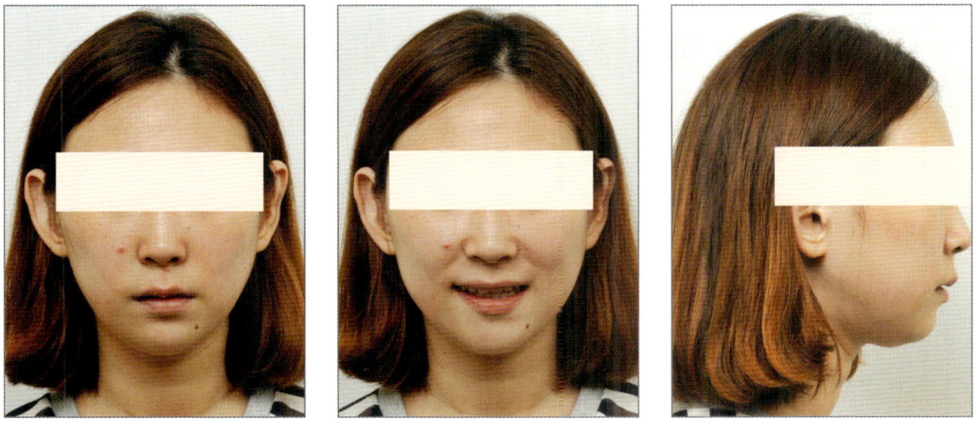

그림 8-19. 치료 종료시 구외사진.

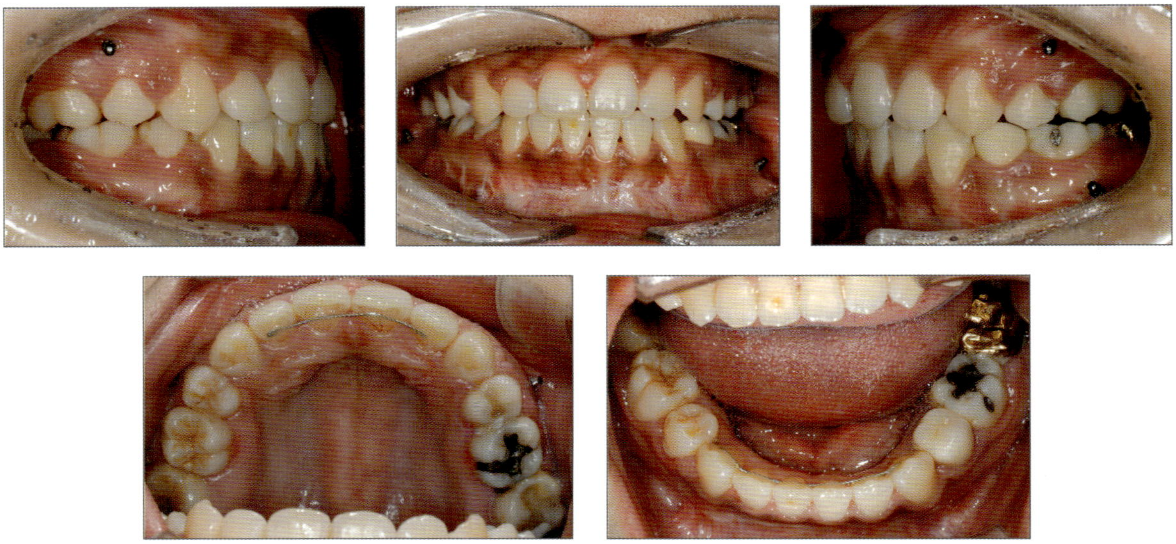

그림 8-20. 치료 종료시 구내사진.

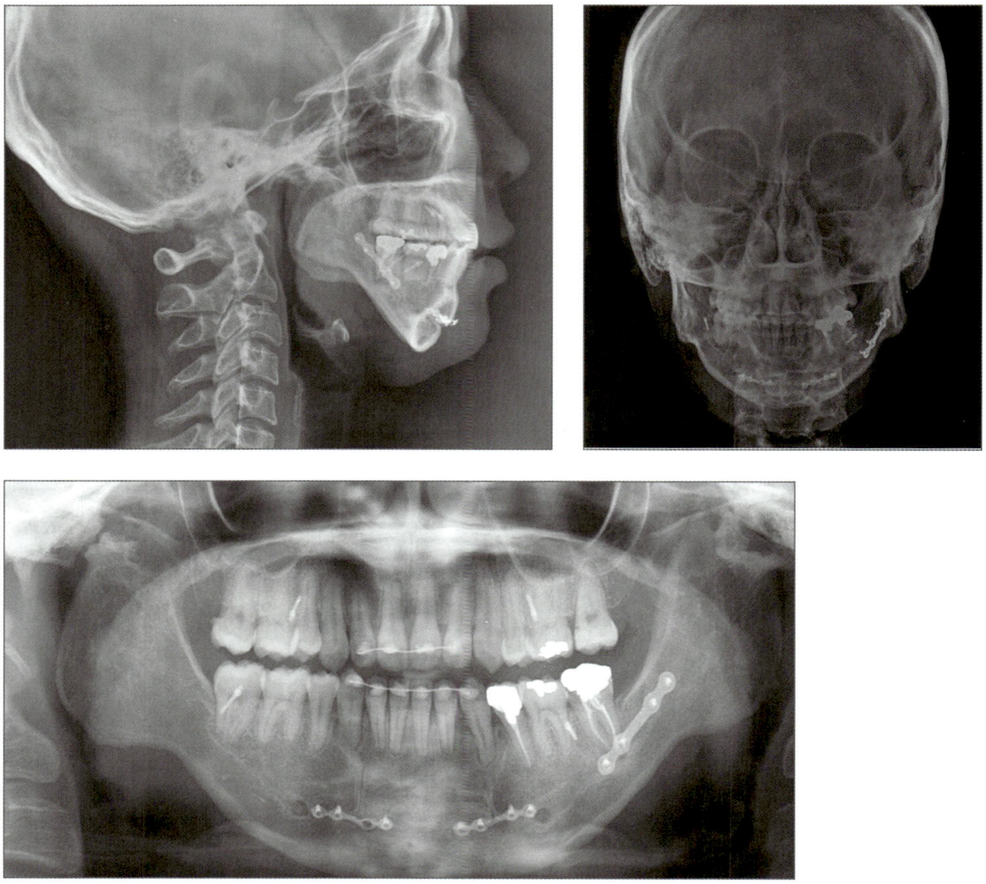

그림 8-21. 치료 종료시 두부방사선 규격사진과 파노라마 방사선 사진.

6. 치료 결과

치료 전 구순돌출과 하악골의 심한 후퇴로 인한 볼록하였던 안모가 개선되었다(그림 8-19). 표 8-1과 치료 전후 측모 두부 방사선 규격 사진 중첩(그림 8-22)에서 볼 수 있듯이 상악 전치의 후방 이동시 상악 중절치 치축이 잘 조절되었고, 하악 이부의 전방이동을 확인할 수 있으며, 하악 그치의 직립으로 개선된 안모를 얻을 수 있었다.

삼차원 CT 구성상에서 볼 수 있듯이 하악의 골신장술을 통해 하악체의 길이가 10.3mm 신장되었으며(그림 8-23), 상하악의 골격적 불일치가 많이 향상되었고 견치 및 구치관계는 I급을 얻을 수 있었으며, 중심선이 서로 일치되도록 잘 배열되었다.

7. 증례 고찰

치료 전 ANB각이 14도로 매우 컸고 하악골의 골신장술 후 7도로 감소되었으나 여전히 하악골이 후방 위치되어 있어 구순 돌출이 남아있던 상태로, 상하악 전치의 후방이동을 통하여 구순 돌출을 해소하고자 하였고 바람직한 안모개선이 얻어졌다. 비록 하악이부가 B점보다 후방에 위치한 상태로 치료가 종료되었으나 연조직 이부는 전방에 위치하여 조화로운 안모를 얻을 수 있었다. 치료계획대로 이부 성형술(genioplasty)을 통하여 이부를 전진시켰다면 증례에서와 같이 많은 상하악 전치의 후방이동이 필요치 않았을 것이라 생각되고 치료기간 역시 줄일 수 있었을 것이라 생각된다. 그러나 여러번의 수술에 지쳐 환자가 부가적인 이부 성형술을 거부하여 상하악 전치는 제 1소구치 발치 공간을 초과하여 후방 이동시켰고 상하악 구치 또한 후방 이동시켜 안모개선을 얻을 수 있었다.

하악 치아는 하악골의 전진에 따라 구치의 후방 이동량이 매우 컸는데, 이에 따라 하악골의 폭경이 후방으로 갈수록 증가하므로 구치간 폭경이 증가하여 구치부에서 반대교합이 생겨 이를 치료하기 위하여 하악 구치를 설측 경사시켰으나 적절한 수평피개를 얻지 못하였다.

과두가 없기 때문에 하악골 신장술에 의하여 하악골의 전방부가 전진하면 연조직의 당김이 생겨 하악골체 전체가 후방이동되는 재발을 염려하였으나 하악골의 위치가 비교적 안정적으로 유지되어 좋은 치료결과를 얻을 수 있었다고 생각된다.

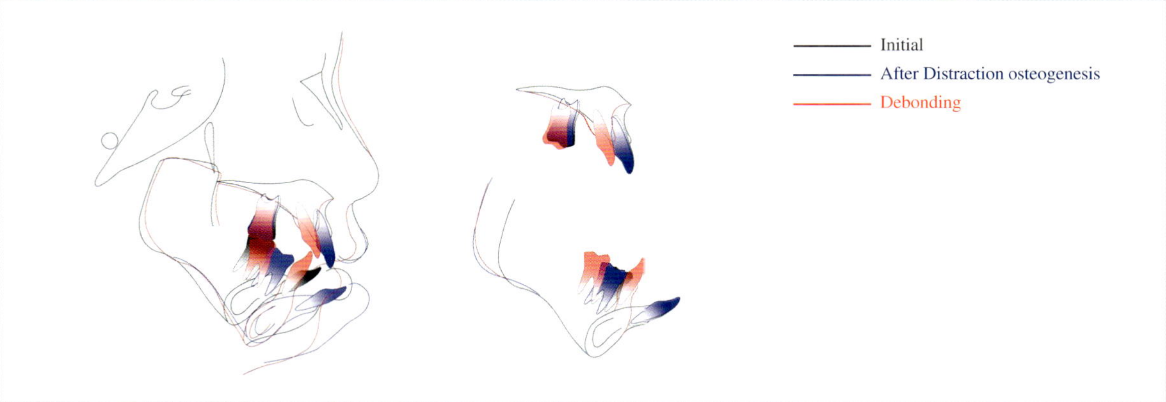

그림 8-22. 치료 전후 측모 두부방사선 규격사진 중첩.

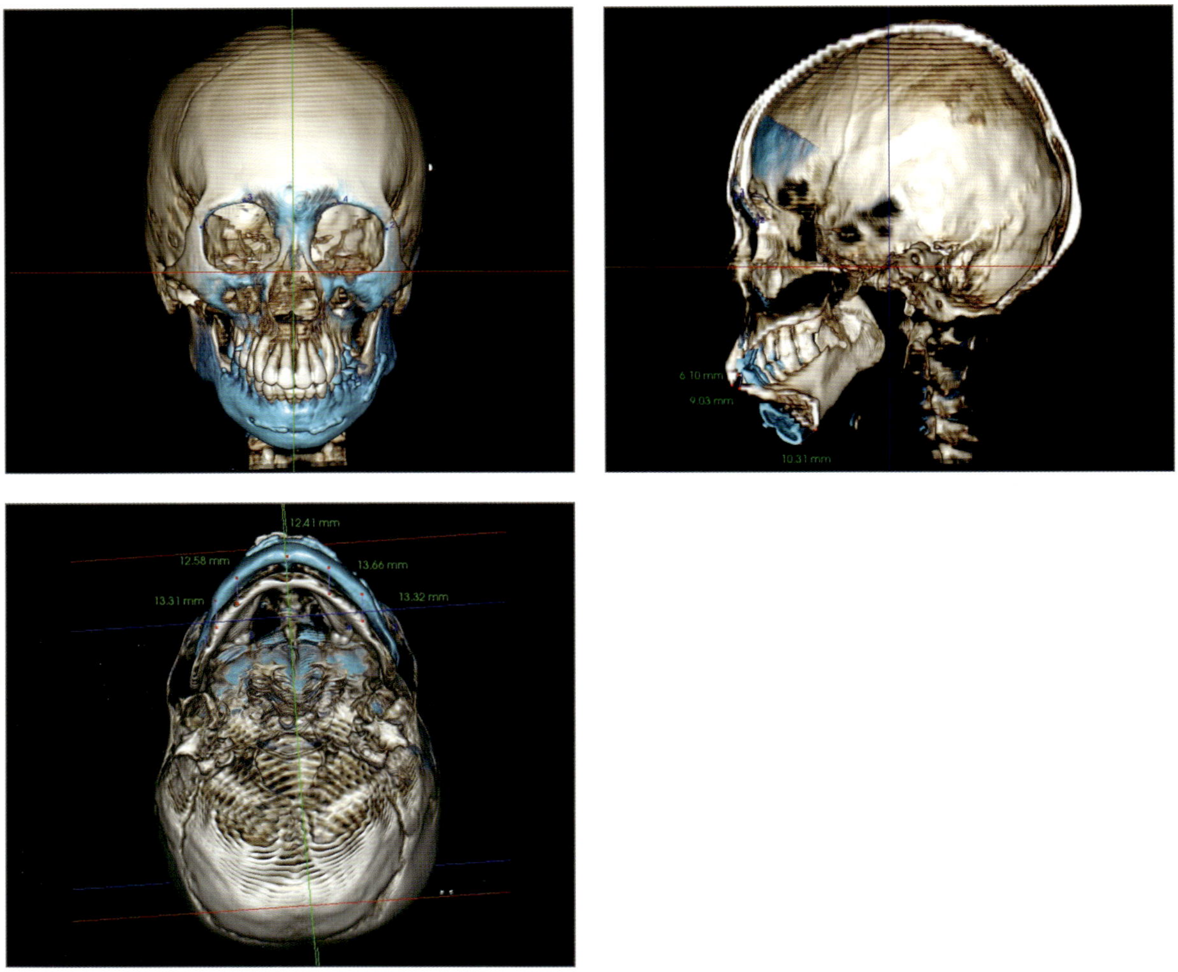

그림 8-23. 치료 전후 3차원 CT 중첩; 치료전(회색), 치료후(청색)

고찰

하악골 골신장술의 합병증은 37%의 환자에서 하치조 신경의 감각이상, 감염, 골신장 장치의 파손 혹은 실패, 전치부 개방교합, 치아의 손상, 골격적 재발 등이 발생한다고[3] 보고되고 있다. 위 환자에서는 별다른 합병증이 관찰되지 않았는데 골신장 도중 전치부의 반대교합이 생기는데 이때 하악의 시계 방향으로의 회전이 생긴 것이 아쉬운 부분이다. 비록 상하악 중절치 사이에 식립된 마이크로 임플란트 사이에 수직고무를 걸어 골신장 중에도 시계 방향의 회전을 최소화하려는 노력을 하였지만 수직고경이 증가하여 하악골체 하연의 신장에 비하여 치아에서의 전방전진이 많았다. 이것은 골신장 장치의 위치를 변경하여 하악 하연에 가깝게 위치시키면 골신장 방향을 비교적 수평적 혹은 반시계 방향의 회전을 유도하며 골신장을 얻을 수 있을 것이라 생각된다. Backward distraction osteogeneis[4]란 술식은 하악골의 수평적인 골신장을 얻을 수 있는 장점이 있지만 과두에 큰 힘이 집중되는 단점이 있는데 과두를 절제한 위 환자에게 적절할 것인지는 정확한 판단이 어렵다. 따라서 하악골의 반시계 방향으로의 회전을 최소화시키기 위한 마이크로 임플란트의 사용은 적절한 선택이었다고 생각된다.

많은 문헌에서 BSSO(bilateral sagittal split osteotomy)를 이용한 하악골의 전진술은 수술 후 안정성이 높은 술식으로 보고되고 있고 골신장술과 비교해서도 안정성에 차이가 없다는 보고가 대부분이다.[1,2,5] 그러나 하악 하연각이 큰 환자에서는 골신장술에 비하여 더 큰 재발율을 보인다고 보고되고 있다. 또한 하악하연각이 큰 환자에서 BSSO에 의한 하악골 전진은 하악과두의 흡수가 많이 발생하는데 하악 과두 두께가 얇은 환자가 많은 아시아계 환자에서는 과두의 흡수에 의한 하악 후방 재발이 발생이 종종 발생한다. 더욱이 하악과두가 없는 위 환자와 같은 경우 하악골 전진술은 급격한 하악골의 전방이동에 의한 연조직의 당김 현상으로 인한 하악골의 후방 재발이 예견된다. 따라서 본 증례에서는 하악골의 골신장술에 의한 하악골의 길이 증가를 통하여 이부의 전방이동을 얻고자 노력하였다. 수술 후와 치료 후의 두부 방사선 사진 중첩에서 하악골의 후방 재발이 관찰되지 않아 평균적인 재발율인 17%보다 작은 재발을 보였고 안정적으로 잘 유지되었다고 생각된다.

하악골의 골신장에 의한 이부의 전방이동에 의한 안모개선은 예측이 잘 되지 않거나 골신장에 의한 하악골의 이동량이 부족한 경우가 많으므로 단계적으로 이부 성형술을 통하여 이부를 전진시켜 안모개선을 얻는 방법[6]이 추천된다. 본 증례에서도 이부 성형술로 안모의 개선을 얻고자 하였으나 여러 차례의 수술에 지친 환자가 더 이상 수술을 원치 않아 이를 시행하지 못하여 상하악 전치의 후방이동으로 안모개선을 얻었다. 이부 성형술로 이부를 전진시켰다면 상하악 치아의 후방 이동량을 줄이고 치료기간을 줄인 상태로 치료를 종료할 수 있을 것으로 생각된다. 상악전치의 치근 흡수가 일부 관찰되었는데 이는 상악 전치 치근의 많은 후방이동에 의한 것으로 생각되는데 이 또한 이부 성형술을 시행하였다면 줄일 수 있었을 것으로 생각된다.

본 증례에서 골신장술 후부터 치료 종료 시의 변화는 수직고경이 약간 증가하였는데 하악구치의 정출로 인하여 수직고경이 증가되었다고 생각된다. 그러나 하악 과두가 없어 구치를 압하이동시키면 구치부에서 하악골을 수직적으로 지지하는 구조가 없어 하악골이 후방으로 이동하는 양상이 발생하여 구치 압하를 계획할 수 없었다. 상하악 전치열을 압하이동시키는 역계를 사용하였다면 하악골의 위치 변화 없이 수직고경의 증가를 최소화할 수 있었을 것이라 생각된다.

요약

하악과두 강직으로 과두를 절제하여 하악골 후퇴위로 인한 골격성 II급 부정교합자에서 하악골 골신장술을 통하여 하악골 길이를 증가시켰는데, 골신장 중 상하악 중절치 사이에 식립된 마이크로 임플란트 사이에 수직고무를 걸어 골신장중 발생하는 하악골의 시계 방향 회전을 줄였다. 이후 추가적인 안모개선을 위하여 상하악 구치부에 식립된 마이크로 임플란트를 고정원으로 상하악 전치를 후방이동시켜 안모개선을 얻었다.

참고문헌

1. Ow A, Cheung LK, Bilateral sagittal split osteotomies and mandibular distraction osteogenesis: a randomized controlled trial comparing skeletal stability. Oral Surg Oral Med Oral Pathol Oral Radiol Endod 2010;109:17-23.
2. Ow A, Cheung LK, Skeletal stability and complications of bilateral sagittal split osteotomies and mandibular distraction osteogenesis: an evidence-based review. J Oral Maxillofac Surg. 2009;67:2344-2353.
3. Verlinden CR, van de Vijfeijken SE, Tuinzing DB, Jansma EP, Becking AG, Swennen GR. Complications of mandibular distraction osteogenesis for developmental deformities: a systematic review of the literature. Int. J. Oral Maxillofac. Surg. 2015; 44: 44?49.
4. Mitsukawa N, Morishita T, Saiga A, Akita A, Kubota Y, Satoh Y. Backward distraction osteogenesis in a patient with severe mandibular micrognathia. J Craniofac Surg 2013;24:1653-1656.
5. Baas EM, Pijpe J, de Lange J. Long term stability of mandibular advancement procedures: bilateral sagittal split osteotomy versus distraction osteogenesis. Int J Oral Maxillofac Surg. 2012;41:137-141.
6. Li J, Zhu S, Wang T, Luo E, Xiao L, Hu J. Staged treatment of Temporomandibular joint ankylosis with micrognathia using mandibular osteodistraction and advancement genioplasty. Oral Maxillofac Surg. 2012;70:2884-2892.

INDEX

INDEX

영문

B

Burstone precision lingual arch 66, 73

C

Criss-cross elastics 66,71, 75, 137, 138

F

Floating bone 38, 59

G

Genioplasty 11
- Reduction genioplasty 93

M

Mandible border trimming 11

O

Onlay bone graft 27, 31, 32, 36, 123

P

Pterygomassetric sling 24, 35, 38

R

RAP(regional acceleratory phenomena) 68, 104, 128, 144, 149
Resin guide 129, 131, 137, 138, 144
Resin stop 22

S

Sagittal split ramus osteotomy 31, 38, 51, 78, 93, 117, 135

T

T-scan 54, 57, 96, 100

국문

ㄱ

골격 기준선 10
골격 위치의 정확성 104
골격성 II 급 부정교합 153
골격성 III급 부정교합 20, 86, 113, 150
골격 추가적 후방이동 164
골신장술 172
- 구내 골신장 장치 173
- 구외 골신장 장치 168
- 골신장 방향 조절 169
- 하악골 골신장 183
과두 제거 수술 170, 172
교정력
- 상악 전치부 압하력 177
- 측방치군 협측 압하력 39
교합 평면
- 교합 평면 좌우 경사 21, 42
- 교합 평면 기울기 변경 24
- 상악 교합 평면 개선 64
- 상악골 수술에 의한 상악 교합 평면 치료 64

INDEX

교합의 불안전성 124
구각 위치 58
구순 경사 10, 107
구순 돌출 153, 163, 181
구치간 폭경 23
국소적 골활성(regional acceleratory phenomenon) 68, 104, 128, 144, 149

ㄷ

동공선(interpupillary line) 12, 97

ㄹ

레진 가이드
- 상악 제 2소구치 구개측 교두 레진 75
- 상악 견치 설면 레진 58

ㅁ

마이크로 임플란트
- 비편위측 협측 식립 마이크로 임플란트 100
- 상악 견치, 제 1소구치사이 식립 마이크로 임플란트 66, 89
- 상악 전방 분절골 식립 마이크로 임플란트 157
- 상악 제 1, 2대구치 구개측 마이크로 임플란트 15, 21, 27, 32, 47, 89, 91
- 상악 협측 치조골 식립 마이크로 임플란트 64, 73, 117, 157, 177
- 상하악 중절치사이 식립 마이크로 임플란트 173
- 전방부 골체 식립 마이크로 임플란트 164
- 하악 견치, 소구치사이 마이크로 임플란트 91
- 하악 식립 마이크로 임플란트 100
- 하악 제 2대구치 후방 마이크로 임플란트 154, 177

마이크로 임플란트간 악간고정 124
미니 플레이트 130

ㅂ

비대칭
- 비대칭 탈보상 14
- 비대칭 악화 104
- 하악 골격 비대칭 22, 51
- 잔존 하악골 비대칭 107

비부 편위 12
- 코 비대칭 144

비순각 개선 163
비협조 144

ㅅ

삼차원 CT 활용 16
상악 A점 후방이동 163
상악 전방 골격 후방이동 157
상악 전치 중심선 49
상악골 수술 부정확성 15, 16, 105
상악골격 분석 11
상악골 전방돌출 148, 153
상악치열 보상 20, 63
선수술 교정 13, 124, 128
- 선수술 교정 수술 오차 124
- 선수술 교정 단점 105

INDEX

- 선수술 교정 장점 104
- 선수술 양악 수술 105, 107

수술 골편 안정화 128

수술 후 조기 골격 이동 124

수술시 하악 시계방향 회전 29

수술 오차
- 수술 후 하악골 위치 오차 58
- 수술 오차 극복 38
- 수술 오차 수정 38
- 상악골 수술 오차 35, 144
- 수술 오차 줄이는 역할 130

수술용 splint 129

수술용 플레이트(surgical plate) 41

수평 회전(Yawing) 97

ㅇ

악간 고무 58, 144
- 마이크로 임플란트간 악간고무 40, 68, 129, 130, 169
- 치아간 악간 고무 123
- II급 고무 20, 35

악관절 강직 170

악정형력 58, 130
- 골편에 가한 악정형력 128
- 하악골체에 가한 악정형력 41
- 후방 악정형력 149, 153

안면 비대칭 9, 11, 51, 62, 69, 84, 104, 105, 107, 135

양악 수술 144
- 양악 선수술 문제점 130

연조직
- 연조직 분석 9
- 연조직 비대칭 9
- 연조직 장력 104
- 술 후 연조직 이동 82

이부 성형술(Genioplasty) 173, 181
- 전진 이부 성형술(advanced genioplasty) 153

이부 편위 14

인중(Philtrum) 12, 66
- 인중선 49
- 인중 변화 58

입술 경사 54, 96
- 상순 경사 10

ㅈ

전방 분절 골절단술 148
- 전방 분절골 163

전방 분절골 후방 견인 148

전방경사 모멘트 22

ㅊ

치아이동
- 비편위측 구치 전방이동 66
- 비편위측 상악 구치 협측 압하이동 64
- 비편위측 상악 견치, 구치 정출 62
- 상악 구치 압하 21, 24, 27, 35, 49, 64, 123
- 상악 전치 순측 경사 29
- 상악 전치 치근 후방이동 157
- 상악 전치 치축조절 177

INDEX

- 상악 전치 후방경사이동 20, 27, 34, 153
- 전체 치열 원심 이동 115, 153
- 치근 후방이동 148, 149
- 하악 전치 전방경사 22
- 편위측 상악구치 설측 경사이동 62, 64

치아치조전돌 148

치열 분석 11
- 하악 치열 분석 13

치열 보상 작용 62

치축 좌우 경사 및 수직, 수평 위치의 대칭성 111

ㅌ

탈보상
- 하악 전치 탈보상 29
- 하악 치아 탈보상이동 22

탈보상 치아이동 104, 107
- 상악 치아 탈보상 이동 111
- 치열 탈보상 11, 64
- 하악 전치 탈보상 49

ㅎ

하악 과두 강직 168

하악 치열 보상 63

하악 편악 수술 105, 111

하악 편악 수술 정확도 105

하악 골격 분석 11

하악골 신장술(Distraction osteogenesis) 168
- 하악골 골신장술 합병증 182

하악골 위치 오차 144

하악골 전방 분절골 절단술(Anterior segmental osteotomy) 174

하악골 전진술 168

하악골
- 대칭성 107
- 대칭적인 위치 145
- 편위 23, 39
- 하악골 시계방향 회전 33, 169, 173
- 위치 변화 41
- 열성장 혹은 후퇴 163, 168
- 전돌 132

하악골체 길이 차이 63

하악 과두 흡수 183

하악 견치 후방 공간 23

하악 반시계 방향 회전 177

하악지
- 하악지 경사(ramus inclination) 14, 38, 63, 97
- 하악지 길이 14
- 하악지 좌우 경사도 11

하악 치아 중심선 11

횡구개 아치 21, 23, 27, 35, 47, 66, 89, 115

| 저자소개 |

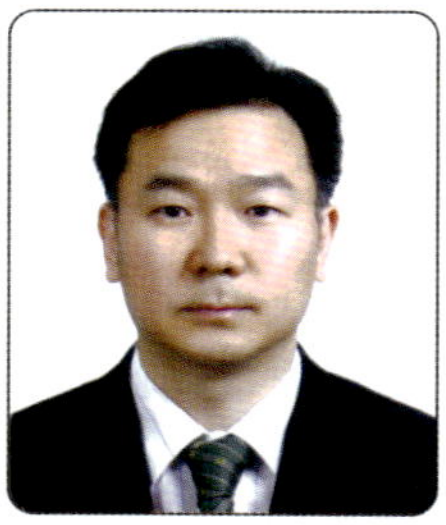

박효상(朴孝尙)

| 약력 |

경북대학교 치과대학, 학사, 석사, 박사
계명대학교 의과대학 치과학교실 조교수, 부교수
미국 오클라호마대학 교정과 교환 교수
경북대학교 치의학전문대학원 치과교정학교실 주임 교수
경북대학교병원 치열교정연구센터 센터장

He did pioneer works and extensive researches on development of microimplants since 1998. He is using microimplants for 17 years and owned ten patents and wrote more than 70 international articles, six text books, and seven chapters dealing with Orthodontic Microimplants. He found Dentos Limited with collaboration with colleagues. He has spoken world renowned orthodontic meeting more than 70 times as a keynote speaker and provided 2 or 3 days microimplants training course internationally more than 100 times. He is director of Orthodontic Research Center in Kyungpook University Hospital which performs research on Microimplants. He is serving as reviewer for AJODO. Angle Orthod, EJO, J of Orthodontics, KJO, and other journals.
He is doing reseaches concerning clinical use of microimplants, its biomechanics, and animal experiments to improve Microimplants.

수술 교정에서 마이크로 임플란트의 역할과 활용

인 쇄	2015년 2월 10일
발 행	2015년 2월 23일
저 자	박 효 상
발 행 인	안 영 택
편 집	황 진 선
발 행 처	**명 문 출 판 사**
등 록	제 6-0212호

판권 소유

서울시 동대문구 답십리로63길 90번지 TEL : 02)2248-7586
FAX : 02)2248-0598 http : //www.teethbook.co.kr

ISBN 978-89-6808-114-9 정가 : 80,000원

• 이 저서는 2009년도 경북대학교 학술연구비에 의하여 연구되었음